全国名老中医传承系列丛书

迟莉丽·主编

隗继武经验集萃

隗继武教授自幼酷爱中医，行于岐黄之路，对中医经典著作和历代名家学术思想颇有研究，注重中医现代研究，临床经验丰富，擅长治疗脾胃病，精于疑难杂病的中医治疗，治人无数，屡起沉疴。谨遵"大医精诚"之训，几十年如一日，治学严谨，医德高尚，学验俱丰，被尊称为"隗老"。

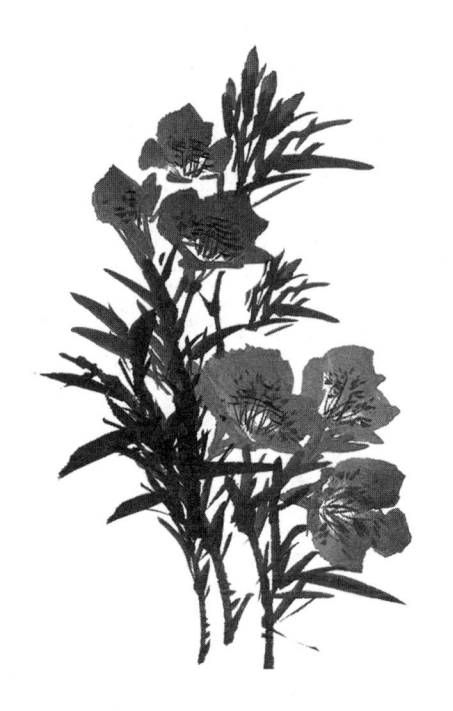

华夏出版社

HUAXIA PUBLISHING HOUSE

《隗继武经验集萃》
编委会名单

主　编　迟莉丽

副主编　程　艳　孙大娟　季加富　王　帅　梁峻尉

编　委（按姓氏笔画排序）

王月明　王　伟　王建波　考延磊　吕　琳

闫　华　李　丽　张　波　郑　雅　赵立群

赵继亭　姜亦泉　惠　妍　焦安钦　黎珊珊

薛艳明　薛　莲

前　言

　　祖国医学历史悠久，博大精深，源远流长。古往今来，产生了诸多中医大师，他们是中医学术造诣最深、临床水平最高的群体，是中医药学术发展的杰出代表和灵魂人物。名老中医的学术思想和临床经验是民族的瑰宝，对丰富中医学理论体系和推动中医药学术的进步具有重要的意义，在中医药学传承、创新、发展进程中占有举足轻重的地位。近年来，在有关部门的大力支持下，国家已经采取了多种措施与方式开展名老中医的传承工作，如开展全国名老中医药专家传承工作室建设项目及"十一五"国家科技攻关计划中设立的"名老中医学术思想、经验传承研究"的重点课题等，为抢救、继承和发展中医药事业做出了重要贡献。

　　隗继武教授（1936.08-2014.07）是中医名宿，临床大家，著名中医学家，第三批全国老中医药专家学术经验继承指导老师。曾任山东中医学院副院长、山东中医药大学副校长、中华中医药学会脾胃病分会名誉主任委员等。隗老为人厚重笃实，对医术精益求精，博学多才，又曾进修现代医学，行医衷中参西，融会贯通。隗老一生，救死扶伤，不分贵贱，疑难杂症应手取效，大症危症起死回生者数不胜数，在近50年的医疗实践中，苦研中医真谛，默默奉献，不但积累了丰富的临床经验，而且给后世留下了宝贵的文化遗产和精神财富。其本人材料入选了《华夏英杰》、《2000年中国风·杰出人物特集》、《大地之子》、《中国专家人名辞典》、《共和国专家成就博览》等。2012年，全国名老中医药专家隗继武传承工作室成立，工作室成员潜心研究并深入挖掘隗老深厚的中医理论和丰富的临床经验，做到实践与理论、整理与继承、研究与提高相结合，取得了一定的成绩。遗憾的是，隗老不幸于2014年7月罹患肺癌离世，这无疑是中医界的一大损失。为了进一步推广、传播隗老的学术思想和临床经验，工作室将之整理汇集成册，以期给广大中医教育、科研和临床工作者提供参考，为中医药事业的发展、人民群众的健康贡献一份力量！

　　本书分成才之路、学术思想、专病专治、用药经验、医案医话、薪火相传等部分编写，主要从隗老调理脾胃为根本出发点，阐述了其"调脾胃，和五脏"的学术思想及临床经验，较全面地反映了隗老毕生的治学精神、崇高医德及中医内科尤其是脾胃病领域的精髓医术、宏富经验及特色优势。但由于我们水平有限，错漏之处在所难免，希望各位贤哲给予指正！

在编撰本书的过程中，得到了各位领导、专家和同道的诸多关心、支持和帮助，在此一并表示衷心感谢！

目　录

第一部分　大医精诚

第二部分　专病专治

脾胃疾病

其他脏腑疾病

第三部分　方药心得

第四部分　医案医话

第五部分　薪火相传

第一部分　大医精诚

成才之路

隗继武教授从事临床、教学、科研工作近50年，治学严谨，医德高尚，学验俱丰，被尊称为"隗老"。隗老对中医经典著作和历代名家学术思想颇有研究，注重中医现代研究，临床经验丰富，擅长治疗脾胃病，尤其对胃痞、泄泻的疗效最为突出。精于疑难杂病的中医治疗，治人无数，屡起沉疴，自出机杼，总结出行之有效的治疗方法，用于临床，无不应手取效。

孔子曰："知之者不如好之者，好之者不如乐之者。"受家庭的影响，隗老自幼就喜爱中医，正是因为对中医充满兴趣，让他有了学习中医的冲劲，让他对中医知识多了一份求知欲，使他能抓住每个学习知识的机会。1958年，隗老顺利考入山东中医学院，成为该校的第一届本科生，实现了自己学医的愿望。在大学三年的寒窗里，他以"书山有路勤为径，学海无涯苦作舟"鞭策自己，勤奋学习，寒暑不辍。他认为要学到真正的本事和知识，除了勤奋和虚心外，没有别的途径可走，靠这种勤奋笃实的治学精神，他把许多中医经典著作通读精读，口诵心记，由浅到深，从博返约，日积月累，并广泛涉猎相关西医知识。中医自古有"人到五十方知医"之说，说明成就一位名医十分不易，1964年毕业留校后，他博览群书，遵古而不泥古，参西而不离中，虚心向前辈学习，通过不懈的学习积累，打下了坚实的中西医理论基础。隗老医德高尚，一生惜老怜贫，乐善好施，每见穷困潦倒者，常解囊相助，或于处方用药时，以平廉之品代之，凝神屏息诊病选方，深受同行的尊重和患者的热爱。

1. **熟读中医经典，勤奋为学** 隗老自幼喜欢文学，熟读《四书》、《五经》，擅长文言文注释，为中医经典著作的学习和掌握打下了坚实的基础。正如天津哈派哈荔田先生所说："古今精于医者，无不文理精通。文是基础医是楼，文理不通则医理难明，学好古文，当是学好中医的基本功之一。""万物不离其本，万变不离其宗"，中医的"本"就是经典著作，只有掌握好这个"本"，才能应对临床各种复杂的疾病。一个医生如果不能很好地领会《黄帝内经》（以下简称《内经》）的理论，就如同无根之木、无源之水，要想在医疗领域有所作为，是比较困难的。所以隗老认为首先要做到对中医经典著作的理解、掌握、诵读，自学医以来就重视《黄帝内经》、《难经》、《伤寒杂病论》、《神农本草经》等经典著作的背诵与理解，谨记"学而不思则罔，思而不学则殆"。从李东垣的《脾胃论》丰富了自己的脾胃学理论，为以后的行医打下了夯实的理论基础。中医经久不衰，与古代医家留下的宝贵经验和理论著作有很大的关系，诚如任应秋教授所说："学习中医经典，才可以左右逢源，事半功倍。这是学习中医学的大路、正门，如果舍正路而弗由，又欲期其有成，那是很困难的。"

不管做任何学问，最重要的是找到学习方法，正如子贡所说："夫子之墙数仞，不得其门而入，不见宗庙之美、百官之富。"这段话的意思是说，凡是一门学问，都是有一堵墙隔着的。必须设法找到门路，穿墙而入，才能看到科学内容的美和富。做学问又要刻苦认真，学问多半都是一望无涯的汪洋大海，不具备一点牺牲精神，甘冒风险，战胜惊涛骇浪，坚定地把握船舵，航船是不可能安全到达彼岸的。

同时隗老告诫我们，诵读经典应该效法前贤朱熹，正所谓："为学之道，莫先欲穷理。穷理之要，必在于读书。读书之法，莫贵欲循序而致精。而致精之本，则又在于居敬而持志，此不易之理也。"诵读经典应该做到以下几点：

（1）循序渐进：首先，学习的过程应当根据知识的难易程度确定次序，由浅入深，由小及大，由近及远。正所谓："事有大小，理无大小，故教人有秩而不可躐等。"其次，循序渐进也包括知识的积累和持之以恒的治学精神。治学应该坚持不懈，不断长进，强调扎扎实实，一步一个脚印，要根据自己的能力，量力而行，不能好高骛远。

（2）熟读精思：隗老强调诵读经典必须反复阅读，在遍数上不能打马虎眼。不仅要能够背熟，而且要对书中的内容了如指掌，正所谓"读书百遍，其义自见"。熟读是精思的基础，读与思是读书学习的两个不可分割的统一体。读书只读不思，必是死读，即使能记住，仍不是自己的东西，更不能结合实际灵活运用；只思不读，纯系空想，成天想入非非，一事无成，犹如无源之水，无本之木。

（3）虚心涵泳：诵读经典之时必须以虚心的态度去体会前贤的用心和寓意，不应该有半点主观臆断或随意发挥。切忌以个人的意见去拼凑前贤的用意，甚至穿凿附会，这样是学不好的。只有虚怀若谷，沉潜玩索，晗晗咀华，才能真正领悟经典的要义所在。

（4）切己体察：也就是"须要将圣贤言语，体之于身"。首先诵读经典必须与自己的思想实际、生活经验相结合起来，真正领会作者之意；此外诵读经典不仅是要获得知识、寻求义理，更重要的是落实到自身修养的提高上，已故名医秦伯未曾说："专一地研究医学可以掘出运河，而整个文学修养的提高则有助于酿成江海。"

（5）着紧用力：学习一定要振作精神，抓住不放，既要刻苦、肯用气力，又要有恒心，坚持不懈。中医学博大精深，必须认真钻研，深入思考，持之以恒，久而久之，便可水到渠成，成为一名良医。

（6）居敬持志："居敬"指必须注意力高度集中，全神贯注，更是一种端正的态度，诚心诚意，兢兢业业去做；"持志"则指必须坚定志向，有远大的理想和目标，并以顽强的毅力求其实现，努力以"精于高超的医术，诚于高尚的品德"为目标，做到"路漫漫其修远兮，吾将上下而求索"。

2. 博采众长为己用 孔子云："三人行必有我师。"隗老认为中医学文献典籍浩如烟海，为医者应博览百家，扩充见闻，取其所长，博闻而强识，而不应闭门自守。隗老通过对历代医家著作的学习，吸取各家精华，弃其所短，融各家学说于一身。

宋代学者黄山谷云："大率学者喜博而常病不精，泛滥百书，不若精于一也。有余力，然后及诸书，则涉猎诸篇，亦得其精"。隗老一向治医严谨，平时注意临床经验的总结，对内、妇、儿、针灸科均有所长，尤对脾胃病研究极深，熟谙《脾胃论》等脾胃方面的著作，同时还精读《脉经》、《医宗必读》、《济阴纲目》、《景岳全书》、《临证指南医案》、《诸病源候论》、《温病条辩》等医家著作，丰富所学，为己所用，来指导临床实践并进行创新。正如岳美中教授说："治重病大证，要注重选用经方；治脾胃病，李东垣方较好；治温热及小病轻病，叶派时方细密可取。"隗老对各种学说勤于探索，临床中也常常借鉴各家，常取得较好疗效，比如将李东垣甘温补脾法运用于慢性肾病综合征，运用补中益气汤加减治疗顽固性口腔溃疡，应用《伤寒论》柴胡桂枝汤加减治疗肠易激综合征等。

虚心好学，居高不傲是隗老的品质。他坚信"道之所存，师之所在"，不但善于汲取历代医家之精华，而且虚心向同道学习，他从不闭关自守，自恃门户之见。他常常教诲学生"三人行，必有我师"，学习要博采众长，上至内难仲景，下至诸子百家，择其善而从之，集腋成裘，汇流成海。此外，隗老对于散在民间的秘方、验方也兼收并蓄。如听说某地老中医有一治黄疸的秘方，他不辞劳苦，往返数次，登门求教，终得其传。他孜孜不倦的求学精神，不但为其医术的不断提高奠定了坚实的基础，也给中医后学者树立了良好的榜样。

3. 理论与临床相结合，勤于实践 医学作为一门应用科学，其理论的发展和创新是要通过临床实践积累和验证的，而理论的学习均是为了能够更好地治病救人。隗老推崇沈仲圭的"十年读书，十年临证"观，主张中医理论必须要和临床实践相结合，方能体味中医辨证论治、三因制宜的思想，也才能够不断发现自己的不足，更好地完善自己的理论体系，更好地为患者解除病痛。

隗老酷爱读书，嗜书成癖，白发之年，未曾释卷。读书当细，思虑当深，先明其意，后析其理，然后证诸实践，才能辨其真伪，得其要领。隗老读书，随读随思，一有所得，便记心得笔记，以备后学。临证日久，学术有年，则注意总结临床治疗的经验教训，掌握规律，以便更好地指导临床，形成了自己独特的治病诊疗体系，为后学者提供了宝贵的成才经验。

隗老笔耕不辍，勤于钻研，发表了《中西医结合治疗亚急性肝坏死的体会》、《脾胃论及其临床纲要》、《消化系统疾病舌象变化规律与计算机智能化研究》等20多篇论文，主编了"传统医学丛书"《中医内科学》，参编了《英汉实用中医药大全》等多部著作；主持完成了省级科研课题5项，荣获省教委著作一等奖2项。

4. 教学相长，与时俱进开展研究 隗老强调"以医疗为本，以教学为重"。他一直坚持在医疗、教学、科研第一线，数十载如一日，勤勤恳恳为广大患者的健康做出贡献，在治愈数以万计脾胃病患者的同时，还培养了无数的脾胃科人才，桃李满天下，医、教、研，成绩斐然。隗老作为一代名医，不仅医术精湛，更注意将临床经验传于后学，为中医事业培养人才。隗老经常告诫自己的学生："作为中医人，一定要发奋读书，多临床、多实践，力戒浮躁、耐得寂寞，坚持实事求是的精神，以自强不息、奋发有为的精神风貌，探求中医学的未知奥秘，提高疗疾治病的效验，发挥中医的特长和优势。"2012年，隗老已退休，还被国家中医药管理局聘为第三批全国老中医药专家学术经验继承工作指导老师。而今学术继承人迟莉丽已晋升为主任医师，也是中医院临床、管理方面的主要骨干和学科带头人。

隗老平生气和，宽以待人，回首数十年的工作和生活，世事沧桑，但隗老"以医疗为本，以教学为重"的基本原则始终没变，治病救人与教书育人成为他生活中不可缺少的重要组成部分，两者都让他牵肠挂肚。隗老为此付出了很多，但每每想到那些远离病痛困扰的患者，想到自己不计其数的学生，他总会释然一笑，他认为这就是生活，这就是幸福。隗老严谨的治学态度和方法，是他事业成功的基石，以振兴中医为己任，是他成为一代名医的动力。

5. **恪守医德，追求德医双馨** 历经千年仍熠熠生辉的中华传统医学其魅力与光辉并不仅仅来源于神奇的疗效和独特的理论体系，还有一个很重要的原因就是历代中医大家们身上闪烁着人性光辉的医德！它随中医独特的诊疗艺术一起传承至今。纵观古今中医各家，大凡有所建树者，无一不是德艺双馨之医家，他们用自己的言行举止诠释着"医乃仁术"，用自己的心血和汗水捍卫着医道尊严！唐代名医药王孙思邈不但热爱中医，而且喜好经史佛老之学，他在《大医精诚》中云："凡大医治病，必当安神定志，无欲无求，先发大慈恻隐之心，誓愿普救含灵之苦。若有疾厄来求救者，不得问其贵贱贫富，长幼妍蚩，怨亲善友，华夷愚智，普同一等，皆如至亲之想。"自古前贤推崇"万事德为先"，中国传统文化作为中医学基础，不仅其整体、辨证的思维方式会影响到对中医药学的理解，其道德观念也会影响从医者的做人原则和医德标准。正如温病大家吴鞠通所言："天下万事，莫不成于才，莫不统于德。无才固不足以成德，无德以统才，则才为跋扈之才，实足以败，断无可成。"高超的医技与高尚的医德实际上是相辅相成的，医德是医技的灵魂，医技是实现医德的手段。医技高超的人，往往也有着高尚的医德；而片面追求高超的医技，结果往往适得其反，毕竟医技的提高、经验的积累离不开患者的配合，可以说是无数个患者造就了一代名医。

隗老自幼酷爱中医，行于岐黄之路，谨遵"大医精诚"之训，努力以"诚于高尚的品德，精于高超的医术"为目标，几十年如一日，平素生活节俭，但常常解囊相助，慷慨无私，只要来到他的门诊，不分国界、不分民族、不分职位高低，一视同仁；即便一天的工作再繁重，面对患者，他的脸上总是面带善意、慈祥的微笑；隗老常说："医乃仁心，德乃医本。医生，看的是病，救的是心，开的是药，给的是情，然被人们尊称为白衣天使，不仅是因为拯救了他人的生命，使他人重获健康，更重要的是爱人、助人之道。"医德和医术，如车之两轮，鸟之双翼，有良好的医德而无精湛的医术或者有高超的医术却医德败坏，都难成"大医"。更何况当下医患关系紧张，医患之间彼此应有的信任关系受到了破坏，很多人认为医生"拿着高工资，甩着冷脸子"，"满嘴跑火车，随便动刀子"，这是一些人给医生这个行业群体的画像，诚然，个别现象确实存在，但能否就此定性一个群体？实际上，只要抛开成见，就不难发现医生的不易：坐诊一坐一天，上厕所都得小步快跑；做手术成功了，患者千恩万谢，失败了可能挨骂甚至挨揍；面对急诊，24 小时待命……隈老说："技不在高，而在德；术不在巧，而在诚，面对社会各种负面评价，我们更应坚守自己，不忘初心，谨记自己的使命，不该时时带着受害者的情绪去审视周遭，看待他人。为医者理应努力做一名成熟的社会人，对人性之间的真善美有积极乐观的期待，对人性之间的恶有清醒客观的认识……"

学术思想

　　隗老在古稀之年仍以饱满的热情坚持在临床、教学的第一线，每周数次出诊。他医理精湛，学识渊博，勤于实践，善于总结。擅治内科杂病，对脾胃病尤为专长。在数十年的临床实践中积累了丰富的诊疗经验，并形成了系统而完整的学术思想。弟子们在跟师过程中大量收集、整理隗老医、教、研的经验及学术专著，以学术思想、临床经验为主干脉络，收集、整理、总结隗老擅长治疗的疾病，如腹泻、便秘、胃痛、痢疾等的中医理论基础、经验方、方解及临床应用，并对痢疾做了进一步的临床研究，从中提炼出隗老中医消化理论的精华，现总结如下。

一、熟悟经旨，融古通今

　　隗老跻身杏林五十余载，博采众长，学贯中西，推陈出新，医名卓著。遣方用药，熟悟经旨，融古通今，领悟到以《黄帝内经》和《伤寒杂病论》为代表的中医经典著作是中医基本理论的主体建构，是中医智慧的源泉，是中医的根。《黄帝内经》既记载了丰富而精辟的医学理论，也蕴含着深邃而超前的医学思想，集中了中医奠基时期的临床经验和学术研究成果，许多超前性的论述，为中医临床灵感的获得注入了源源不断的动力；为中医学术的可持续性发展，提供了坚强有力的支撑。

　　孙思邈在《大医习业》中说："凡欲为大医，必须谙《素问》、《甲乙》、《黄帝针经》、明堂流注、十二经脉、三部九候、五脏六腑、表里孔穴、本草药对、张仲景、王叔和、阮河南、范东阳、张苗、靳邵等诸部经方。又须妙解阴阳禄命，诸家相法，及灼龟五兆，《周易》六壬，并须精熟，如此乃得为大医。"即要想使自己成为一名德才兼备的名医，必须精读《素问》、《针灸甲乙经》（简称《甲乙经》)、《黄帝针经》、《明堂流注》以及张仲景、王叔和等的著作，此外还要精研《周易》等。徐灵胎在《慎疾刍言·宗传》中说："一切道术，必有本源。未有目不睹汉唐以前之书，徒记时尚之药数种，而可为医者。今将学医必读之书并读法开列于下，果能专心体察，则胸有定见。然后将后世之书遍观博览，自能辨其是非，取其长而去其短矣。"他开列的"学医必读之书"有《灵枢经》、《素问》、《伤寒论》、《金匮》、《神农本草》、《外台秘要》、《千金方》等。不同时代的医家告诉了我们什么是经典，并指出了经典的重要意义：熟读经典是"为医"、"为大医"的先决条件。

在中医学中，学术与知识不断补充与完善，始终保持活力，在几千年的发展中，历代医家的努力使得中医学不断发展进步。但是，发展与进步一定要建立于稳固的基础之上才可能实现，对于中医学来说，这个基础正是经典著作。张仲景在《伤寒杂病论》的自序中说："观今之医，不念思求经旨，以演其所知，各承家技，始终顺旧"。仲景批评的是当时的一些医家只知墨守家传经验，不去寻求发展进步，而学习研究经典要义，补充发展其理论才是正确的。学习经典绝不是守旧的体现，这也正体现了中医与西医的不同：中医的经典经过千年仍历久弥新，后世的研究与发展都是一种有益的补充和完善；而西医的经典却随着时间新旧更替，古老的知识早已被不断更新的知识所替换。

隗老潜心研究中医古今名家学说，认为经典理论对临床指导至关重要，主张为用而学，学而为用；读经典，做临床，提疗效，宏学术。学术上遵循传统中医理论，重视经典著作和历代医家的学术经验，在此基础上，有所创新和突破。隗老赞同《伤寒来苏集》中"六经为百病立法，不专为伤寒一科"的提法，认为《伤寒论》固然是一部以六经辨证为核心，论述外感热病辨证规律的书，然经络与脏腑密切相关，经络病变可导致脏腑功能失常，而内科诸疾可在经络的互相传变过程中反映出来。故《伤寒论》的理论、辨证、立法、遣方不仅适用于外感病，也适用于脾胃诸疾。他不拘泥于时方、经方，不偏信于流派，结合自己的实践经验，融诸家之长于一炉，遵古而不泥古，形成了自己独特的学术思想。

二、重视脾胃，和合五脏

脾为五脏之本，《素问·玉机真藏论》曰："五脏者，皆禀气于胃，胃者五脏之本也。"概括了五脏功能有赖胃气的支持。胃气指人体的脾胃功能和营卫气血。五脏中任何一脏的功能正常发挥都要以充足的气血为物质基础。脾生血心主血，脾气足则生化气血功能旺盛，心血充盈；脾气虚则化源不足，心血亏虚。《灵枢·本脏》曰："脾合胃。"生理情况下，脾为阴土，喜燥而恶湿；胃为阳土，喜润而恶燥。脾与胃共同完成水谷受纳、腐熟、消化吸收与输布。

隗老在临床上，重视古训，以古代名家理论作为基础，受《脾胃论》观点的影响，遵李东垣"百病皆由脾胃衰而生也"，结合自己多年经验，临证特别重视脏腑辨证尤其重在调补脾胃；隗老强调治疗消化疾病以顾护脾胃为主，且用药不能伤及胃气。脾胃为气血生化之源，气机升降之枢，与肾、肝、心关系尤为密切，脾为中土，脾病则心不能主，肾不能滋，肝不能藏，周身难健。隗老临床常脾胃并治，脾胃并重。正如《慎斋遗书》所说："脾胃一伤，四脏皆无生气。"

善用和法。"和法"为中医八法之一，它不同于汗、吐、下三法的专事攻邪，又不同于补法的专事扶正，旨在"调和"。如戴北山说："寒热并用之谓和，补泻合剂之谓和，表里双解之谓和，平其亢厉之谓和。"饮食物的消化吸收是在脾与胃的纳运互助、升降相因、燥湿相济的相互配合协调中完成的。脾胃所居，为人之中州，是气机升降之枢纽。各种原因损伤脾胃，致使寒热之邪错杂于中焦，或痰饮湿浊困阻于中，升降失常，气机窒塞则病生矣。此时，当理寒热，化痰湿，调气机，复升降，和其体用。肝主疏泄，可条畅脾胃气机，肝与胆的功能正常与否同水谷的运化和脾胃气机的升降密切相关，《灵枢·四时气》有"邪在胆，逆在胃"之说，叶天士曾谓："肝为起病之源，胃为传病之所。"

隗老认为脾胃病其病机复杂，因此治疗上需调升降，畅气血，寒温相宜，阴阳相顾，虚实同理。如吴鞠通言："补中焦以脾胃之体用各适其性，使阴阳两不相奸为要。"脾胃病大多表现为虚实夹杂、寒热互见，纯虚或纯实证较少。隗老认为对寒热错杂、升降失常、虚实兼夹等病机比较复杂的脾胃病，选用纯攻、纯补、纯清、纯温等方法治疗均难收效，唯采用肝脾同治、胆胃同调、兼顾各脏、寒热并用、升降配合、正邪兼顾之剂以调和，方可愈病。

1. 脾化精微，心血可充 脾与心的关系主要体现在血液生成及运行方面的相互协同。一方面，心主一身之血，心血的充盈赖于脾的运化功能。水谷精微通过脾的转输升清作用，上输心肺，灌注心脉而化赤为血，正如《脾胃论·脾胃盛衰论》提出："夫饮食入胃，阳气上行，津液与气入于心，贯于肺，充实皮毛，散于百脉。脾禀气于胃，而浇灌四旁，营养气血者也。"又《灵枢·决气》指出："中焦受气取汁，变化而赤，是谓血。"另一方面，明·薛己《薛氏医案》中明确提出："心主血，肝藏血，脾能统摄于血。"清·沈明宗《金匮要略编注·下血》中云："五脏六腑之血，全赖脾气统摄。"血液在脉中正常运行，既有赖心气的推动以维持其畅而不滞，又依赖脾气的统摄以使其行于脉中而溢于脉外。血液能正常运行，全赖心主行血与脾主统血的协同作用。

病理上若脾虚失于健运，化源不足，或统血无权，慢性失血，均可导致血虚而心失所养。而劳神思虑过度，既耗心血，又损脾气，以致心神失养，神志不宁而出现心悸、健忘、失眠、多梦；脾失健运而纳少、腹胀、便溏、消瘦等临床表现。若脾失健运，不能转输水湿，则痰饮内停，上凌于心，还可导致心悸、水肿等证。如《内科摘要》云："思虑伤脾，不能摄血，致血妄行；或健忘怔忡，惊悸盗汗；或心脾作痛，嗜卧少食，大便不调；或肢体重痛，月经不调，赤白带下；或思虑伤脾而患疟疾。"

2. 脾气健运，达木荣肝 脾主运化，职司生血统血，肝为刚脏，"将军之官"，内寓相火，体阴用阳，主疏泄而性喜条达恶抑郁，职司藏血，从五行角度而言，二者为木土乘克的关系。肝脾的生理联系主要表现为疏泄与运化的相互作用、藏血与统血的相互协调关系。一方面脾气健旺，气血充，肝体得以濡养而使肝气冲和条达；肝疏泄有常，全身气机疏通畅达，有助于脾胃升降，并疏利胆汁，输于肠道，共同促进食物的消化及水谷精微的吸收和转输，正如唐宗海在《血证论·脏腑病机论》强调的肝疏泄功能促进脾胃消化，"木之性主疏泄，食气入胃，全赖肝木之气以疏泄之，而水谷乃化"，"肝属木，能疏泄水谷，脾土得肝木之疏泄则饮食化……故肝为脾之主"。另一方面肝主藏血，调节血量，濡养肝气，防止出血，故明·章潢《图书编》中提出"肝者，凝血之本"，又如《血证论·脏腑病机论》中云："肝属木，木气冲和条达，不致郁遏，则血脉得畅。"脾主生血统血，肝脾各司其职，统藏互用，共同维持血液的正常运行。

病理上肝脾病变相互影响，《素问·玉机真脏论》说："五脏受气于其所生，传之于其所胜……肝受气于心，传之于脾……"指出了根据五行生克关系，肝病可传脾的传变规律，即木旺乘土；张景岳进一步指出："肝邪之见，本由脾胃之虚，使脾胃不虚，则肝木虽强，必无乘脾之患。"由此可见，脾胃亏虚，肝气乘虚而犯，即木虚土乘。

3. 脾生谷气，上充于肺 《医碥》云："饮食入胃，脾为运行其精英之气，虽曰周布诸脏，实先上输于肺，肺气先受其益，是为脾土生肺金。"肺主一身之气，主宣发肃降，通调水道；脾主运化水液，生谷气，主升清，二者生理上的联系主要表现在气的生成与水液代谢方面。一方面《素问·六节藏象论》曰："肺者，气之本"。肺司呼吸，主一身之气，具有吸清呼浊的功能；脾为人体后天之本，脾主运化，将饮食水谷转化为水谷精微，进而化生水谷之气。清气与谷气汇聚于肺中而成宗气，决定了一身之气的盛衰，故《薛生白医案》说："脾为元气之本，赖谷气以生肺为气化之源，而寄养于脾也。"另一方面，肺气宣降以行水，使水液正常的输布与排泄；脾气运化，布精于肺，使水液正常的生成与输布，肺脾两脏协调配合，相互为用，是保证津液正常输布与排泄的重要环节，正如《景岳全书》中说："盖水为至阴，故其本在肾；水化于气，故其标在肺；水惟畏土，故其制在脾。"

病理方面，肺脾两脏常互相影响。如脾气虚弱，运化失健，水谷精微化源不足，无以上输养肺，母病及子，导致肺气亦虚，谓之土不生金；若肺气虚损，不能为脾布散水谷精微，脾气亦衰，此为子盗母气，最终导致脾肺两虚；若脾失健运，水液不化，聚湿生痰，为饮为肿，影响及肺，肺失宣降而成痰嗽喘咳之症。是病其本在脾，其标在肺，故有"脾为生痰之源，肺为贮痰之器"之说。临床上肺病久治不愈，多转而治脾，如《石室秘录·正医法》所说："治肺之法，正治甚难，当转以治脾，脾气有养，则土自生金。"

4. **脾主后天，化精充肾** 《岳美中医话集》云："人之始生，先成于精，精气旺而后有脾胃，即所谓先天生后天。人之衰老，肾精先枯，累及诸脏，此时全赖脾胃运化，吸收精微，使五脏滋荣，元气得继，才能却病延年，即所谓后天养先天。"脾为后天之本，肾为先天之本，二者在生理上主要表现在后天与先天相互资生、相互促进的关系。一方面，脾之健运，化生精微，是脾气及脾阴脾阳的协同作用，但有赖于肾气及肾阴肾阳的资助和促进，故有"脾阳根于肾阳"之说，亦有"命火生脾土"的论述；而肾中所藏先天之精及其化生的元气，亦赖于脾气运化的水谷之精及其化生的水谷之气的不断充养，方能充盛。另一方面，水液代谢与脾气的运化功能关系密切，但须赖于肾气的蒸化及肾阳的温煦作用支持。肾主水液输布代谢，又赖于脾气及脾阳的协助，即所谓"土能制水"。脾肾两脏相互协同，共同主司水液代谢的协调平衡。

病理上，肾精不足与脾精不充，脾气虚弱与肾气亏虚，脾阳虚损与命门火衰，常常相互影响，互为因果，两脏气虚多表现为腹胀便溏或大小便失禁或虚喘乏力；脾肾阳虚多出现畏寒腹痛，腰膝酸冷，五更泄泻，完谷不化等虚寒病症；脾气脾阳失运，肾阳肾气虚衰，蒸化失司，水湿内生，最终可导致尿少浮肿、腹胀便溏、腰膝酸软等脾肾阳虚、水湿内停之证。正如《素问·水热穴论》说："肾者，胃之关也，关门不利，故聚水而从其类也，上下溢于皮肤，故为胕肿。胕肿者，聚水而生病也。"

魄老认为脾胃病病机复杂，因此治疗上需调升降，畅气血，寒温相宜，阴阳相顾，虚实同理。如吴鞠通言："补中焦以脾胃之体用各适其性，使阴阳两不相奸为要。"脾胃病大多表现为虚实夹杂、寒热互见，纯虚或纯实证较少。魄老认为对寒热错杂、升降失常、虚实兼夹病机比较复杂的脾胃病，选用纯攻、纯补、纯清、纯温等方法治疗均难收效，唯采用肝脾同治、胆胃同调、兼顾各脏、寒热并用、升降配合、正邪兼顾之剂以调和，方可愈病。《内经》反复指出"有胃气则生，无胃气则死"。魄老认为临证中不管遇到多么复杂的病情，只要患者尚能饮食，总是易治；若久病体虚而饮食不入，当先从调理脾胃着手。

三、辨证辨病，审因论治

魄老临证主张"七结合"的原则，即宏观与微观结合、局部与整体结合、主观与客观结合、辨证与辨病结合、内治与外治结合、治病与调心结合、防病与治病结合，取得了良好的效果，对临床具有重要指导意义。

辨证论治是中医的特色和优势，是指根据四诊收集的资料、症状、体征，辨别疾病的性质、部位以及邪正之间的关系，概括、判断为某种性质的证，并根据辨证结果确定相应的治疗方法的过程。在古代，医学诊断技术不甚发达，辨证论治的确发挥了重要作用，但它并不是中医唯一的辨治方法，也无法解决所有的临床问题。在中医古籍中，也常可见到对辨症、辨病及审因论治的应用。过度强调和追求辨证论治往往容易造成辨治思维的局限，尤其在现代临床中，辨证论治已越来越显露出其局限性。完整的辨治方法应包括辨证论治、辨症论治、辨病论治和审因论治。

1. **宏观与微观结合**　自然界是人类生存的宏观环境，无时无刻不在影响着人体，而人体脏腑、组织、器官则是产生生理病理变化的基本单位和微观因素，《素问·保命全形论》曰："人生于地，命悬于天。"因此，诊治疾病应该从宏观着眼，微观入手，即将个体、人群、生态环境、社会因素等诸多方面综合考虑，把生命活动和疾病的发生发展过程看作宏观条件下的微观变化。如临床上常见的消化道疾病、心脑血管疾病等，机体自身脏器的病理变化是客观存在的，但诸多社会、环境因素如精神刺激、饮食习惯等则能导致或促进这些疾病的发生发展。因此，综合考虑、统筹兼顾，方能收到好的效果。

2. **局部与整体结合**　由于人体是一个有机的统一体，整体的功能是由各脏器、组织共同完成和实现的，局部与局部之间，局部与整体之间在生理上相互联系、密不可分，在病理上相互影响、互为因果。因此诊治疾病就要注意整体与局部之间的这种辩证统一的关系，既要注意局部变化，又要注意整体反映，既要考虑既病之脏腑，又要考虑有关联的脏腑。

隗老非常重视中医的整体观念，将其贯穿于辨证施治的各个方面。他认为人体各脏腑都有各自不同的生理功能，而这些生理功能又都是整体功能活动的组成部分。在诊治疾病时只有以整体观念为指导，统观全局，审证求因，燮理阴阳，调理脏腑，疏通气血，调节升降，才能使机体达到"阴平阳秘，精神乃治"的状态。

3. **主观与客观结合**　就疾病的发生、发展和治疗过程而言，人体的功能和精神状态是矛盾的主要方面，是内因；治疗手段及环境改善是客观条件，是外因。客观必须通过主观发挥作用。从物质角度来看，机体正气的盛衰是决定疾病的发生、发展和转归的关键因素，即所谓"正气存内，邪不可干"，"邪之所凑，其气必虚"，药物及其他治疗手段亦须借助人体的正气方能鼓邪外出。从精神角度来看，不但不良的精神刺激可导致或诱发疾病，既病之后的精神作用对疾病的治疗也有一定程度的影响。对此，《素问·五脏别论》曰："凡治病，必察其下，适其脉，观其志意与其病也……病不许治者，病必不治，治之无功矣。"由于人的主观能动性是战胜疾病不容忽视的因素和条件，因此在使用药物和其他治疗手段的同时，应时刻注意发挥人的主观能动作用。一方面应顾护人的正气，使正气足则邪气祛，另一方面注意精神调节，消除不良的精神刺激，帮助患者树立战胜疾病的信心和决心。隗老曾治一老干部，70多岁，患晚期胃癌，广泛转移。曾往国内几家大医院求治，均告知已无办法，能存活 3 ~ 6月足矣，嘱其家人赡养其终。隗老循循善诱，悉心开导，首先使患者树立信心配合治疗，然后处以大补元气、健脾祛痰之品，又少佐活血化瘀之药。使患者在很长一段时间内病情稳定，存活 2 年余。

4. **辨证与辨病结合**　所谓"辨证与辨病结合"是指既要充分利用现代医学的先进理论和先进手段明确疾病的性质、部位，从而做到胸中有数、有的放矢，在治疗中又要以中医理论为指导，统观全局，辨清阴阳，审证求因，因证施治。因此，作为一个医生要借鉴和利用现代医学的方法和手段，更要发挥中医辨证施治之特长。

隗老在诊断脾胃疾病时非常重视辨证，认为辨证是中医药治疗疾病的精髓所在，也是取得治疗效果的关键。他指出，之所以要辨病，是因为脾胃疾病具有"杂慢"的特点，如慢性腹泻、溃疡性结肠炎、肠易激综合征、消化器官恶性肿瘤等，不及时治疗，严重影响生活质量，甚至可危及生命，因此无论中医辨证还是西医辨病，均应十分清楚，以免延误病情；而中医辨证是整体观思想最集中的体现，要结合年龄、病史、发病因素、体质情况、环境、饮食习惯、用药等因素综合考虑，并分析其病机所在，正邪关系，预后转归等，从现代临床角度出发，还要结合西医观点及检查结果，从而进行辨证并得出结论；中医的证反映了疾病的一般规律性，所以在许多脾胃科指导老师治疗脾胃疾病的学术思想及经验总结中可见同一证型，即"异病同证"，而每个脾胃病有其特殊性，一个病又可见不同证型，因此又要在辨病的基础上辨证。

5. 内治与外治结合　由于人体五脏六腑、四肢百骸通过经络的联结作用而形成一个有机整体，致病因素作用于机体，或导致一脏一腑功能失调、经络阻滞，或导致全身阴阳失衡、气血不畅。治疗的目的，就是用药物或非药物的手段，祛除病邪、协调脏腑、平衡阴阳。内治可以实现这一目的，有时外治同样可以。如吴师机说："外治之理，即内治之理，外治之药即内治之药，所异者法耳，医理药性无二，而法则神奇变幻。"隗老常将内外治法有机结合，收效殊异。如急性阑尾炎在用内服药的同时配以大蒜、大黄、芒硝外敷。其他，如外熨、烫洗、膏药等也是他经常使用的外治方法。

6. 治病与调心结合　个体是社会的一分子，诸多社会现象为人体感官所感知，从而导致精神或情绪的变化。而人的精神活动与脏腑器官的功能又有着密切的联系。一方面，外界不良的精神刺激作用于机体，可导致脏腑功能失调而致病，《素问·举痛论》云："怒则气上，喜则气缓，悲则气消，恐则气下……惊则气乱，劳则气耗，思则气结……"另一方面，脏腑功能失调而使气血偏盛偏衰时，又会导致异常的情绪变化，《灵枢·本神》云："血有余则怒，不足则恐……"因此，作为一名医生，应当掌握精神因素与疾病发生及发展的关系，掌握精神因素的致病特点，在发挥药物治疗作用的同时，注意调节患者的精神和情绪，才能有效地治疗和预防疾病，《素问·疏五过论》云："离绝宛结，忧恐喜怒，五脏空虚，血气离守，工不能知，何术之语？"隗老治愈多例胃病伴有精神障碍者，在处方用药上或是疏肝解郁，或是镇心安神，或是涤痰开窍，但不论何种方法均配合以耐心细致的思想、精神开导，常常收到事半功倍的效果。

7. 防病与治病结合 医学前贤们早已提出"治未病"思想，正如《素问·四气调神大论》提出："圣人不治已病治未病，不治已乱治未乱，此之谓也。夫病已成而后药之，乱已成而后治之，譬犹渴而穿井，斗而铸锥，不亦晚乎！"一个古老而又前沿的话题，在中医学中，"治未病"的思想光辉闪烁了两千多年，是中医预防治疗学理论内涵的高度抽象概括，是中医学养生、调理、防病的基本法则之一。它以扶助正气、增强体质为核心的健身、防病治疗思想，以对外适应自然变化，对内促进机体抗病能力、自我愈合、自我康复能力的治疗原则，强调从功能的、整体的变化把握生命与健康，重视未病先防，有病早治，已病防变，病后调护，不仅符合人的生命活动规律，甚至有可能成为降低现代社会疑难杂症发病率的重要方法。总之，随着医学模式的转变、医学目的的再审视以及日新月异的现代医学的影响，面对医疗卫生诸多问题的困扰，以及人们对健康提出的更高要求，"治未病"的理念与实践被提到了前所未有的高度。隗老与多数医家一样，认为中医"治未病"的基本含义主要包括以下三点：

（1）未病先防：此为中医"治未病"思想的首要基本原则，也是中医学防治理论的第一要旨。正如孙思邈说："善养性者，则治未病之病，是其义也。"而它主要是指未病之前通过采取各种综合内养措施，如养性调神、护肾保精、调摄饮食、锻炼体魄、针灸推拿及药物调养等方法增强正气，防止病邪侵害。《素问·上古天真论》中云："上古之人，其知道者，法于阴阳，和于术数，食饮有节，起居有常，不妄作劳，故能形与神俱，而尽终其天年，度百岁乃去。"此即对未病先防，养生保健的精辟论述。对于养生防病之意义，历代医家多有明示，如朱震亨说："与其救疗于有疾之后，不若摄养于无疾之先。盖疾成而后药者，徒劳而已。是故已病而不治，所以为医家之法；未病而先治，所以明摄生之理。"现代的民间谚语也说得十分形象："洪水未到先垒坝，疾病没来先预防。"

（2）既病防变：主要按照"早期诊治、先安防变"的基本宗旨，力求做到早期诊断，早期治疗，以防止疾病传变与加重，减少患者的痛苦，缩短疾病的疗程为目的。《金匮要略·脏腑经络先后病脉证第一》云："适中经络，未流传脏腑，即医治之。四肢才觉重滞，即导引、吐纳、针灸、膏摩，勿令九窍闭塞。"此即强调疾病的早期治疗，又《素问·阴阳应象大论》说："故邪风之至，疾如风雨，故善治者治皮毛，其次治肌肤，其次治六腑，其次治五脏。治五脏者，半死半生也。"这也说明疾病初期，病位较浅，病情多轻，正气未衰，病较容易治，因而传变较少，因此诊治越早，疗效越好。隗老强调早期诊治的时机在于要掌握好不同疾病的发生、发展变化过程及其传变规律，病初即做出正确的诊断，从而进行及时有效和彻底的治疗。

《难经·七十七难》云："所谓治未病者，见肝之病，则知肝当传之与脾，故先实其脾气，无令得受肝之邪，故曰治未病焉。"这告诉我们在诊治疾病时，仅对已发生病变的部位进行治疗是不够的，还必须掌握疾病发展传变的规律和途径，准确预测病邪传变趋向，对可能被影响的部位，采取预防措施，以阻止疾病传至该处，终止其发展、传变。后世如徐大椿说："善医者，知病势之盛而必传也，预为之防，无使结聚，无使泛滥，无使并合，此上工治未病之说也。"

（3）病后防复：瘥后调摄，防其复发。临床实践证明，"病后防复"亦是中医"治未病"理论的重要原则和内容。同时，"病后防复"还与"未病先防"、"既病防变"均密切相关。疾病刚有好转或治愈，若调理不当，很容易复发或产生后遗症。如《素问·热论》云："诸遗者，热甚而强食之，故有所遗也"；"病热少愈，食肉则复，多食则遗"。同时治未病还应包括病后调摄，采取各种措施，防止疾病的复发。疾病初愈，虽然症状消失，但此时常常邪气未尽或邪气内伏，而正气未复、气血未调，适当调理方能渐趋康复。否则，若适逢新感病邪、饮食不慎、情志失调、饮食不节，均可导致余邪复炽，正气更虚，令疾病复发。正如《伤寒论》于六经病篇之后，设有"辨阴阳易差后劳复病脉证并治"，指出伤寒新愈，若起居作劳，或饮食不节，就会发生劳复、食复之变，从而示人疾病初愈，应慎起居、节饮食、勿作劳，做好疾病后期的善后治疗与调理，方能巩固疗效，防止疾病复作，以收全功。

四、重视气血理论

中医临床强调辨证论治，常以"八纲辨证"为常论。但隗老支持国医大师颜德馨倡导的"十纲辨证"，将"气血辨证"提到与"八纲辨证"同等重要的地位。"八纲辨证"是对人体一系列病理变化总的概括，阴阳是中医八纲辨证的总纲，即表、实、热属阳证，里、虚、寒属阴证。表里是辨别病变部位外内深浅的两个纲领，它可说明病情的轻重浅深及病机变化的趋势；虚实是辨别邪正盛衰的两个纲领，主要反映病变过程中人体正气的强弱和致病的盛衰；寒热是辨别疾病性质的两个纲领。"八纲辨证"是个抽象的概念，它是以脏腑经络组织的病理变化作为物质基础，并结合临床出现的脉症加以高度概括的结论。而气血既在生理上是脏腑组织功能活动的物质基础，病理上决定着疾病发生的基本病因病机，同时气血同样具备八纲的属性，气血赋予八纲以实质，八纲通过气血与人体的脏腑、经络、组织的实质性病理变化联系起来，因此，中医辨证核心是"八纲辨证"，八纲之中，虽无气血两字，但气血贯穿于八纲之中。重视气血辨证是隗老临床辨证的特色之一。

1. 气血为人身之根本

（1）气和血的作用：气和血是构成人体的基本物质，依靠脏腑功能活动而产生，又是脏腑功能活动的物质基础，在人体生命活动中占有很重要的地位。隗老对人身气血尤为重视，他认为气血与生命存亡休戚相关，为人身之根本。《素问·调经论》说："人之所有者，血与气耳"，"血气不和，百病乃变化而生"，"气血以并阴阳相倾，气乱于卫，血逆于经，血气离居，一实一虚"。古人谓"人之一身皆受气血之所循行"，气为阳，血为阴，气能行血，血能载气，两者共同调节以维持人体阴阳平衡，气血流畅和气血平衡是人体健康的基本条件。《灵枢·本藏》亦说："人之血气精神者，所以奉生而周于性命者也。"指出气血为人身之至宝，是构成人体的重要物质。

《仁斋直指方论·血荣气卫论》中指出："人之一身，所以得全其性命者，气与血也。盖气取诸阳，血取诸阴。人生之初，具此阴阳，则亦具此血气，血气者，其人身之根本乎。"隗老认为气血为人身之源，为生命活动之所系，是产生一切功能和维持生命活动的物质基础。从气言之，气是人体内活力很强运行不息的极精微物质，是构成人体和维持人体生命活动的基本物质之一，《素问·宝命全形论》有云："人以天地之气生。"又如《仁斋直指方论》云："人以气为主，一息不运则机缄穷，一毫不续则穹壤判。阴阳之所以升降者，气也；血脉之所以运行者，亦气也；营卫之所以运转者，气也；五脏六腑之所以相养相生者，亦此气也。"从血而言，血是循行于脉中而富有营养的红色液态物质，亦是构成人体和维持人体生命活动的基本物质之一。如古人言"血为荣，荣行脉中，滋荣之意也……灌溉经络，长养百骸"，"肝受血则能视，足受血则能步，掌受血则能握，指受血则能摄"。

（2）气和血的关系：《景岳全书·血证》说："人有阴阳，即为血气。阳主气，故气全则神旺；阴主血，故血盛则形强。人生所赖，唯斯而已。"气与血都是由人身之精所化生，气属阳，血属阴，且两者存在互根互用的关系。《灵枢·营卫生会》云："血之与气，异名同类"，不但指出气血同源于水谷之精气，而且表明气血一体，气与血是相互资生、相互维系的。

《难经·二十二难》说："气主煦之，血主濡之。"气是血液生成和运行的动力，血是气的化生基础和载体。又如杨士瀛说："气者，血之帅也，气行则血行，气止则血止，气温则血滑，气寒则血涩，气有一息之不运，则血有一息之不行。"明确指出气对血的统帅作用，是推动血液运行的动力，气的充盛则化生血液的功能增强，血液充足，运行畅通。血在脉中运行，实赖于气之统帅和推动，因而有"气为血之帅"的说法。同时《血证论·吐血》中云："血为气之守。"另《张氏医通·诸血门》说："气不得血，则散而无统"也说明气依附于血而得以存在体内，并以血为载体而运行全身，血能载气又能养气，故又有"血为气之母"之说。杨士瀛又认为"阳主气，气为卫；阴主血，血为荣"，气血内至五脏六腑，外达皮肉筋骨，维持各个脏腑组织器官发挥生理功能，保证了人体生命活动的正常运行。

2. 气血失调乃百病之本 气血失调同阴阳失调、邪正盛衰一样，不仅是脏腑、经络、形体、九窍各种病机变化的基础，也是分析和研究各种临床病证病机的基础。《素问·四时刺逆从论》所谓"邪气者，常随四时之气血而入客也。"《灵枢·口问》谓"夫百病之始生也，皆生于风雨寒暑，阴阳喜怒，饮食居处，大惊卒恐。则血气分离，阴阳破败，经络厥绝，脉道不通，阴阳相逆，卫气稽留，经脉虚空，血气不次，乃失其常。"无论感受外邪，还是饮食、劳倦、七情所伤都会导致机体气血失调，气血失调又容易招致邪气的侵袭及影响脏腑的正常生理功能。隗老认为气血失调是疾病发生的主要原因，正如《素问·调经论》中云："血气不和，百病乃变化而生。"气血失常的病理变化常常影响着疾病的发展变化，气血充足及其功能协调与否决定了正气的强弱，影响到邪正盛衰的变化；同时气血也是脏腑功能活动的产物，脏腑发生病变，也会引起气血的病理变化，气血失调与疾病的发生、发展变化互为因果，相互影响。气血为人体阴阳的主要物质基础，是维持生命活动的基本要素，又是脏腑经络等组织器官进行生命活动的物质基础，是正气之本，神明之基。气属阳、血属阴，阴阳失调根源于气血的失常。气血是流通于五脏的基础物质。气血有赖于五脏六腑正常的功能活动，才能正常摄纳、生化、输布全身各个脏腑组织器官；而脏腑功能活动以气血作为物质基础和动力源泉。在生理活动和病理变化过程中，功能和物质是相互依存的。脏腑气机的升降出入障碍，必然就会引起气血的代谢失调；气血升降出入失调，亦将导致脏腑的功能障碍。因此，健康状态下机体内外统一，五脏安定，百脉流畅，气血和调，则百病不生，正如《素问·六微旨大论》曰："无形无患，人生有形，不离气血，因而疾病难以避免。"而气血失调，百病易生，甚至有"气为百病之长，血为百病之胎"的说法。

3. 重调气和血之法　调和气血体现了"治病求本"的思想。疾病的发生和变化虽然错综复杂，但概括起来，不外乎邪气作用于机体的损害与正气抗损害之间的矛盾斗争过程，邪气又是相对于正气而言的，故治疗的基本原则是调护正气，固本清源。人之所有者，血与气，气血是正气之本，气血失调是疾病产生的根本机理。因此，调和气血是治疗一切疾病都必须遵守的原则，是治则的核心。隗老临证，善用调气和血大法，但告诫我们莫局限于狭义的"调气和血"之法，要从广义的角度去理解并灵活运用，正如《景岳全书·论调气》曰："凡气有不正，皆赖调和，如邪气在表，散即调也邪气在里，行即调也，实邪壅滞，泻即调也，虚羸困惫，补即调也……各安其气，则无病不除，是皆调气之大法也。"外感六淫者，开泄腠理，宣发肺气，发汗透邪，调和营卫；中结者，宣通脏腑，畅达气机，荡涤邪气，祛瘀生新，调和气血；寒者，温中祛寒，温经散寒，通脉回阳；热者，清热泻火，凉血解毒，凉遏安血；虚则补之，实则泻之，疏其血气，令其调达而致和平皆为调和气血之法。

五、吸纳新知，衷中参西

1. 重视中西医结合　中医学是历代先辈们对抗疾病的重要法宝，它对于我中华民族的繁衍昌盛做出了重大贡献。直至今天，它仍然起着重大的作用，是我国民族的优秀文化遗产。但是，由于受社会历史条件的限制，朴素的中医药学难免有许多糟粕混杂其中，隗老告诫我们不能一味地全盘继承，墨守成规以致故步自封。而应走中西医结合之路，扬长避短，摒弃门户之见，知己知彼，才能百战百胜，更好地服务于广大患者。

隗老强调"当代中医不仅要领会和感悟中医学的精髓和奥秘，也要懂得西医和现代科技知识，这就要比常人付出更多的精力和心血。"源于正统的学习生涯，为了继承发扬祖国医学，"不为良相，必为良医"是隗老坚定不移的信念，为了专注于医学研究，他付出了毕生的心血。隗老"师古而不泥古，参西而不背中"，主张中西合璧，融会贯通，不轻易废古扬今，正如张锡纯所言："医学以活人为宗旨，原不宜有中西之界限存于胸中，中西医学各有所长，也各有所短，应摒弃疆域之见，取长补短，归于一是。"隗老赞同"用西法断病，用中药治疗"的主张，而且在临床不断进行实践，始终以中医理论为指导，临床疗效为标准，积极探索消化疾病新的诊疗方法，善用中西医结合解决消化科复杂和疑难问题，临证做到审证求因，重视疾病发生的因果关系；善于吸取并运用现代医学诊疗技术，承古治今，兼容并蓄。隗老认为现代医学集中了现代物理学、化学、生物学等学科的先进理论、手段和技术，对人类生命过程的认识由浅入深，由粗入细，由宏观到微观，达到了较为先进的程度和地步。对这些人类精神文明的优秀成果，不但西医可以利用，中医也可以、也应该利用。因此，在治疗方面，他充分发挥辨证施治之所长，又重视现代医学。隗老指出，诊断脾胃科疾病除需四诊合参外，应选择一些现代检查方法，他最常借助 B 超、胃镜、肠镜、CT 等检查，因直观方便，痛苦小，可提高诊断的准确性及客观性。

2. **重视中药药理研究** 中药药理研究在促进中医药现代化中扮演着重要角色，是将传统中医药的优势、特色与现代科学技术相结合，以适应当代社会发展需求的产物。一方面深入研究中药的现代药理作用是促进中西医进一步结合的重要途径。目前大多数患者一般都在接受中西医结合治疗，大多数西药的药理作用都比较明确，但中药则缺乏权威可信度高的药理研究，这也为评价中药在综合治疗中的确切地位增加了困难，同时也难以更好地发挥中西医之间的协同作用。另一方面，有毒中药一般性猛力强，取效甚捷，应用得当，疗效卓著，故为历代医家所习用，但其临床应用安全范围窄，易出现毒性反应。如乌头含有生物碱，服用不当可以引起口舌麻木、流涎、恶心呕吐、呼吸苦难、手足抽搐等中毒症状，严重者可以引起呼吸衰竭、严重的心律失常，甚至死亡；砒霜含有三氧化二砷，有剧毒，单纯吸入粉尘就可以引起中毒，首先见咳嗽、喷嚏、胸痛、呼吸困难等呼吸道症状，神经系统可见头痛眩晕，肌肉痉挛，最后可死于呼吸中枢麻痹。由上可见，通过对毒性药物的现代药理研究，可以让我们更加深入地认识毒性药物，从而更好地让其服务于临床。

隗老认为中药药理研究不是简单的"中药"和"药理"组合，应以中医药基础理论为前提，避免中药的西化问题。中药的使用应在中医理论的指导下进行，中药具四气五味、归经报使、升降浮沉、配伍等药性理论，以调整阴阳，纠正人体气血阴阳偏胜偏衰为原则，从而达到治愈疾病、恢复健康的目的。正如徐洄溪总结说："凡药之用，或取其气，或取其味……或取其所生之时，或取其所生之地，各以其所偏胜而即资之疗疾，故能补偏救弊、调和脏腑，深求其理，可自得之。"因此重视中药药理研究可以促进中西医进一步结合，更好地应对当代的疾病，服务于患者。隗老在临床实践的同时，不断学习最新的中药药理研究，而且用于临床每每获益良多，如海螵蛸抗消化性溃疡、天麻降血压、威灵仙治痛风、蒲公英治胃炎及胆囊炎、葛根治脑血管疾病、马鞭草抗肝纤维化、山楂降血脂、水牛角解毒保肝、大黄治疗消化道出血等。隗老常常在辨证施治基础上加以应用，大大提高了临床疗效。

隗老善于汲取先辈们的有效经验，更时刻关注着中西医学的新进展，衷中参西，吸纳新知，以此来不断开阔、充实和提高自己，从而在临床实践中不断有新思路、新方法，面对当代复杂多变的疾病，才更能坦然处之，灵活应对。隗老常说，只要有益于患者，有益于疾病的治疗和恢复，都可以为我临床服务，但应取其精华、去其糟粕。隗老的"拿来从不盲从"；"为我临床所用，但从不被其所惑"；"继承不泥古，创新不离宗"，紧跟医学时代发展。立足于中医，立足于临床，立足于疗效，一切以患者为重心这是隗老一贯的主张和信念。

六、用药精妙，药专力宏

隗老认为，脾喜燥恶湿，胃喜润恶燥，脾病易湿、易寒、易虚、易陷，胃病易热、易燥、易实、易逆。故治脾宜燥、宜温、宜补、宜升，治胃宜清、宜润、宜泻、宜降。因此，一般情况下，力戒大辛大热、苦寒攻伐之品。在病情需要用偏寒、偏热、刚烈之品时，则讲究配伍法度，注意柔中有刚、刚中有柔、刚柔相济。同时隗老强调在选用药物时要区别药性的温凉润燥，认为大凡治病，既要强调治法的精专，又须讲究药物配伍之阴阳相济，君臣佐使，性味归经。通过方药的选用和药量的轻重体现这种原则。由于阴阳气血具有相互依存的关系，在遣方用药时应该阴阳相济，气血兼顾，药性平和，治寒不过热，以甘温为宜，治热不过寒，以甘凉为佳，如是则可防止药物的偏性，达到祛除病邪，保护正气的目的。

隗老临床用药重视配伍，善用对药，如吴茱萸配丁香治疗脾胃虚寒引起的吐酸，丹溪曰："治酸必用吴茱萸，顺其性而折之，乃反佐之法也"，且"丁香气味辛爽无毒，凡中焦寒滞，气有不顺者，最其所宜。"隗老始终重视药物的配伍，临证多有独到之处。此外，他表示用药不注意保护胃肠功能，所治的病未治好，先把胃"伤了"是经常遇到的。

七、治学严谨，善用经方

何谓"经方"？具有代表性的说法有：其一，是《汉书·艺文志》医家类所指的经方十一家。这是指汉代以前的临床著作，皆属经验方之类。其二，是指《素问》、《灵枢》、《伤寒论》、《金匮要略》这几部中医经典著作中的方剂。其三，是专指东汉张仲景的著作《伤寒论》和《金匮要略》这两部临床治疗学中记载的方剂。可是近代又说，"经方"一是指经验方（《汉书·艺文志》所说者），二是指经论方，即指《伤寒论》、《金匮要略》方。徐大椿所谓："古圣治病方法其可考者，惟此病书，真所谓经方之祖。"故称张仲景方为经论方。但近人陈无咎则云："经方有二，一遵六经而制方，如《伤寒论》方是；一循经而制方，如《宣明论》方是。下此者，非经方也。"其所说之"循经制方"，实指按《内经》病证之意所制方药而言。所以，一般所说的"经方"，多是指第三种说法。如曹颖甫著的《经方实验录》所说的"经方"，就是专指《伤寒论》和《金匮要略》两部著作中的方剂。本文中所说的"经方"，也是指此类方剂而言。

总而言之，张仲景的经论方，至今仍为中医学界有识之士所乐道，何以故？何任认为是因为"经方"有其显著的特色和临床疗效所致。首先，"实践是检验真理的唯一标准"。古往今来，"经方"经2000年许，为亿万人的无数次医疗实践证明具有很高的疗效。"经方"之所以成为"众法之宗，群方之祖"（喻嘉言《尚论篇·序》）者，因为其配伍谨严，用药精炼，体现了"方以法立，法以方传"的特点。其次，"经方"所用药之揆度、性能、升、降、浮、沉，性味亲和的选择，主辅安排恰当；佐使量材驱遣；分量多寡之裁定；煎法、服法之规矩，无不斟酌精当。这些特点，都是值得认真继承和开拓的。

隗老治学严谨，临床上尤其重视基本功，强调病历的书写至关重要，这既是对患者负责也是衡量医生专业水平的标准，可以看出医生的知识水平，及外源知识的深度，同时直接关系到诊治的效果，也是保护医生的有力证据。

隗老对《伤寒论》、《金匮要略》等经典著作的学习和研究有较高的造诣。学习和实践过程中他深深体会到仲景学说"熔理法方药于一炉",汗、吐、下、和、温、清、消、补贯穿始终,是一部极为难得的临床必读之书。但隗老认为仲景学说言简意赅,古奥难懂,要掌握其真谛应注意以下两点:

(1)精研细读:从"熟"字上下功夫。只有熟读背诵,才能前后呼应,触类旁通。

(2)大胆实践:在实践中验证理论,在实践中加深对理论的理解,在实践中创新和发展前人的理论和经验。他对伤寒、金匮所载的许多方子都进行验证,并逐渐形成自己独到的经验和体会。曾治一妊娠恶阻患者,水谷入口即吐,骨瘦如柴,卧床不起,多方求医屡治不愈,隗老施以小半夏加茯苓汤化裁,嘱咐患者少量频频饮之,1剂吐止,3剂病安。又如患者王某,慢性腹泻长达10年之久,严重时便溏日5~6次,情志不畅时症状加重。自觉脘胁部有气上冲肩背,呃气频频。隗老诊为脾胃虚寒、肝气上逆、阴阳失和,治以桂枝汤重用桂枝,加香附、川楝子、柿蒂、丁香、肉桂、白胡椒等,服用10剂后,沉疴解。

八、大胆尝试,勇于创新

隗老认为,中医与其他自然科学一样,应该在实践中不断发展,不断创新,只有这样才能使这门古老的科学焕发出青春活力,适应人类社会发展的需要,而创新必须建立在继承的基础之上,要不断地发掘其宝藏,整理散失的文献著作,尤其是埋没在民间的家传秘验方,为继承开凿源流,这样继承才能有雄厚的根基。长期以来,他在理论和实践上不断进行探索,特别是一些疑难重症、沉疴痼疾使用传统治法效果不佳者,勇于打破常规,根据具体情况,改用新的治则,创立了一系列有效的新法新方,大都收到较好的治疗效果。

如在中医理论方面,根据《内经》人与天地相参,与日月相应的观点,提出因人因地因时的三因学说,以用于在诊治疾病时提供充分的客观因素,体现了辨证论治的整体性与灵活性的有机统一,对诊断治疗病情有着积极的作用。在胃病诊治方面,提出"和、降、温、清、养、消"6法,颇合临床实用。隗老对中医理论经验的创新,都是其在继承《内经》等经典的基础上,以《内经》为主线,结合历代各家学说,几十年如一日,不断总结探索,自己用心悟出来的。如自拟健脾活血汤治疗原发性肾病综合征应用于临床效果显著。对眩晕病机的认识,前人有"诸风掉眩皆属于肝"、"上气不足"、"髓海不足"、"无虚不作眩"、"无痰不作眩"及"瘀血"、"风火"等观点。他通过反复实践观察到，多数患者的病机错综复杂，多种因素混合存在，其中尤以脾失健运、气血虚弱、痰浊上泛、升降失常最为多见。因此，他以健脾祛痰、益气养血、升清降浊立法，应用于多种疾病引起的眩晕均有良效。

第二部分　专病专治

脾 胃 疾 病

胃 痛

胃痛，又称胃脘痛，是指以上腹胃脘部近心窝处疼痛为主症的病证，或伴有胃脘胀、纳呆、泛酸、嘈杂、恶心呕吐等症的一种常见脾胃病证。现代西医学的急性胃炎、慢性胃炎、胃溃疡、十二指肠溃疡、功能性消化不良、胃黏膜脱垂等病以上腹部疼痛为主要症状者，属于中医学胃痛范畴。

一、溯源

"胃脘痛"之名最早记载于《内经》，如《灵枢·邪气脏腑病形》指出："胃病者，腹胀，胃脘当心而痛。"《内经》首先提出胃痛的发生与肝、脾有关，如《素问·六元正纪大论》说："木郁之发，民病胃脘当心痛。"

唐宋以前文献多把属于胃脘痛的心痛，与属于心经本身病变的心痛混为一谈，如《伤寒论·辨太阳病脉证并治》说："伤寒六七日，结胸热实，脉沉而紧，心下痛，按之石硬，大陷胸汤主之。"在这里，心下痛其实是指胃脘痛。宋代以后医学家对胃痛与心痛的混淆开始提出异议，直至金元时代李杲《兰室秘藏》首立"胃脘痛"一门，从证候、病因病机和治法上将胃脘痛明确区分于心痛，使胃痛成为独立的病证。

此后，明清时代进一步明确了心痛与胃痛并非同一病证，并提出了胃痛的治疗大法，如《证治准绳·心痛胃脘痛》说："或问丹溪言痛即胃脘痛然乎？曰：心与胃各一脏，其病形不同，因胃脘痛处在心下，故有当心而痛之名，岂胃脘痛即心痛者哉？"又如《医学正传》说："气在上者涌之，清气在下者提之，寒者温之，热者寒之，虚者培之，实者泻之，结者散之，留者行之。"《医学真传·心腹痛》还说："夫通者不痛，理也。但通之之法，各有不同。调气以和血，调血以和气，通也；下逆者使之上行，中结者使之旁达，亦通也；虚者助之使通，寒者温之使通，无非通之之法也。"指出了要辨证理解和运用"通则不痛"之法。这些理论为后世辨证治疗胃痛提供了依据。

二、病因病机

正如先贤陈无择所言："凡治病，须识因……不知其因，施治错谬，医之大患，不可不知……治之之法，当先审其三因，三因既明，则所施无不切中。"隗老认为胃痛病因应以三因立论，即内因、外因、不内外因，如先天不足、后天失养、素体脾虚、六淫侵袭、七情所伤、劳倦过度等，但以内、外二因为主。外因主要是外邪犯胃，其中尤以寒邪为最，内因主要是饮食伤胃，情志不畅，素体脾虚。隗老认为脾胃健旺则不会发为胃痛，即便是在外邪侵袭，饮食失节的条件下也不易发病，但是脾胃功能虚弱，在各种致病因素下都可发而为病。正所谓"正气存内，邪不可干"，"邪之所凑，其气必虚"。

胃痛的主要部位在胃，但与肝、脾的关系密切。肝属木，为刚脏，性喜条达而主疏泄；胃属土，喜濡润而主受纳。木土相克，肝气郁结，易于横逆犯胃，以致中焦气机不通，发为胃痛。肝气久郁既可出现化火伤阴，又能导致瘀血内结，病情至此，则胃痛加重，每每缠绵难愈。脾与胃同居中焦，以膜相连，一脏一腑，互为表里，共主升降，故脾病多涉及胃，胃病亦可及脾。若禀赋不足，后天失调，或饥饱失常，劳倦过度，以及久病正虚不复，均能引起脾胃虚弱，运化失职，气机阻滞而发为胃痛。隗老认为胃痛的发病机制主要是脾胃及肝功能失调，气机升降失常，导致胃气郁滞，胃失和降，不通则痛，以及脾胃虚弱，不荣则痛，其中隗老尤为看中寒热互结，虚实错杂，升降失常，上下不能交泰这一病机。

胃痛早期由外邪、饮食、情志所伤者，多为实证；后期常为脾胃虚弱，但往往虚实夹杂，如脾胃湿热夹湿、夹瘀等。胃痛的病理因素主要有气滞、寒凝、热郁、湿阻、血瘀。胃痛的病理变化比较复杂，胃痛日久不愈，脾胃受损，可由实证转为虚证。若因寒而痛者，寒邪伤阳，脾阳不足，可致脾胃虚寒证；若因热而痛，邪热伤阴，胃阴不足，则致阴虚胃痛；虚证胃痛又易受邪，如脾胃虚寒者易受寒邪；脾胃气虚又可饮食停滞，出现虚实夹杂证。

三、治则治法

中医治疗胃痛以理气和胃止痛为主，审症求因，辨证施治。邪盛以祛邪为急，正虚以扶正为先，虚实夹杂者则当祛邪扶正并举。对于"通则不痛"之说，要从广义的角度去理解和运用"通"法，正如叶天士所谓"通字须究气血阴阳"。属于胃寒者，散寒即所谓通；属于食停者，消食即所谓通；属于气滞者，理气即所谓通；属于热郁者，泄热即所谓通；属于血瘀者，化瘀即所谓通；属于阴虚者，益胃养阴即所谓通；属于阳虚者，温运脾阳即所谓通。根据不同的病机而采用相应的治法，才能善用"通"法。

（一）初病调气，久病活血

本病一般初病在气，以胀为主。隗老认为气机升降失调是慢性胃炎初起时的病机，临床常见肝胃气机不和、脾胃气机不畅和肠胃气机不调等。故调节气机升降，以通为补，以化为用，是治疗慢性胃炎初期的重要治疗大法。调气常用青陈皮、木香、砂仁、厚朴、枳壳、香附等；通补常用苏梗、旋覆花、沉香、炒莱菔子、仙人头等；兼见中气下陷用升清降浊法，药用补中益气汤加枳壳、佛手、大腹皮；兼见虚寒气滞用温通法，药选黄芪、桂枝、白芍、炙甘草、生姜、大枣等。隗老认为，脾胃为人体气机升降之枢纽，二者虽同属中土，却阴阳有别：脾主升，胃主降。调气时若单行苦降之法，虽能治胃，却不利于脾气的升发。故隗老在通降胃气的同时多配合应用升脾之法，即在苦寒降胃的同时伍用辛温之品开脾，辛开苦降，寒热并用，使脾升胃降，人体气机才能通调有序，治疗才能见效。

若迁延日久，缠绵不愈，则渐入血分。叶桂认为"初为气结在经，久则血伤入络"，"病久、痛久则入血络"。隗老秉承叶氏理论认为，久病入络，络伤则血痹，络道阻塞而成瘀，故活血化瘀当属正治之法。研究证明，活血化瘀法能够增加胃黏膜血流，改善组织缺氧，提高局部免疫能力，还有一定的抗癌变作用。隗老临床常用的活血化瘀药主要有偏重养血活血的当归、鸡血藤；偏重活血止痛的三七粉、川芎、元胡；偏重破瘀散结的三棱、莪术等。隗老对活血化瘀类药物的选择甚为谨慎，主张宜平和不宜峻猛。本病久病多虚，而一般活血化瘀药辛温燥烈，耗气伤血，不利于胃气的恢复。故临床上，隗老最喜用丹参治疗慢性胃炎久病属瘀血阻络者。因丹参性微寒，颇合胃腑喜凉之性，正如《时方歌括》记载丹参饮的作用时云："治心胃诸痛，服热药不效者宜用。"

（二）分型论治

1. 寒邪客胃证

病因：平素体质虚寒，过食生冷，或寒邪外袭，凝结胃脘，阳气被遏，气机阻滞。

症状：胃痛暴作，恶寒喜暖，得温痛减，遇寒加重，口淡不渴，或喜热饮，舌淡苔薄白，脉弦紧，可伴有呕吐、腹泻。

治法：温胃散寒，行气止痛。

方剂：香苏散合良附丸加减。香苏散理气散寒，适用于外感风寒，胃有气滞；良附丸温胃散寒，理气止痛，适用于暴作、喜热恶寒等胃痛之证。

方解：隗老认为寒邪客胃重在温通，故善用高良姜、吴茱萸温胃散寒；兼以行气，故用香附、乌药、陈皮、木香行气止痛。

2. 饮食伤胃证

病因：平素饮食不规律，喜暴饮暴食，或嗜食肥甘、辛辣之品，饮食伤胃。

症状：胃脘疼痛，胀满拒按，嗳腐吞酸，或呕吐不消化食物，其味腐臭，吐后痛减，不思饮食，大便不爽，得矢气及便后稍舒，舌苔厚腻，脉滑。

治法：消食导滞，和胃止痛。

方剂：保和丸加减。本方消食导滞，适用于脘满不食、嗳腐吐食的胃痛证。

方解：山楂为君，消一切饮食积滞，尤善消肉食油腻之积；神曲消食健脾，更长于化酒食陈腐之积，莱菔子消食下气，长于消麦面痰气之积。三药同用，可消一切饮食积滞。茯苓、制半夏、陈皮和胃化湿，连翘散结清热。

3. 肝气犯胃证

病因：情志不畅，肝气郁结，木郁乘土，胃气阻滞。

症状：胃脘胀满，痛连两胁，遇烦恼则痛作或痛甚，嗳气、矢气则痛减，胸闷嗳气，喜长叹息，大便不畅，舌苔多薄白，脉弦。

治法：疏肝解郁，理气止痛。

方剂：柴胡疏肝散加减。本方疏肝理气，用于胃痛胀闷、攻撑连胁之证。

方解：肝气犯胃应疏肝行气，柴胡苦辛微寒，擅条达肝气而疏郁结，香附长于疏肝行气止痛，陈皮理气行滞和胃，枳壳行气止痛以疏肝理脾，芍药养血柔肝，缓急止痛。

4. 湿热中阻证

病因：湿热蕴结，胃气痞阻。

症状：胃脘疼痛，痛势急迫，脘闷灼热，口干口苦，口渴而不欲饮，纳呆恶心，小便色黄，大便不畅，舌红，苔黄腻，脉滑数。

治法：清热化湿，理气和胃。

方剂：清中汤加减。本方具有清化中焦湿热的作用，适用于痛势急迫、胃脘灼热、口干口苦的胃痛。

方解：湿热中阻重在清热利湿，兼以理气和胃，黄连、栀子清热燥湿；制半夏、茯苓、草豆蔻祛湿健脾；陈皮、甘草理气和中。

5. 瘀血停胃证

病因：瘀停胃络，络脉壅滞。

症状：胃脘疼痛，如针刺，似刀割，痛有定处，按之痛甚，痛时持久，食后加剧，入夜尤甚，或见吐血黑便，舌质紫黯或有瘀斑，脉涩。

治法：化瘀通络，理气和胃。

方剂：失笑散合丹参饮加减。前者活血化瘀，或者化瘀止痛，两方合用，加强活血化瘀的作用，适宜治疗胃痛如针刺或痛有定处之证。

方解：隗老认为久病则血伤入络，需要化瘀通络，五灵脂苦咸甘温，功擅通利血脉、散瘀止痛；蒲黄甘平，行血消瘀。

6. 胃阴亏耗证

病因：胃阴亏耗，胃失所养。

症状：胃脘隐隐灼痛，似饥而不欲饮食，口燥咽干，五心烦热，消瘦乏力，口渴思饮，大便干结，舌红少苔，脉细数。

治法：养阴益胃，和中止痛。

方剂：一贯煎合芍药甘草汤加减。前方养阴益胃，后方缓急止痛，两方合用，滋阴而不腻，止痛而又不伤阴，适用于隐隐作痛、咽干口燥、舌红少津的胃痛。

方解：沙参、麦冬、生地、枸杞养阴益胃；当归养血活血；兼以川楝子理气止痛，芍药、甘草缓急止痛。

7. 脾胃虚寒证

病因：素体脾胃虚寒，失于温养。

症状：胃痛隐隐，绵绵不休，喜温喜按，空腹痛甚，得食则缓，劳累或受凉后发作或加重，泛吐清水，神疲纳呆，四肢疲倦，手足不温，大便溏薄，舌淡苔白，脉虚弱或迟缓。

治法：温中健脾，和胃止痛。

方剂：黄芪建中汤加减。本方有温中散寒、和胃止痛的作用，适用于喜温喜按之胃脘隐痛。

方解：脾胃虚寒重在温中补虚，黄芪益气补中，饴糖温中补虚、缓急止痛，臣以桂枝温助脾阳，祛散虚寒。

四、预防调护

陷老认为，本病发病多与情志不遂、饮食不节有关，在预防上要重视精神和饮食的调摄。患者要养成有规律的生活和饮食习惯，忌暴饮暴食，饥饱不匀。反酸、烧心、空腹疼痛、夜间疼痛的患者忌产酸过多的食物，如甜品、地瓜、香蕉、韭菜等，和辛辣刺激的食品，如生姜、生葱、辣椒等，平时可食用偏碱性食物，如苏打饼干。对遇寒胃痛加重、脾胃虚寒的患者平素要注意保暖，忌食生冷，如冰淇淋等。胃痛持续不已者，应在一定时期内进流质或半流质饮食，少食多餐，以清淡宜消化食物为宜，忌粗糙多纤维饮食，尽量避免进食浓茶、咖啡，进食时宜细嚼慢咽，慎用水杨酸、肾上腺皮质激素等西药。同时保持乐观的情绪，避免过度劳累与紧张也是预防本病发病或复发的关键。

五、病案

张某，男，33岁。2014年2月28日初诊：胃脘部针刺样疼痛1年，患者1年前出现剑突下跳痛、隐痛，次日出现肚脐周围疼痛，于当地医院输液治疗（具体药物不详），效果不理想，后出现嗝气，胀满，服用莫沙必利、奥美拉唑后症状减轻。胃镜示：慢性浅表性胃炎。现患者胃脘不适，针刺样疼痛，后背疼痛，心电图未见异常，食欲可，不敢多食，多梦，易醒，小便可，大便可，乏力，体重近期减轻10kg，舌淡苔少，脉沉，既往脂肪肝病史。

处方：当归12g，白芍24g，柴胡12g，茯苓12g，白术12g，薄荷12g，砂仁12g，木香12g，焦山楂12g，麸神曲12g，炒麦芽12g，醋香附9g，郁金12g，炒枳壳12g，党参21g，元胡20g，川楝子9g，丹参25g，黄芪30g，绞股蓝12g，炒白芷12g。7剂，水煎服，日一剂。

2014 年 3 月 10 日二诊：患者服药后症状好转，现仍偶有隐痛，饭后加重，嗝气频，后背仍有疼痛，牙龈出血，肠鸣频，时有上肢乏力，纳可，易醒，多梦，二便调，舌苔白，脉沉。

处方：在初诊方基础之上加沉香 3g，厚朴 12g，复进 10 剂后，病告愈。

痞 满

痞满是指以自觉心下痞塞，胸膈胀满，触之无形，按之柔软，压之无痛为主要症状的病证。痞满按照病变部位可以分为胸痞、心下痞。心下痞即胃脘部痞满。

一、溯源

痞满在《内经》称为"痞"、"满"、"痞满"、"痞塞"等，如《素问·五常政大论篇》的"备化之纪……其病痞"，以及"卑监之纪……其病留满痞塞"等都是这方面的论述，认为其病因是饮食不节、起居不适和寒气为患等。痞满病名首见于《伤寒论》，书中对本病证的理法方药论述颇详，如谓"但满而不痛者，此为痞"，"心下痞，按之濡"，提出了痞的基本概念，而且还说："若心下满而硬痛者，此为结胸也，大陷胸汤主之。但满而不痛者，此为痞，柴胡不中与也，半夏泻心汤主之。"将痞满与结胸做了鉴别，指出该病病机是正虚邪陷，升降失调，并拟定了寒热并用，辛开苦降的治疗法，其所创诸泻心汤乃治痞满之祖方，一直为后世医家所沿用。东垣所倡脾胃内伤之说，及其理法方药多为后世医家所借鉴，尤其是《兰室秘藏·卷二》之辛开苦降，消补兼施的消痞丸、枳实消痞丸更是后世治痞的名方。到明清时期张介宾《景岳全书·痞满》对本病的辨证颇为明晰："痞者，痞塞不开之谓；满者，胀满不行之谓。盖满则近胀，而痞则不必胀也。所以痞满一证，大有疑辨，则在虚实二字，凡有邪有滞而痞者，实痞也；无物无滞而痞者，虚痞也。有胀有痛而满者，实满也；无胀无痛而满者，虚满也。实痞、实满者，可散可消；虚痞、虚满者，非大加温补不可。"这种虚实辨证对后世痞满诊治颇有指导意义。

二、病因认识

陶老认为中医痞满病机多为寒热互结，虚实错杂，升降失常，上下不能交泰。痞满的基本病位在胃，与肝、脾的关系密切。痞满初期，多为实证，因外邪入里，食滞内停，痰湿中阻等诸邪干胃，导致脾胃运纳失职，清阳不升，浊阴不降，中焦气机阻滞，升降失司出现痞满；如外感湿热、客寒，或食滞、痰湿停留之久，均可困阻脾胃而成痞；肝郁气滞，横逆犯胃，亦可致气机郁滞而成痞满。实痞日久，可由实转虚，正气日渐消耗，损伤脾胃，或素体脾胃虚弱，而致中焦运化无力，湿热之邪或肝胃郁热日久伤阴，阴津伤则胃失濡养，和降失司而成虚痞。因痞满常与脾虚不运、升降无力有关，脾胃虚弱，易招致病邪入侵，形成虚实夹杂、寒热错杂之证。此外，痞满日久不愈，气血运行不畅，脉络郁滞，血络损伤，可见吐血、黑便，亦可产生胃痛或积聚、噎膈等变证。总之，中焦气机不利，脾胃升降失司是导致本病发生的病机关键。病理性质不外虚实两端，实即实邪内阻（食积、痰湿、外邪、气滞等），虚为脾胃虚弱（气虚或阴虚），虚实夹杂则两者兼而有之。因邪实多与中虚不运，升降无力有关，而中焦转运无力，最易招致病邪的内阻。

三、治则

隗老治疗总以调理脾胃升降、行气除痞消满为基本法则。根据其虚实分治，实者泄之，虚者补之，虚实夹杂者补消并用。扶正重在健胃益胃，补中益气，或养阴益胃。祛邪则视具体证候，分别施以消食导滞、除湿化痰、理气解郁、清热祛湿等法。隗老善用《伤寒论》所载的半夏泻心汤、生姜泻心汤、甘草泻心汤、大黄黄连泻心汤、附子泻心汤治疗痞证。诸方大多寒热并用，补泻兼施，具有和解阴阳、调畅枢机之功效，均为主治痞满之剂。隗老谨守痞满病机，临床常以半夏、生姜、甘草三泻心汤为基础方，根据患者不同的临床症状，巧妙化裁，效如桴鼓。

四、分型论治

临床上，痞满一般分为实痞和虚痞。实痞包括饮食内停证、痰湿中阻证、湿热阻胃证、肝胃不和证；虚痞包括脾胃虚弱证、胃阴不足证。隗老诊治痞满先从整体辨别病因病机，再进一步调整相关脏腑的寒热虚实，辅以参照相关理化检查结果，结合患者的病情发展变化，进行综合分析，合理遣方用药，最后嘱咐患者注意自我调护，达到了辨证与辨病、治疗与调养的高度统一，进一步提高了中医诊治痞满的疗效。

（一）实痞

1. 饮食内停证

病因：暴饮暴食，或恣食生冷，或过食肥甘，或嗜酒无度损伤脾胃，纳运无力，食滞内停，胃府失和，气机壅塞。

症状：胃脘痞满，进食尤甚，拒按，嗳腐吞酸，恶心呕吐，厌食，或大便不调，矢气频作，味臭如败卵，舌苔厚腻，脉弦滑。

治法：消食和胃，行气消痞。

方剂：保和丸加减。

方解：方中山楂、神曲、莱菔子消食导滞，半夏、陈皮行气开结，茯苓健脾利湿，连翘清热散结，全方共奏消食导滞，行气消痞之效。若食积较重，脘腹胀满者，可加枳实、厚朴以行气消积；若食积化热，大便秘结者，可加大黄、槟榔以清热导滞通便；若脾虚食积，大便溏薄者，可加白术、黄芪以健脾益气。

2. 痰湿中阻证

病因：外感痰湿之邪，乘虚内陷，结于胃脘，阻塞中焦气机，脾失健运，气机不和，遂成痞满。

症状：脘腹痞塞不舒，胸膈满闷，头重如裹，身重肢倦，恶心呕吐，不思饮食，口淡不渴，小便不利，舌体胖大，边有齿痕，苔白厚腻，脉沉滑。

治法：除湿化痰，理气和中。

方剂：二陈平胃汤加减。

方解：方中苍术、半夏燥湿化痰，兼以理气和中，厚朴、陈皮宽中理气，茯苓、甘草健脾和胃，共奏燥湿化痰，理气宽中之功。可加前胡、桔梗、枳实以助其化痰理气。若气逆不降，嗳气不除者，可加旋覆花、代赭石以化痰降逆；胸膈满闷较甚者，可加薤白、菖蒲、枳实、瓜蒌以理气宽中；略痰黄稠，心烦口干者，可加黄芩、栀子以清热化痰。

3. 湿热阻胃证

病因：外感湿热之邪，或误下伤中，邪气乘虚内陷，蕴于脾胃，气机不利。

症状：脘腹痞闷，或嘈杂不舒，恶心呕吐，口干不欲饮，口苦，纳少，舌红苔黄腻，脉滑数。

治法：泻热消痞，理气开结。

方剂：泻心汤合连朴饮加减。

方解：湿热阻胃泻热除湿最重要，前方大黄泻热消痞开结，黄连清泻胃火，使邪热得除，痞气自消。后方清热燥湿，理气化浊。可酌加银花、蒲公英以助泻热，加枳实、厚朴、木香等以助行气消痞之力。若便秘心烦者，可加全瓜蒌、栀子以宽中开结，清心除烦；口渴欲饮者，可加花粉、连翘以清热生津；恶心呕吐明显者，加竹茹、生姜、旋复花以止呕；纳呆不食者，加鸡内金、谷芽、麦芽以开胃导滞。

4. 肝胃不和证

病因：情志不畅，肝气犯胃，胃气郁滞。

症状：脘腹痞闷不舒，胸胁胀满，心烦易怒，喜太息，呕恶嗳气，或吐苦水，大便不爽，常因情志因素而加重，舌质淡红，苔薄白，脉弦。

治法：疏肝解郁，和胃消痞。

方剂：越鞠丸合枳术丸加减。

方解：前方香附、川芎疏肝理气，活血解郁；苍术、神曲燥湿健脾，消食除痞；栀子泻火解郁，为通治气、血、痰、火、湿、食诸郁痞满之剂。后方枳实行气消痞，白术健脾益胃，消补兼施，长于健脾消痞。若气郁较甚，胀满明显者，可加柴胡、郁金、枳壳，或合四逆散以助疏肝理气；若气郁化火，口苦咽干者，可加龙胆草、川楝子，或合左金丸，以清肝泻火；若气虚明显，神疲乏力者，可加党参、黄芪等以健脾益气。

（二）虚痞

1. 脾胃虚弱证

病因：素体脾胃虚弱，健运失职，升降失司。

症状：脘腹满闷，时轻时重，喜温喜按，胀满时减，纳呆便溏，神疲乏力，少气懒言，语声低微，舌质淡，苔薄白，脉细弱。

治法：补气健脾，升清降浊。

方剂：补中益气汤加减。

方解：隗老认为脾胃虚弱补气健脾最重要，脾气健旺则虚痞自除，方中人参、黄芪、白术、甘草等补中益气，升麻、柴胡升举阳气，当归、陈皮理气化滞，使脾气得复，清阳得升，胃浊得降，气机得顺，虚痞自除。若痞满较甚，可加木香、砂仁、枳实以理气消痞，或可选用香砂六君子汤以消补兼施。若脾阳虚弱，畏寒怕冷者，可加肉桂、附子、吴茱萸以温阳散寒；湿浊内盛，苔厚纳呆者，可加茯苓、苡仁以淡渗利湿；若水饮停胃，泛吐清水痰涎，可加吴茱萸、生姜、半夏以温胃化饮。若属表邪内陷，与食、水、痰相合，或因胃热而过食寒凉，或因寒郁化热而致虚实并见，寒热错杂，而出现心下痞满，按之柔软，喜温喜按，呕恶欲吐，口渴心烦，肠鸣下利，舌质淡红，苔白或黄，脉沉弦者，可用半夏泻心汤加减，辛开苦降，寒热并用，补泻兼施；若中虚较甚，则重用炙甘草以补中气，有甘草泻心汤之意；若水热互结，心下痞满，干噫食臭，肠鸣下利者，则加生姜以化饮，则有生姜泻心汤之意。

2. 胃阴不足证

病因：胃阴亏虚，胃失濡养，和降失司。

症状：脘腹痞闷，嘈杂，饥不欲食，恶心嗳气，口燥咽干，大便秘结，舌红少苔，脉细数。

治法：养阴益胃，调中消痞。

方剂：益胃汤加减。

方解：胃阴不足证需要养阴益胃，胃阴充足则虚痞即除，方中重用细生地、麦冬，味甘性寒，养阴清热，生津润燥，为甘凉益胃之品。配伍北沙参、玉竹，养阴生津，助生地、麦冬益胃养阴之力。冰糖濡养肺胃，共奏养阴益胃之效。若津伤较重者，可加石斛、花粉以加强生津；腹胀较严重者，加枳壳、厚朴理气消胀；食滞严重者，可加谷芽、麦芽消食导滞。

五、预防调护

注意饮食，少吃产气较多的食物，如豆制品、牛奶、肉类、蜂蜜、地瓜、韭菜、生葱生蒜等。多运动，保持心情舒畅。饮食当规律适量，不可过量过频。少吃肥甘厚味、辛辣刺激之品。注意补养胃阴，经常喝粥以调养脾胃。

六、病案

郑某，女，54 岁。2014 年 3 月 17 日初诊：患者胃脘部胀满半月余，饭后易胃脘胀满，伴嗝气，肠鸣音亢进，反酸无烧心，大便不成形，日 1 行，不敢多食，食后胃脘不适，眠可，小便可，舌苔薄白，脉沉弦。2014 年 3 月 10 日钡餐示：胃窦炎（于山东中医药大学附属医院，以下称"本院"）。

处方：当归 12g，白芍 24g，柴胡 12g，茯苓 12g，白术 12g，薄荷 12g，砂仁 12g，木香 12g，焦山楂 12g，麸神曲 12g，炒麦芽 12g，醋香附 9g，郁金 12g，炒枳壳 12g，党参 21g，仙人头 12g，薏苡仁 25g，半夏 9g，黄连 10g，吴茱萸 5g，黄芪 30g，甘草 3g。7 剂，水煎服，日一剂。

2014 年 3 月 24 日二诊：服药后腹泻，水样便，肠鸣音亢进。现饭后胃脘胀满，嗝气减轻，肠鸣音好转，无反酸，食后咽喉自觉酸味，排气少，纳眠可，二便调，舌暗苔黄厚，脉沉。

处方：炒苍术 12g，炒白术 12g，陈皮 12g，清半夏 9g，茯苓 15g，砂仁 12g，木香 12g，鸡内金 12g，黄连 9g，白芷 12g，焦山楂 12g，麸神曲 12g，炒麦芽 12g，党参 21g，厚朴 12g，甘草 3g。7 剂，水煎服，日一剂。

2014 年 4 月 1 日三诊：服药症状明显减轻，现饭后咽部发酸减轻，胃胀缓解，纳可眠可，二便调，舌红苔黄厚，脉沉。

处方：上方继服 7 剂，水煎服，日一剂。

呕 吐

呕吐是以胃失和降，气逆于上所致的一种病证，可出现在许多疾病的过程中。临床辨证以虚实为纲。实证多见于外邪犯胃、饮食停滞、肝气犯胃、痰饮内阻，前两种证型多表现为突然发病，后两者则反复发作。虚证多见于脾胃气虚、脾胃阳虚及胃阴不足，多见呕吐时作时止，伴有恶寒怕冷，或口舌干燥，或倦怠乏力等不同症状。虚实之间常可互相转化或相互兼夹。

呕吐病因是多方面的，外感六淫、内伤饮食、情志不调、禀赋不足均可影响胃，使胃失和降，胃气上逆，发生呕吐。

一、病因病机

1. **外邪犯胃** 六淫之邪或秽浊之气，侵犯胃腑，胃失和降之常，水谷随逆气上出，发生呕吐。由于季节的不同，感受的病邪亦会不同，但一般以受寒者居多。

2. **饮食不节** 饮食过量，暴饮暴食，多食生冷、醇酒辛辣、甘肥及不洁之食物，皆可伤胃滞脾，每易引起食滞不化，胃气不降，上逆而为呕吐。

3. **情志失调** 恼怒伤肝，肝失条达，横逆犯胃，胃气上逆；忧思伤脾，脾失健运，食停难化，胃失和降，均可发生呕吐。亦可因脾胃素虚，运化无力，水谷易于停留，偶因气恼，食随气逆，导致呕吐。

4. **病后体虚** 脾胃素虚或病后虚弱，劳倦过度，耗伤中气，胃虚不能盛受水谷，脾虚不能化生精微，食滞胃中，上逆成呕。

二、辨证要点

应首辨虚实。如《景岳全书·呕吐》指出："呕吐一证，最当详辨虚实。"实证多由感受外邪、饮食停滞所致，发病较急，病程较短，呕吐量多，呕吐物多有酸臭味。虚证多属内伤，有气虚、阴虚之别，呕吐物不多，常伴有精神萎靡，倦怠乏力，脉弱无力等症。

三、治疗原则

呕吐总的病机因胃气上逆所致，故治以和胃降逆为原则，结合具体症状辨证论治。偏于邪实者，治宜祛邪为主，邪去则呕吐自止。分别采用解表、消食、化痰、解郁等法。偏于正虚者，治宜扶正为主，正复则呕吐自愈。分别采用健运脾胃、益气养阴等法。虚实兼夹者当审其标本缓急主次而治之。

（一）实证

1. 外邪犯胃证

病因：外邪犯胃，中焦气滞，浊气上逆。

症状：突然呕吐，胸脘满闷，发热恶寒，头身疼痛，舌苔白腻，脉濡缓。

治法：疏邪解表，化浊和中。

方剂：藿香正气散加减。该方以芳香化浊，散寒解表为主，并具理气和胃降逆之功，适用于寒湿之邪犯胃，中焦气机不利，浊邪上逆之呕吐。

方解：藿香、紫苏、白芷芳香化浊，散寒疏表，大腹皮、厚朴理气除满，半夏、陈皮和胃降逆止呕，白术、茯苓化湿健脾，生姜和胃止呕。伴见脘痞嗳腐，饮食停滞者，可去白术，加鸡内金、神曲以消食导滞；如风寒偏重，症见寒热无汗，头痛身楚，加荆芥、防风、羌活祛风寒，解表邪；兼气机阻滞，脘闷腹胀者，可酌加木香、枳壳行气消胀。

2. 食滞内停证

病因：食积内停，气机受阻，浊气上逆。

症状：呕吐酸腐，脘腹胀满，嗳气厌食，大便或溏或结，舌苔厚腻，脉滑实。

治法：消食化滞，和胃降逆。

方剂：保和丸加减。该方以消食和胃为主，兼有理气降逆之功效，适用于饮食停滞，浊气上逆的呕吐。

方解：山楂、神曲、莱菔子消食和胃，陈皮、半夏、茯苓理气降逆、和中止呕，连翘散结清热。若因肉食而吐者，重用山楂；因米食而吐者，加谷芽；因面食而吐者，重用莱菔子，加麦芽；因酒食而吐者，加蔻仁、葛花，重用神曲；因食鱼、蟹而吐者，加苏叶、生姜；因豆制品而吐者，加生萝卜汁；若食物中毒呕吐者，用烧盐方探吐，防止腐败毒物被吸收。

3. 痰饮内阻证

病因：痰饮内停，中阳不振，胃气上逆。

症状：呕吐清水痰涎，脘闷不食，头眩心悸，舌苔白腻，脉滑。

治法：温中化饮，和胃降逆。

方剂：小半夏汤合苓桂术甘汤加减。前方以祛痰化痰为主，适用于呕吐严重者；后方则可健脾化湿，温化痰饮，适用于呕吐清水，舌苔白腻，脘闷不食者。

方解：半夏化痰饮和胃止呕；生姜温胃散寒而止呕；茯苓、白术、甘草健脾化湿；桔梗温化痰饮。脘腹胀满，舌苔厚腻者，可去白术，加苍术、厚朴以行气除满；脘闷不食者加白蔻仁、砂仁化浊开胃；胸膈烦闷，口苦，失眠，恶心呕吐者，可去桂枝，加黄连、陈皮化痰泄热，和胃止呕。

4. 肝气犯胃证

病因：肝气不疏，横逆犯胃，胃失和降。

症状：呕吐吞酸，嗳气频繁，胸胁胀痛，舌质红，苔薄腻，脉弦。

治法：疏肝理气，和胃降逆。

方剂：四七汤加减。该方具有理气宽中，和胃，降逆止呕之功效，适用于因肝气郁结，气逆犯胃的呕吐。

方解：苏叶、厚朴理气宽中，半夏、生姜、茯苓、大枣和胃降逆止呕。若胸胁胀满疼痛较甚，加川楝子、郁金、香附、柴胡疏肝解郁；如呕吐酸水，心烦口渴，宜清肝和胃，辛开苦降，可酌加左金丸及山栀、黄芩等；若兼见胸胁刺痛，或呕吐不止，诸药无效，舌有瘀斑者，可酌加桃仁、红花等活血化瘀。

（二）虚证

1. 脾胃气虚证

病因：脾胃气虚，纳运无力，胃虚气逆。

症状：食欲不振，食入难化，恶心呕吐，脘部痞闷，大便不畅，苔白滑，脉虚弦。

治法：健脾益气，和胃降逆。

方剂：香砂六君子汤加减。该方具有健脾益气，祛痰和胃止呕之功，适用于食欲不振，面色萎黄，恶心呕吐，舌苔薄白腻者。

方解：党参、茯苓、白术、甘草健脾益气，半夏祛痰降逆、和胃止呕，陈皮、木香、砂仁理气降逆。若呕吐频作，噫气脘痞，可酌加旋覆花、代赭石以镇逆止呕；若呕吐清水较多，脘冷肢凉者，可加附子、肉桂、吴茱萸以温中降逆止呕。

2. 脾胃阳虚证

病因：脾胃虚寒，失于温煦，运化失职。

症状：饮食稍多即吐，时作时止，面色㿠白，倦怠乏力，喜暖恶寒，四肢不温，口干而不欲饮，大便溏薄，舌质淡，脉濡弱。

治法：温中健脾，和胃降逆。

方剂：理中汤加减。该方具有健脾和胃，甘温降逆之功，适用于脾胃虚寒而呕吐，症见面色㿠白，倦怠乏力，四肢不温等症。

方解：人参、白术健脾和胃，干姜、甘草甘温和中。若呕吐甚者，加砂仁、半夏等理气降逆止呕；若呕吐清水不止，可加吴茱萸、生姜以温中降逆止呃；若久呕不止，呕吐之物完谷不化，汗出肢冷，腰膝酸软，舌质淡胖，脉沉细，可加制附子、肉桂等温补脾肾之阳。

3. 胃阴不足证

病因：胃阴不足，胃失濡润，和降失司。

症状：呕吐反复发作，或时作干呕，似饥不欲食，口燥咽干，舌红少津，脉细数。

治法：滋养胃阴，降逆止呕。

方剂：麦门冬汤加减。该方滋阴养胃，降逆止呃，适用于呕吐反复，或时作干呕的阴虚证。

方解：人参、麦冬、粳米、甘草滋养胃阴，半夏降逆止呕，大枣益气和中。呕吐较剧者，可加竹茹、枇杷叶以和降胃气；口干，舌红，热甚者，加黄连清热止呕；大便干结者，加瓜蒌仁、火麻仁、白蜜以润肠通便；伴倦怠乏力，纳差舌淡，加太子参、山药益气健脾。

四、临床常见疾病

临床常见多种疾病均可引起呕吐，或为主症，或为兼证，如急性胃肠炎、消化性溃疡、急性胰腺炎、急性胆囊炎、肠梗阻、肿瘤放化疗后等。隗老治疗呕吐以和胃降逆为原则，根据虚实不同情况分别处理。一般暴病呕吐多属邪实，治宜祛邪为主。久病呕吐多属正虚，治宜扶正为主。一般来说，实证易治，虚证及虚实夹杂者，病程长且易反复发作，较为难治，多以治疗原发病为主，以下几种常见疾病，分述如下。

1. 急性胃肠炎 急性胃肠炎是胃肠黏膜的急性炎症，临床表现主要为恶心、呕吐、腹痛、腹泻、发热等。本病常见于夏秋季，多由于饮食不当，暴饮暴食；或食入生冷腐馊、秽浊不洁的食品而发病。脾胃受损，运化失常，升降失司，气机逆乱，清浊之气相互干扰，浊气上逆而为呕吐，清气下陷则为腹泻，气机郁滞而为腹胀腹痛。

治疗上，隗老着重治理中焦，因为中焦是脾胃所居，是气机升降之枢机。

（1）胃肠湿热型：采用清热利湿止泻之法。选择《伤寒论》葛根芩连汤为基本方。此方原意是治太阳病桂枝证，误用下法，致伤胃肠，因而利遂不止，邪陷化热之协热下利证。方中葛根能解表清热，升清止泻。黄芩、黄连可清热燥湿，苦坚肠胃。由于本证除有热证外，尚有湿证的存在，而葛根芩连汤重在清泄里热，加入藿香，以加强芳香化湿，理气和胃之效；加入滑石、茯苓等以健脾利湿；加入金银花、连翘以加强清热之力，并协同葛根解表清热。胃肠湿热一清，则呕吐腹泻自愈。食滞纳呆为本证的常见症，此乃湿热困阻脾胃，使脾胃运化失司而饮食内停，故在原方中再加神曲、山楂以祛胃肠食滞，加入白芍以敛阴、缓急止痛，加入木香、延胡索以行气止痛，以加速症状的消失。这样，对解表、清除湿热、理气止痛及促进脾胃功能的恢复效果更好，应用于胃肠湿热型急性胃肠炎有良好效果。

（2）湿食阻滞型：采用芳香化浊，消食和胃之法。方选藿香正气散与保和丸合方加减。方中藿香、佩兰芳香辟秽、理气和中，苏叶、白芷畅利气机，厚朴、大腹皮燥湿除满，半夏、茯苓、甘草健脾化湿和胃，焦三仙消食化积。合用具有芳香化浊、消积和胃、理气止泻之功，对湿食阻滞型急性胃肠炎有良好效果。

2. 急性胰腺炎 急性胰腺炎是临床常见的急腹症之一，且随着现代饮食习惯与生活方式的改变，发病率呈逐年增高的趋势。按临床表现可分为轻型急性胰腺炎和重症胰腺炎，前者较多见，经及时有效的治疗，临床恢复顺利，但常被患者和医生忽视而失治误治导致发展为重症胰腺炎，后者因伴有严重的代谢功能紊乱和脏器衰竭，病死率高达 30%。急性胰腺炎的发病机制至今尚未完全清楚，现代研究发现，急性胰腺炎的发生和发展过程并不完全取决于胰酶的自身消化，与肠屏障损害及微循环障碍也有着密切的关系。

隗老长期致力于本病的研究，结合中医理论以及丰富的临床经验，认为脾虚不运为发病之本，肝胆脾胃湿热为致病之标，且发病过程中始终存在血瘀留滞，脾虚湿聚生痰，日久化热，湿热、痰浊、瘀血搏结成毒，壅滞肠道，致脂络受损，毒邪入侵，更加重了病情，故瘀血毒邪不仅是病机演变的必然，也是新的致病因素，影响疾病的发展与预后。

（1）方药：隗老在西医治疗的基础上加用中药通下活血汤口服，以达到通腑泄热祛毒、活血凉血化瘀的作用，临床应用效果明显。通下活血汤能够清除内毒素，修复和维护肠屏障功能，改善微循环。组成：生大黄9g，丹参15g，柴胡12g，黄芩12g，赤芍30g，白芍12g，败酱草30g，厚朴12g，枳实15g，郁金12g，当归9g，半夏9g，茯苓30g，山药30g，甘草6g。

（2）方解：方中大黄性沉而不浮，其用走而不守，下有形积滞，泻血分湿热，推陈致新，安和五脏，将军之品，遵"六腑以通为用"之旨，防止气血逆乱，脏腑衰败。丹参善治血分，凉血活血，祛瘀止痛，可补血生血，逐瘀生新，为血分之要药。二者合用，涤荡肠腑积滞，活化血分瘀滞，共为君药。柴胡入肝胆经，疏散肝胆、肠胃结气，清解三焦胆热，为治疗少阳证之要药，与大黄相配以内泻阳明热结。赤芍清热凉血，散瘀止痛，可破坚积，除血痹，退血热；与丹参合用，共奏凉血、活血之功。黄芩清热，开泄阳明蒸热；与柴胡合用，宣通中外，和解少阳；同时可解毒泻火，既祛已生之毒，又防病机演变至火毒炽盛。白芍调养肝脾经血，缓急止痛，助柴胡疏肝缓解疼痛，与大黄相配可治腹中实痛，与枳实配伍可治气血不和之心下满痛。四者共为臣药。败酱草消痈排脓，佐柴胡、黄芩清泄郁热；厚朴、枳实消积除满，宽中消痞，既助大黄消有形之实满，又可除无形之湿满；郁金活血凉血，利胆退黄，当归和血补血，使瘀血去而新血生；半夏降逆和胃，燥湿化痰，茯苓、山药健脾和胃，此三药共用，可健脾胃，调气机，利水湿，祛痰毒。以上诸药为佐药。甘草在此方中，一可补益脾气，使脾运有力，生化有源；二可助黄芩清热解毒；三与白芍缓急止痛；四可调和诸药，兼为佐使。诸药配伍，泻下肠腑热结以存阴，清解肝胆郁热以宣畅，活化血分瘀滞以生新，使上下畅顺，内外宣通，瘀去新生，毒有出路，邪无所生，疾病自愈。

3. 肠梗阻　隗老治疗此病以"通"字立法，他说"通"法非单用攻下而言，热者寒之亦通、寒者热之亦通、虚则助之亦通、实则泄之亦通，临证须灵活掌握。属阴虚肠燥用增液承气汤，气血亏虚用新加黄龙汤，瘀血阻滞用桃核承气汤，寒凝固结用三物备急丸合温脾汤化裁，燥热内结用大承气汤合清瘟败毒饮，食滞阻肠用木香槟榔丸合枳实导滞丸加减。

此外，可配合灌肠方，选用大承气汤加减。药理研究证实，大黄的主要成分大黄素、大黄酸等可刺激肠壁，使肠内渗透压升高，增强肠道蠕动，促进肠道的收缩和肠液的分泌，加速病原体毒素和多种肠源性物质排出；芒硝是容积性盐类泻药，可阻止肠内水分的吸收，使肠内容积增大，引起机械性刺激而导泻；枳实含有黄酮类、生物碱类、挥发油等成分，既有解痉作用，又能兴奋胃肠、增加蠕动；厚朴亦有抗菌、促进消化液的分泌、调整胃肠运动功能的作用。

4. 肿瘤放化疗后导致的呕吐　呕吐是化疗最常见的毒副反应之一，顺铂致呕作用尤为明显，相当一部分患者因剧烈呕吐提前终止化疗而影响疗效。化疗药物引起呕吐的发生机理至今尚未十分清楚，多认为是其刺激呕吐中枢而引起的一系列复杂反射。呕吐中枢位于大脑延髓的网状结构区，与之相连的化学感受器触发区存在许多神经受体，如多巴胺受体、5-HT受体，细胞毒药物及代谢物均能激发该区受体，导致与之相连的呕吐中枢兴奋而出现恶心呕吐。虽然西药在防治化疗所致恶心呕吐中的疗效较好，品种较多，如"托烷司琼"、"昂丹司琼"等主要作用于5-HT受体，但价格昂贵、副作用较大；胃复安虽然价格低廉，但其作用机制是阻断多巴胺受体，大剂量应用时易引起椎体外系症状。隗老结合多年临床经验，对因放化疗引起的恶心呕吐有独到的见解和治疗方法，尤其是针灸疗法，他运用整体观念、辨证论治、个体化治疗等在防治化疗导致的恶心呕吐，疗效显著。

隗老认为，化疗药物作为一种外邪，易损伤脾胃，导致脾胃运化失职而发生呕吐。根据邪正虚实的不同，可分为实证、虚证和虚实夹杂证。实证多见于初次化疗患者或年轻手术后患者，正气尚强，药邪初犯胃腑；虚证多见于多次化疗、久病或年老手术后患者，本身正气亏虚，脾胃虚弱，复加药邪为害。虚实夹杂证多见于化疗期间，患者多卧床，内外湿邪合而困脾，导致脾胃运化失职，饮食停滞、水谷不化，由此可见，化疗导致的恶心呕吐病位主要在脾胃，病性为本虚标实。临床上，隗老常用以下治疗方式：

（1）穴位贴敷：穴位贴敷疗法是中医外治法中最常用的一种疗法，是在中医学理论尤其是经络学说指导下，通过药物对穴位进行慢刺激，不断通过经络作用于全身，以疏通经络，调和气血，扶正驱邪，平衡阴阳，而达到治疗目的，这种方法临床应用较普遍。文献报道也较多，其穴位选择多为内关、足三里等常规止吐穴位，药物多为健脾理气、降逆止吐的中药。

（2）中药：临床上在治疗化疗所致恶心呕吐时，中药也发挥了重要作用，尤其应用于控制延迟性呕吐及部分顽固性呕吐。隗老认为中药治疗化疗致呕吐，多从健脾和胃、降逆止呕方面着手；认为化疗药物损伤了脾胃，影响了脾胃的运化功能，使之升降失调，致"脾胃虚弱，痰湿中阻，浊气上逆"，其证虚实夹杂，但以正虚为主，故防治上应益气补虚、健脾和胃以降逆止呕，旋覆代赭汤是中医治疗呕吐的代表方剂，另外，吴茱萸汤亦能起到很好效果。

呃　逆

呃逆是指胃气上逆动膈，以气逆上冲，喉间呃呃连声，声短而频，难以自制为主要表现的病证。呃逆发病时可偶然单独发生，亦可见于他病之兼症，可连续或间歇性发作。现代医学认为，呃逆是隔肌和肋间肌等辅助呼吸肌的阵发性不自主挛缩，伴吸气期气门突然闭锁，空气迅速流入气管内，发出特异性声音。可见于正常人，如吸入冷空气时，由于空气突然被吸入呼吸道内，通过关闭的声门裂而产生急促的声音，也可见于某些中枢神经系统疾病或感受刺激时。

一、溯源

《内经》记载的"哕"即指本病，如《灵枢·口问》曰："谷入于胃，胃气上注于肺，今有故寒气与新谷气，俱还入于胃，新故相乱，真邪相攻，气并相逆，复出于胃，故为哕。"汉代张仲景在《金匮要略·呕吐哕下利病脉证治》中将呃逆分为三种：一为实证，即"哕而腹满，视其前后，知何部不利，利之则愈"；二为寒证，即"干呕哕，若手足厥者，橘皮汤主之"；三为虚热证，即"哕逆者，橘皮竹茹汤主之"。这为后世寒热虚实辨证奠定了基础。明代张景岳进一步把呃逆病名确定下来，如《景岳全书·呃逆》说："哕者，呃逆也，非咳逆也；咳逆者，咳嗽之甚者也，非呃逆也；干呕者，无物之吐，即呕也，非哕也；噫者，饱食之息，即嗳气也，非咳逆也。后人但以此为鉴，则异说之疑可尽释矣。"

二、病因病机

（一）病因

1. **饮食不当**　进食太快，过食生冷，或滥服寒凉药物，寒气蕴蓄于胃，循手太阴之脉上动于膈，导致呃逆。或过食辛热煎炒，醇酒厚味，或过用温补之剂，燥热内生，腑气不行，气逆动膈，发生呃逆。《景岳全书·呃逆》曰："皆其胃中有火，所以上冲为呃。"

2. **情志不遂**　恼怒伤肝，气机不利，横逆犯胃，逆气动膈；或肝郁克脾，或忧思伤脾，运化失职，滋生痰浊；或素有痰饮内停，复因恼怒气逆，逆气夹痰浊上逆动膈，发生呃逆。如《证治准绳·呃逆》即有"暴怒气逆痰厥"而发生呃逆的记载。

3. 体虚病后 或素体不足，年高体弱，或大病久病，正气未复，或吐下太过，虚损误攻，均可损伤中气，或胃阴耗伤，胃失和降，发生呃逆。甚则病深及肾，肾气失于摄纳，浊气上乘，上逆动膈，均可发生呃逆。如《证治汇补·呃逆》提出："伤寒及滞下后，老人，虚人，妇人产后，多有呃证者，皆病深之候也。若额上出汗，连声不绝者危。"

（二）病机

胃居膈下，其气以降为顺，胃与膈有经脉相连属；肺处膈上，其主肃降，手太阴肺之经脉还循胃口，上膈，属肺。肺胃之气均以降为顺，两者生理上相互联系，病理上相互影响。肺之宣肃影响胃气和降，且膈居肺胃之间，上述病因影响肺胃时，使胃失和降，膈间气机不利，逆气上冲于喉间，致呃逆作。胃中寒气内蕴，胃失和降，上逆动膈，可致胃中虚冷证；燥热内盛伤胃，甚至阳明腑实，腑气不顺，胃失和降，可致胃火上逆证；肝失疏泄，气机不顺，津液失布，痰浊内生，影响肺胃之气，可致气机郁滞证。此外，胃之和降，有赖于脾气健运和肝之条达，若脾失健运或肝失条达，则胃失和降，气逆动膈，亦成呃逆。肺之肃降与胃之和降，还有赖于肾的摄纳，若肾气不足，肾失摄纳，肺胃之气，失于和降，浊气上冲，夹胃气上逆动膈，亦可致呃。总之，呃逆之病位在膈，病变的关键脏腑在胃，还与肝、脾、肺、肾诸脏腑有关。基本病机是胃失和降，膈间气机不利，胃气上逆动膈。

病理性质有虚实之分，实证多为寒凝、火郁、气滞、痰阻致胃失和降；虚证每由脾肾阳虚或胃阴耗损等正虚气逆所致。但亦有虚实夹杂并见者。病机转化决定于病邪性质和正气强弱。寒邪为病者，主要是寒邪与阳气抗争，阳气不衰则寒邪易于疏散；反之，胃中寒冷，损伤阳气，日久可致脾胃虚寒之证。热邪为病者，如胃中积热或肝郁日久化火，易于损阴耗液而转化为胃阴亏虚。气郁、食滞、痰饮为病者，皆能伤及脾胃，转化为脾胃虚弱证。亦有气郁日久或手术致瘀者，血瘀而致胃中气机不畅，胃气上逆。

隗老临床多年，认为本病多由饮食不当、情志不遂和正气亏虚等所致，病位在胃，与肝脾密切相关。而胃失和降、气逆动膈是呃逆的主要病机。本病相当于西医学中的单纯性膈肌痉挛，多涉及神经系统、消化系统、呼吸系统疾病，横隔或纵隔附近组织病变、药物、心理疾病等。

三、治疗原则

陡老常教导说，遇呃逆一证在辨证时应首先分清是生理现象，还是病理反应。若一时性气逆而作呃逆，且无明显兼证者，属暂时生理现象，可不药而愈。若呃逆持续或反复发作，兼证明显或出现在其他急慢性病证过程中，可视为呃逆病证，需服药治疗。辨证当分清虚、实、寒、热。如呃逆声高，气涌有力，连续发作，多属实证；呃声洪亮，冲逆而出，多属热证；呃声沉缓有力，得寒则甚，得热则减，多属寒证；呃逆时断时续，气怯声低乏力，多属虚证。

呃逆一证，总由胃气上逆动膈而成，所以理气和胃、降逆止呃为基本治法。止呃要分清寒热虚实，分别施以祛寒、清热、补虚、泻实之法，因此，应在辨证的基础上和胃降逆止呃。对于危重病证中出现的呃逆，治当大补元气，急救胃气。

四、证治分型

1. 寒邪犯胃证

病因：寒蓄中焦，气机不利，胃气上逆。

症状：呃声沉缓有力，胸膈及胃脘不舒，得热则减，遇寒更甚，进食减少，喜食热饮，口淡不渴，舌苔白润，脉迟缓。

治法：温中散寒，降逆止呃。

方剂：丁香散加减。本方能起到温中祛寒降逆的作用，适用于呃声沉缓、得热则减、遇寒加重之呃逆。

方解：丁香、柿蒂降逆止呃，高良姜、干姜、荜茇温中散寒，香附、陈皮理气和胃。若寒气较重，脘腹胀痛者，加吴茱萸、肉桂、乌药散寒降逆；若寒凝食滞，脘闷嗳腐者，加莱菔子、制半夏、槟榔行气降逆导滞；若寒凝气滞，脘腹痞满者，加枳壳、厚朴、陈皮以行气消痞；若气逆较甚，呃逆频作者，加刀豆子、旋覆花、代赭石以理气降逆。还可辨证选用丁香柿蒂散等。

2. 湿热中阻证

病因：热积胃肠，腑气不畅，胃火上冲。

症状：呃声洪亮有力，冲逆而出，口臭烦渴，多喜冷饮，脘腹满闷，大便秘结，小便短赤，苔黄燥，脉滑数。

治法：清胃泄热，降逆止呃。

方剂：竹叶石膏汤加减。本方有清热生津、和胃降逆功能，用于治疗呃声洪亮、口臭烦渴、喜冷饮之呃逆。

方解：竹叶、生石膏清泻胃火，沙参、麦冬养胃生津，制半夏和胃降逆，粳米、甘草调养胃气，竹茹、柿蒂助降逆止呃之力。若腑气不通，痞满便秘者，可合用小承气汤通腑泄热，使腑气通，胃气降，呃自止；若胸膈烦热，大便秘结，可用凉膈散以攻下泄热。

3. 肝气郁滞证

病因：肝气郁滞，横逆犯胃，胃气上逆。

症状：呃逆连声，常因情志不畅而诱发或加重，胸胁满闷，脘腹胀满，嗳气纳减，肠鸣矢气，苔薄白，脉弦。

治法：顺气解郁，和胃降逆。

方剂：五磨饮子加减。本方有理气宽中的作用，适用于呃逆连声、因情志改变诱发之呃逆。

方解：木香、乌药解郁顺气，枳壳、沉香、槟榔宽中降气，丁香、代赭石降逆止呕。肝郁明显者，加川楝子、郁金疏肝解郁；若心烦口苦，气郁化热者，加栀子、黄连泄肝和胃；若气逆痰阻，昏眩恶心者，可用旋覆代赭汤加陈皮、茯苓，以顺气降逆，化痰和胃；若气滞日久成瘀，瘀血内结，胸胁刺痛，久呃不止者，可用血府逐瘀汤加减以活血化瘀。

4. 脾胃阳虚证

病因：中阳不足，胃失和降，虚气上逆。

症状：呃声低长无力，气不得续，泛吐清水，脘腹不舒，喜温喜按，面色㿠白，手足不温，食少乏力，大便溏薄，舌质淡，苔薄白，脉细弱。

治法：温补脾胃止呃。

方剂：理中丸加减。本方温中健脾，降逆止呃，适用于呃声无力、喜温喜按、手足不温之呃逆。

方解：人参、白术、甘草甘温益气，干姜温中散寒，吴茱萸、丁香、柿蒂温胃平呃。若嗳腐吞酸，夹有食滞者，可加神曲、麦芽消食导滞；若脘腹胀满，脾虚气滞者，可加法半夏、陈皮理气化浊；若呃声难续，气短乏力，中气大亏者，可加黄芪、党参补益中气；若病久及肾，肾阳亏虚，形寒肢冷，腰膝酸软，呃声难续者，为肾失摄纳，可加肉桂、补骨脂、山萸肉、刀豆子补肾纳气。

5. 胃阴不足证

病因：阴液不足，胃失濡养，气失和降。

症状：呃声短促而不得续，口干咽燥，烦躁不安，不思饮食，或食后饱胀，大便干结，舌质红，苔少而干，脉细数。

治法：养胃生津，降逆止呃。

方剂：益胃汤合橘皮竹茹汤加减。前方养胃生津，治胃阴不足，口干咽燥，舌干红少苔者；后方益气清热，和胃降逆，治胃虚有热，气逆不降而致呃逆。

方解：沙参、麦冬、玉竹、生地甘寒生津，滋养胃阴；橘皮、竹茹、枇杷叶、柿蒂和胃降气，降逆平呃。若咽喉不利，阴虚火旺，胃火上炎者，可加石斛、芦根以养阴清热；若神疲乏力，气阴两虚者，可加党参或西洋参、山药以益气生津。

五、顽固性呃逆

顽固性呃逆可由多种病因引起，如果持续痉挛超过 48 小时未停止者，就称为顽固性呃逆。隗老采用中西医结合之法治疗顽固性呃逆，疗效显著。

1. 治呃五法 首先介绍一下隗老的治呃五法。

（1）吸气后屏气法：患者深吸气后迅速用力屏气，然后缓缓呼气即可。此法可反复使用，多用于由精神刺激和进食过快引发者。

（2）按压眶上神经法：患者平卧位或坐位，术者用双手拇指按压患者双侧眶上，相当于眶上神经处，以能忍受为度，双手拇指交替旋转 2 ~ 4 分钟，并嘱患者有节奏地屏气。

（3）颈动脉窦压迫疗法：嘱患者用手指指腹轻轻揉压单侧颈动脉窦（位于气管两侧搏动处）。注：严禁双侧同时压迫，以防脑缺血发生意外。

（4）足部疗法：嘱患者用手指稍加压力揉搓足底（位于涌泉穴内下旁开 1 寸处），直至呃逆停止。

（5）含水屏气法：取凉开水一杯，令患者含水一大口，然后屏气停止呼吸，尽量延长时间，待到将无法忍受时，才把水吞入胃中，注意不要呛入气管。该法可反复使用，有心脑疾病者禁用。

2. **药物干预** 若上法不能缓解者，可加用药物干预：①肌松药，如巴氯芬、乙呱立松等；②抗精神病药，如氟哌啶醇、氯丙嗪等；③抗抑郁药，如多虑平、阿米替林等；④钙离子拮抗剂，如硝苯地平、尼莫地平等；⑤抗胆碱药，如安坦、东莨菪碱等；⑥止吐药，如昂丹思琼、胃复安等；⑦H_2受体拮抗剂，如甲氰咪胍等。

3. **从瘀论治** 在中医药治疗方面，隗老结合多年临床经验，认为顽固性呃逆多从瘀论治。正如王清任《医林改错》中云："因血府血瘀，将通左气门、右气门归并心上一根气管从外挤严，吸气不能下行，随上出，故呃气。若血瘀甚，气管闭塞，出入之气不通，闷绝而死。"可见瘀血在顽固性呃逆的发展中扮演着重要角色。正如叶天士强调"久病必瘀，久病入络"。瘀血既是一种病理产物，同时又作为新的病理因素致病，导致气血失和，血脉不畅，脏腑失荣而发病。

临证中隗老除理气和胃、降逆止呃之外，也灵活应用活血化瘀之法，调理气血，使血行气顺，膈间快利，呃逆自止。其中寒凝血瘀者予散寒温通，热结血瘀者予清热凉血活血，气滞血瘀者予理气活血，气虚血瘀者予补气活血，痰阻血瘀者予化痰行瘀。此外在辨证施治的基础上常常加入少许活血通络的药物，如蜈蚣、穿山甲、地龙等，每每收效甚佳。

除药物治疗外，宜结合穴位按压、取嚏、针灸等。呃逆一证，病情轻重差别极大。轻者只需简单处理，如取嚏法，指压内关、合谷、人迎等，可不药而愈；持续性或反复发作者，也可配合针灸治疗，如针刺足三里、中脘、膈俞、内关等。

泄　泻

　　泄泻是以排便次数增多，粪质稀薄或完谷不化，甚至泻出如水样为主症的病症。古有将大便溏薄而势缓者称为泄，大便清稀如水而势急者称为泻。早在《素问·气交变大论》中就有"鹜溏"、"飧泄"、"注下"等病名，并对其病因病机等有较全面论述，如《素问·举痛论》曰："寒气客于小肠，小肠不得成聚，故后泄腹痛矣。"《素问·至真要大论》曰："暴注下迫，皆属于热。"后张仲景在《金匮要略》中将泄泻与痢疾统称为下利，至隋代始将泄泻与痢疾分述之。《景岳全书·泄泻》曰："凡泄泻之病，多由水谷不分，故以利水为上策。"提出了分利之法治疗泄泻的原则。

　　泄泻可见于多种疾病，如急性肠炎、炎症性肠病、肠易激综合征、功能性腹泻、肠道肿瘤等。本节重点讨论隗老在治疗腹泻型肠易激综合征（IBS-D）、功能性腹泻等疾病中的宝贵经验。

一、腹泻型肠易激综合征

（一）病因病机

　　隗老认为，腹泻型肠易激综合征属于中医"痛泻"、"郁证"范畴，临床依此辨证论治多获良效，其发病虽与饮食、情志、劳倦、外感、寒温失常等有关，但始终存在着肝气郁滞，脾气亏虚，肝脾不和，久而夹瘀，从而导致肠道气机不畅，肠腑传导失司，发为泄泻。

　　中医学认为，肝主疏泄，脾主运化，且二者关系又极为密切。由于情志不舒，肝失条达，疏泄失职，气机郁滞，则胸胁腹部胀满窜痛；肝气郁滞，乘脾犯胃，脾胃运化失职，水谷精微不能正常转化则见腹泻；气滞脾虚湿阻，则肠鸣矢气，便溏不爽。便后气机得以调畅，则泻后腹痛暂得缓解；苔白，脉弦或缓，俱为肝郁脾虚之征。据此，隗老认为腹泻型肠易激综合征属于中医学"肝郁脾虚型泄泻"的范畴，病机主要为肝郁脾虚。现代医学研究也发现，肝郁脾虚型的 IBS-D 患者多伴有情感方面的障碍，常表现为精神上的苦恼、抑郁、焦虑、睡眠障碍、对负性生活事件常采取消极的应对方式等，提示相关症状可能与中枢情感、内脏感觉异常有关，这与中医"肝主情志"相合。

虽然 IBS-D 病位在肠，但与全身气机的调节，尤其是肝气的畅达密切相关。《素问·六微旨大论》说："非出入，则无以生长壮老已；非升降，则无以生长化收藏。"点明了气机调畅的重要作用，而人体的气机调畅与否同肝的疏泄功能有着重要关系。肝之疏泄功能可协助脾胃之气升降，如《血证论》云："木之性主于疏泄，食气入胃，全赖肝木之气以疏泄之，而水谷乃化；设肝之清阳不升，则不能疏泄水谷，渗泄中满之证，在所不免。"

1. 脾气亏虚为发病之本　饮食物的消化和营养物质的吸收、转输，是在脾胃、肝胆、大小肠等多个脏腑共同参与下的一个复杂的生理活动，其中脾的正常生理功能起主导作用。《医学三字经·附录·脏腑》云："人纳水谷，脾气化而上升。"水谷入胃，全赖脾阳为之运化。故《医原》曰："脾有一分之阳，能消一分之水谷；脾有十分之阳，能消十分之水谷。"若脾的阳气虚损，失于升清，运化无权，清浊不分而致泄泻。所以脾气亏虚为发病之本。

2. 肝气郁滞为发病之标　肝主疏泄，脾土必得肝之疏泄才能升降畅达，健运不息，肝的疏泄功能正常是脾胃健运的条件。若肝失疏泄，肝气郁滞，必致脾胃升降失常。故《知医必辨·论肝气》曰："肝气一动，即乘脾土，作痛作胀，甚则作泻，又或上犯胃土，气逆作呕，两胁痛胀。"肝脾关系密切，不仅生理上相互依赖、相互促进，而且病理上相互影响，相互累及。若情志不畅，肝气郁结，肝胆疏泄不利，克伐脾胃之运化，导致脾失健运，成为肝郁脾虚之证。正如《素问·调经论》载："志有余则腹胀飧泄。"若饮食不节，嗜食肥甘厚腻，或劳倦过度，损伤脾气，或素体本虚，正气不足，或过用苦寒攻下之品，损伤中气，均能致脾虚，运化失司，精微不能四布，肝木失养，木不升则郁，导致脾虚肝郁。二者互为因果，终致气之运化无力，水谷精微不化，下注于肠，发为泄泻。正如《景岳全书·泄泻》载："凡遇怒气便作泄泻者，必先以怒时夹食，致伤脾胃，故但有所犯，即随触而发，此肝脾二脏病也。盖以肝木克土，脾气受伤使然。"

3. 久病或化火或成瘀　肝郁日久化火，脾虚湿滞，火热内郁与湿热相聚，则湿热内蕴，出现发热，腹痛腹泻，腹胀肠鸣，大便窘迫。气为血帅，肝郁气滞，日久不解，必致瘀血内停，出现大便泻而不爽，黏冻样，里急后重。

（二）治则治法

在遣方用药上，陡老根据"脏病以通为用，腑疾以通为补"的中医学理论，采用通调气血、平调寒热、厚肠止泻之法，将气血、脏腑、经络在该病发病过程中的作用融为一体，尤其重视从肠道气血运行的变化来阐述其病理机制。治疗上当以疏肝健脾为大法，并着眼于调畅气机，恢复脏腑的升降功能。

1. 疏肝实脾，标本兼顾　IBS-D 的发病与情志有密切关系，即肝气不舒，而肝脾病理上的相互影响，决定了肝病时必将导致脾土受累，正如叶天士云："肝病必犯土是侮之所胜也，克脾则腹胀，便或溏或不爽。"同时，思虑伤脾，也易导致肝木乘脾，即所谓"土虚木贼"，综合两方面，都应以实脾为先，此为阻止病情发展，使之向愈的关键。而肝气郁滞既是发病的始动因素，也贯穿于疾病的始终，是造成本病缠绵难愈的主因，故实脾的同时要疏达肝气，并佐以和胃、安神之法。选药既不宜苦寒而伤脾阳，亦不宜辛燥而耗脾阴，甘淡微辛之品最为适宜。

2. 调和气血，安腑止泻　肠中气机不畅，传导失司，必致气滞血瘀，肠道功能随之衰退。正如刘河间所说："行血则便脓自愈，调气则后重自除。"可见调和气血之法在治疗泄泻中有着不能轻视的地位，故重用行气养血止痛之品每每获效。同时，陡老认为，应适当应用清热燥湿之品以祛邪。但鉴于寒性凝滞，可使气血凝闭不通，故不可纯用寒凉，须寒热并用，寒热平调，使血行而不越，安腑止泻而清痢。

（三）临证验方——理肠饮

陡老结合多年临证经验，自拟理肠饮一方治疗腹泻型肠易激综合征证属肝郁脾虚者，临床疗效显著，现介绍如下，以飨同仁。全方：炒白术 30g，柴胡 12g，陈皮 12g，白芍 15g，防风 9g，枳壳 12g，香附 12g，山药 30g，云苓 30g，合欢皮 24g，甘草 6g。方中白术、山药、云苓共为君药。白术味甘补脾，苦燥湿，温和中，健脾益气助中州之运，燥湿利水而止泻，炒用更宜于止泻。《本草汇言》中称其："乃扶植脾胃，散湿除痹，消食除痞之要药，脾虚不健，术能补之；胃虚不纳，术能助之。"山药味甘、平，归脾肺肾经，益气养阴、补脾肺肾，能平补气阴，且性兼涩，可应用于脾虚便溏。《本草纲目》言其："益肾气，健脾胃，止泄痢，化痰涎，润皮毛。"云苓味甘淡，药性平和，入心脾肾经，利水渗湿，健脾安神，具有利水而不伤正之优点，为利水渗湿之要药。三药合用，利水渗湿、健脾益气以复脾之运化。柴胡、白芍、香附共为臣药。柴胡苦、辛、微寒，归肝胆经，解肌退热，疏肝解郁、升阳举陷，本品长于条达肝气，升举脾胃清阳之气。白芍味苦、酸、甘，性微寒，归肝脾经，敛阴养血，平肝柔肝，缓急止痛。《本草纲目》指出："白芍药益脾，能于土中泻木。"与白术相配，调和肝脾，抑木扶土，于土中泻木；与柴胡相配，又可防柴胡劫肝阴之嫌。香附性平，味辛、微苦，归肝、脾经，主入肝经气分，芳香辛行，善散肝气之郁结，味苦疏散以平肝气之横逆，为疏肝解郁、行气止痛之要药。枳壳味苦、辛，归脾、胃、大肠经，长于行气宽中除胀。陈皮味辛，疏理气机，燥湿健脾，协助白术恢复脾运。《本草纲目》载："橘皮，苦能泻能燥，辛能散，温能和，其治百病，总是取其理气燥湿之功。"防风归膀胱、肝、脾经，具有升散之性，长于搜肝气而疏肝，祛风之力强，且为"风药之润剂"，起到风能胜湿的作用，与术、芍相伍，辛能散肝郁，香能舒脾气，风能胜湿，胜湿则有止泻之功，又为脾经引经之药，故为调肝理脾之要药，陈皮与防风配伍，尤能起到辛散肝郁之功，加之安神解郁之合欢皮，四药共为佐药。甘草味甘、平，归心、肺、脾、胃经，可补益心脾，缓急止痛，与芍药相使为用，为酸甘化阴、缓急止痛之最佳组合，兼取《伤寒论》芍药甘草汤缓急和中之意，又能调和诸药，在方中兼司佐使之职。全方选药温而不燥，理气之品性质平和，理气不伤阴；补脾之品多选甘淡，运脾而不伤脾阴，补脾胜湿而止泻，柔肝理气而止痛，使脾健肝和，痛泻自止。

腹泻型肠易激综合征虽有外感、饮食、情志等不同病因，但基本病机均归结为肝郁致脾运失司，病位虽在肠，但根在脾，与肝密切相关。隗老紧扣其肝郁脾虚的病机特点，重视肠道气血运行的变化，以疏肝解郁、抑木扶土、清肠化湿为治疗原则，强调调畅气机，从而达到"肝气通达，脾胃健运"的目的。

（四）病案举例

李某，女，44岁。主诉：腹痛伴腹泻2年余加重2月。现病史：患者2年前因工作压力过大，生气后引发腹痛、腹泻，里急后重，排便后减轻，大便每日3～5次，大便稀溏，夹有未消化食物，伴少量黏液、泡沫。每遇工作紧张或生气着急时加重，伴急躁易怒，腹胀，纳差，多梦，近半年来上症逐渐加重，遂前来就诊。舌淡红，苔薄白，舌体胖大，脉弦细。行结肠镜检查：黏膜未见异常。隗老诊为泄泻，证属肝郁脾虚，土虚木乘。治以健脾益气，疏肝解郁。方用柴胡桂枝汤加减。

处方：柴胡 12g，黄芩 9g，党参 12g，桂枝 9g，白芍 15g，半夏 9g，炒白术 15g，茯苓 15g，炒白扁豆 12g，炒枳壳 9g，陈皮 9g，炙甘草 3g。水煎服，日一剂，服药 1 周。嘱患者避免不良情绪刺激，保持良好心情。

1 周后复诊，腹痛、腹胀减轻，纳增，大便不成形，伴未消化食物。原方加合欢花 6g，砂仁 9g，继续服药 1 周。大便成形，日 1~3 次，继续服药 2 周后，诸症悉除，随访半年未再发作。

（四）结语

陶老认为，本病脾气亏虚为发病之本，肝气郁滞为发病之标，久病或化火或成瘀。在治疗上应注意以脾胃为本，兼顾脾胃，疏理气机，以标本兼治，扶正祛邪为原则。现代临床研究认为，精神因素是 IBS-D 发病和加重的重要原因，抑郁或焦虑等心理状态与其存在高度的相关性。陶老在临床上除注重药物治疗外，还十分重视患者的心理疏导，嘱患者避免不良情绪刺激，移情易性，保持良好心情，树立战胜疾病的信心。

二、功能性腹泻

功能性腹泻（functional diarrhea，FDi）是指持续或反复发生的、不伴有腹痛或不适的稀便或水样便的胃肠道紊乱综合征。功能性腹泻在生物、化学和病理解剖等方面无器质性改变，可能与情绪、心理、社会因素等方面有密切关系。容易受到工作、生活、精神状态以及环境的影响，病程长、易发作，缺乏特异性的药物治疗。功能性腹泻属中医"泄泻"范畴，泄者，泄漏之意，大便溏薄，时作时止，病势较缓；泻者，倾泻之意，大便直下，如水倾注，清稀如水而势急；但临床上所见泄泻，往往时急时缓，难以截然分开，故合而论之。病因常与外感六淫之邪、饮食所伤、情志失调、病后体虚或禀赋不足有关，病位在肠，关键脏腑在脾，涉及肝、肾。病机关键在于脾虚湿盛，脾虚则内湿由生，湿盛则脾阳被遏，故以脾为主要矛盾。六淫之邪致中阳被遏，情志失调致肝气郁结、横逆乘脾，素体脾胃虚弱或久病之后，肾阳虚损，年老体衰，肾阳不足，命门火衰，不能温运脾土，皆可导致脾虚失运，升降失调，传导功能失司，清气不升，化生内湿，清浊不分，混杂而下，并走大肠，而为泄泻。陶老据其多年临床经验结合泄泻的病因病机，从脾、肾、肝三脏论治 FDi，收效甚佳。

（一）辨证论治

1. 脾胃虚弱证

病因：脾失健运，清浊不分。

症状：大便时溏时泻，完谷不化，迁延反复，食少，食后脘闷不适，稍进油腻之物，则便次明显增多，面色萎黄，神疲倦怠，舌质淡，苔薄白，脉细弱。

治法：健脾益气，化湿止泻。

方剂：参苓白术散加减，对于久泻不止，中气下陷者，可选补中益气汤。

方解：人参、白术、山药、扁豆、莲子肉健脾益气；茯苓、薏苡仁淡渗利湿；砂仁、陈皮和胃理脾，开胃消食；桔梗升提清气，增强止泻之功。腹泻较甚或滑脱，可加乌梅、石榴皮、米壳；湿邪明显，可加茯苓、猪苓、泽泻等淡渗利湿；兼腹胀者，加厚朴、陈皮；苔腻纳差者，可加藿香、佩兰、砂仁芳香化湿；湿热明显者，可加白头翁、黄连、黄芩、黄柏清热利湿。

隗老认为慢性泄泻之本在于脾虚，其中以脾气虚或脾阳虚最为常见，少数为脾肾阳虚。然纯虚者少挟实者多。实邪以湿为主，可兼寒或热，甚至寒热相兼，或兼食滞，有时兼有肝气郁滞。

2. 肾阳虚衰证

病因：命门火衰，脾失温煦。

症状：黎明之前，脐腹作痛，肠鸣即泻，完谷不化，泻后则安，腹部喜温，形寒肢冷，腰膝酸软，舌淡苔白，脉沉细。

治法：温肾健脾，固涩止泻。

方剂：四神丸加减。

方解：补骨脂温补肾阳、固涩止泻，正符合"补脾不如补肾，肾气若壮，脾土温和，中焦自治"之言；肉豆蔻、吴茱萸温中散寒；五味子收敛止泻；附子、炮姜温脾散寒。或可用附子理中汤、真人养脏汤等。对中气下陷，年老体衰，久泻不止，脱肛者可加黄芪、党参、升麻、白术补中益气。

隗老认为晨泄即五更泄、肾泄，病由肾阳不足，命门火衰，阴寒独盛所致，因此前人治疗，每用椒附丸、五味子散、四神丸。在实践中用上述方法治疗有效者固多，但不效者亦不少。其故何在？李东垣《脾胃论》认为湿病、脾虚者，是"湿寒之胜，当助风以平之"，亦是"下者举之，得阳气升腾而愈矣"。故隗老改用升阳方法，并多加风药以升清，如柴胡、升麻、葛根、防风，大显功效。无论病程久暂，凡属脾虚湿盛，清阳下陷者，近期远期疗效均佳。如泄泻水多，小便涩者，为湿盛而气化不行，用泽泻、猪苓、桂枝、陈皮、神曲、益智仁等 1 ~ 3 味，升降脾胃而上下分消其湿。如大便夹有黏液，腹中痛而便后仍不舒者，是兼有湿积阻滞气机、虚中夹实之证，略参升阳益胃之意，选用黄连、白芍、陈皮、半夏、木香、吴茱萸佐之，苦辛通降，以除湿积。

3. 肝气乘脾证

病因：肝气不舒，横逆犯脾，脾失健运。

症状：素有胸胁胀闷，嗳气食少，抑郁恼怒或情绪紧张时发生腹痛泄泻，腹中雷鸣，攻窜作痛，矢气频作，舌淡红，脉弦。

治法：抑肝扶脾。

方剂：痛泻要方加减。

方解：白芍养血柔肝，白术健脾补虚，陈皮理气醒脾，防风升清止泻。久泻不止，加乌梅、石榴、诃子肉等收敛止泻；胸胁脘腹胀满疼痛、嗳气者，加柴胡、木香、郁金、香附理气止痛；脾虚甚兼有神疲乏力、纳呆者，加用党参、茯苓、扁豆健脾益气。

（二）预防调护

1. **起居有常** 调畅情志，保持乐观情绪，谨防风寒湿邪侵袭。

2. **饮食有节** 宜清淡、富营养、易消化食物为主，适当服食山药、莲子、山楂、白扁豆、芡实等助消化食物。避免进食生冷不洁之品，忌食难消化或清肠润滑食物。

3. **调养脾胃** 泄泻耗伤胃气者，予淡盐水、饭汤、米粥以养胃气。虚寒泄泻者予淡姜汤饮用，以振奋脾气，调和胃气。

痢　疾

痢疾是以大便次数增多，腹痛，里急后重，痢下赤白黏冻为主症的疾病。中医历代古籍、各家经典对类似病症均有论述，早在《素问·至真要大论》中有云："岁少阳……民病注泄赤白，少腹痛，溺赤，甚则血便，少阴同候……少阴之胜……呕逆躁烦、腹满痛、溏泄，传为赤沃。"东汉张仲景于《金匮要略·呕吐哕下利病脉证治第十七》中将泄泻、痢疾统称为"下利"，并论述了痢下脓血，赤白相间之湿热下利。隋代巢元方《诸病源候论》明确提出"休息痢"这一病名，且对其病因病机及发作特点进行了详细论述："休息痢者，胃脘有停饮，因痢积久，或冷气，或热气乘之，气动于饮，则饮动，而肠虚受之，故为痢也。冷热气调，其饮则静，而痢亦休也。肠胃虚弱，易为冷热，其邪气或动或静，故其痢乍发乍止，谓之休息痢也。"

现代医学中的溃疡性结肠炎（ulcerative colitis，UC）以黏液脓血便、腹痛腹泻、病情轻重不等、反复发作的临床表现为特点，可将其归属于中医"休息痢"、"久痢"和"滞下"等范畴，并可从相关病症分析其中医病因病机、辨证论治。UC是消化系统常见的疑难病，多为反复发作的慢性病程，临床以持续或反复发作腹泻、黏液脓血、腹痛为主要症状。目前普遍认为其发病与免疫、遗传、环境及肠道感染等多因素有关。现代医学治疗尚无特效疗法，已被WHO列为难治性疾病之一。流行病学调查结果显示，我国UC发病率呈逐年升高趋势。

隗老长期致力UC的研究，根据UC具有活动期与缓解期交替出现的病势转变特点以及结肠镜和病理所见，结合黏液脓血便、腹痛腹泻、病情轻重不等、反复发作的临床表现特点，隗老认为本病的病因虽有外感、饮食、情志等之不同，临证又有寒、热、虚、实之别，但始终存在着脾失健运，湿热蕴肠，气血瘀滞，内疡形成的病机变化，可归纳为：脾气亏虚为发病之本、湿热邪毒为致病之标、瘀血阻络贯穿疾病始终、内疡为局部病理变化。

一、病机探讨

1. 脾气亏虚为发病之本　脾胃居中焦，禀纳谷、腐熟、转输运化之职，更具升清降浊之能。若感受外邪、饮食不节、情志失调或劳倦久病皆可损伤脾胃，脾失健运，升降失司，水谷精微不化，变作水湿，下注于肠，而致泄泻。如《古今医鉴》云："夫泻者……脾胃为饮食生冷之所伤，或为暑湿风寒之所感，脾胃停滞……而为泄泻也。"认为"下痢"之病因病机为饮食不节，伤于脾胃及肠，酿生湿热，遇调摄失宜及感受外邪诱发而作，日久则气血不通，积滞不消，甚则肠胃空虚及脾虚下陷。结果表现为脾胃受损，脾虚失运，湿浊内生，阻滞气血，肠络失和，脂膜受损，血败肉腐，内溃成疡，下痢赤白。故曰泄痢皆本于脾，脾虚乃发病之根本。

2. 湿热邪毒为致病之标　六淫之邪能使人发生泄痢，以湿邪最为常见，《难经》有"无湿不成泻"之说，寒邪、毒邪或暑热等每与湿邪混杂，而成泄痢。《杂病源流犀烛》亦云："湿盛则飧泄，乃独由于湿耳。不知风寒热虚，虽皆能为病，苟脾强无湿，四者均不得而干之，何自成泄？是泄虽有风寒热虚之不同，要未有不源于湿者也。"《景岳全书》区分了"赤痢"、"白痢"："赤痢乃自小肠来，白痢乃自大肠来，皆湿热为本，赤白带浊同法。"进一步详细论述"湿热"之邪为主要病因。《太平圣惠方·卷第五十九·治脓血痢诸方》云："夫脓血痢者，为春时阳气在表……其遇大肠虚，血渗入焉，与肠液相搏，积热蕴结，血化为脓，肠虚则泄，故成脓血痢也。"详细论述了湿热邪毒导致"脓血痢"形成的机理。此后北宋朱肱《类证活人书》又云："休息痢，经年不愈，缘初起失于通利，致湿热之邪留于冲任之间……湿毒气盛则下利腹痛，大便如脓血，或如烂肉汁也。"北宋《圣济总录》中提到："论曰伤寒后变成脓血痢者，本病瘥之后，热毒未散，乘虚客于肠胃，与津液相搏，故下痢脓血，毒气甚则壮热而腹痛，湿毒加之，则所下如鱼脑，或如烂肉，又伤寒未解，少阴病下痢便脓血者。亦湿热相搏故也。"可见内外湿邪常相互关联，外湿困脾，必致脾失健运；内湿停滞，又常易招致外湿侵袭。而湿滞日久，或从热化，或从寒化，从热化则湿热蕴结，壅滞肠间，与气血相搏结，使肠道传导失司，脂络受伤，气滞血凝，腐败成疡，化为脓血，而痢下赤白，故湿热毒邪为致病之标。

3. 瘀血阻络贯穿疾病始终　瘀血与 UC 之间有着密切的关系，瘀血既是病理产物，又是重要致病因素。其多因饮食所伤，或情志失调，或感受外邪，导致脾胃受损，纳运失常，水谷停滞，湿郁热蒸，下注大肠，湿热蕴结，阻滞气机与气血相搏结，使肠道传导失司，肠络受损腐败成疡，化为脓血，混杂而下。而血瘀形成后，更加阻滞气血，运行愈加不畅，与肠间诸邪相搏结，壅滞肠中，肠络失和，血败肉腐，内溃成疡。瘀血不去，新血不生，瘀血越甚，气血愈虚，病程迁延，缠绵难愈。瘀血在其病程发展中扮演着重要角色。湿热之邪，蕴藉体内，湿性黏滞、重浊，阻滞气机；热邪易灼伤津液，血受熏浊易凝结瘀塞，血行瘀滞，瘀滞日久妨碍人体气血化生，而逐步化为虚证血瘀；或气虚不能推动血液的运行而发生血瘀；或津亏不足以载血则血行瘀滞，日久脂络受伤肠系膜溃疡，化为脓血。《医林改错》云："腹肚作泻，久不愈者，必瘀血为本。"瘀血不去，新血不生，气血难续，正气愈虚，肠道更失所养，则病情反复，经久难愈。UC 病程长，长期的血液运行不畅血液瘀滞必然影响受损黏膜的愈合，也就影响疾病的恢复。据此现代医学提出了抗凝的观点，有医家采用肝素治疗本病取得较好疗效。另外根据结肠镜检查可见肠黏膜充血、出血、溃疡等病理改变也证实了"瘀血"的病理存在。

4. **内疡为局部病理变化**　诸邪与瘀血相搏结，导致肠络局部组织产生一系列的病理损害即气血阻滞于大肠，郁而化热，热盛则肉腐，血络破损则内溃成疡。再结合电子结肠镜下所见：即病变区域黏膜充血、水肿、出血点、糜烂、溃疡、脓苔附着、假性息肉等表现，粪检验可见红细胞、白细胞、脓细胞等。

总之，本病发病内因多责之于肝、脾、肾功能失调，外因责之于湿热邪毒。气滞、湿热、血瘀、痰浊为病理产物，脾失健运、湿热蕴肠、气血瘀滞、内疡形成为病机变化。

二、治则治法

在脾胃疾病的治疗上，隗老不拘泥于古法，根据多年临床经验总结治疗心得，认为脾胃病中的三个重要因素是脾虚、气滞、湿阻，三者形成相互影响的因果链，脾胃病大多表现为虚实夹杂、寒热互见，纯虚或纯实证较少。对寒热错杂、升降失常、虚实兼夹病机比较复杂的脾胃病，若选用纯攻、纯补、纯清、纯温等方法治疗，均难收效，唯有应用肝脾同治、胆胃同调、兼顾各脏、寒热并用、升降配合、正邪兼顾之剂以调和，方可愈病。

1. **健脾益气以固本**　盖脾主运化，脾气健运则化源充足，气血旺盛，四肢百骸得养，抗病力强；反之，脾虚失运，化源匮乏，气血无由以生，正气亏衰，不耐邪侵而患诸疾。可见，祖国医学中"脾"的防卫功能已孕育了现代免疫学的思想内涵。隗老强调健脾益气类方药能调整机体的免疫功能，使其恢复正常，从而消除 UC 内在的发病因素。

2. **清解化湿以治标** 溃疡性结肠炎在活动期或反复发作期，每有腹泻、黏液便、里急后重、大便不爽，纳呆，肢体困重疲倦，舌苔厚腻，脉弦或滑等湿热郁阻之证。若出现脓血便，肛门灼热，则为湿热壅盛，血败肉腐，内溃成疡之重证，如《诸病源候论》云："大便脓血，似赤白下利而实非者，是肠痈也"。隗老临证主张用清热祛湿，凉血解毒之法，以治其标。但针对 UC 患者发病伊始就有不同程度脾虚的存在，也要加用黄芪、生薏苡仁等，既能益气健脾，祛邪而不伤正，又杜绝生湿之源，以防湿邪困脾，加重脾虚生湿。

3. **调气行血为必用之法** 湿为有形之邪，阻于肠中，碍滞气机；热邪煎灼津液，每致瘀血，甚则灼伤血络而致出血；更有气血壅滞，血败肉腐，化为脓血，下而成痢，此外，"久病入络"、"久病必有瘀"。如《古今图书集成医部全录》中云："其湿热瘀积，干于血分则赤，干于气分则白，赤白兼下，气血俱受邪矣。"故调气行血为治疗本病必用之法，调畅气机则湿邪易除。瘀血不去，则新血难生，脉络失养，内痈难以愈合。活血通络去瘀生新则脓血易去，瘀去而精微归于正常。治疗 UC 以活血化瘀为治则是中医"久病入络"，"瘀血不去，新血不生"理论的具体应用。临床治疗应在坚持辨证论治原则的基础上，合理、适时地配合运用活血化瘀之法做到"活血而不破血，止血而不留瘀"。隗老认为 UC 活动期多因肠腑湿蒸热壅，气血壅结所致，此时邪热散漫于肠腑，气血阻滞于肠络非清解无以胜湿热，非化瘀无以通其血脉，故治疗首重清解化湿，行瘀导滞，以求腑通邪去；缓解期正气伤，邪气衰，此时治以扶正通瘀为主，或益气活血，或扶阳活血，或养血活血，或行气活血等，审阴阳而调之。运用活血化瘀之法尤重调和气血，正所谓"调气则后重自除，行血则便脓自愈"。

4. **祛腐生肌为局部治疗的关键** 无论外感湿热还是素体脾虚，内生水湿，郁而化热，湿热之邪与气血相搏结，终使肠道传导失司，脂络受伤，血腐肉败而成痈疡。所以隗老认为，内服中药可发挥整体调节功能，而局部灌肠可使药物直达病所，局部药物浓度高，起效快，可以加快病灶局部水肿、糜烂的消除，促进痈疡的愈合，因此祛腐生肌为局部治疗的关键。

三、经验效方

隗老根据活动期溃疡性结肠炎本虚标实的病因病机，确立了健脾益气以固本、清解化湿以治标，并局部应用祛腐生肌药保留灌肠的治疗大法。并根据多年临床治疗经验总结经验方如下。

1. **内服方剂——安肠愈疡汤**

（1）组成：薏苡仁 30g，黄芪 15g，白术 15g，黄连 12g，地榆炭 15g，仙鹤草 15g，木香 9g，槟榔 15g，当归 9g，炒白芍 18g，防风 6g，甘草 5g。

（2）方解：本方健脾益气，清热解毒，燥肠化湿，理气活血。

君药：薏苡仁、黄芪、白术。薏苡仁甘淡，性凉，利水渗湿，健脾，生用清肺肠之热，消痈排脓；黄芪甘温，缓和，补气健脾，升阳举陷，托毒生肌，溃疡活动期气血虚弱，疮口难敛，用本品补气生血，有生肌敛疮之效；白术同黄芪，益气健脾，助脾胃之运化，其性苦温，燥肠胃之湿邪。此三药合用，益气健脾，燥肠化湿，帮助恢复脾胃运化之功。

臣药：黄连、地榆炭、仙鹤草。黄连性苦寒，清热燥湿，泻火解毒，善去脾胃大肠之湿热，为治泻痢要药；地榆味苦性寒入血分，长于泄热凉血止血，味酸涩又能收敛止血，凉血涩肠而止痢，对于血痢不止者有良效，其性下降，尤宜治疗下焦便血之症，地榆炭止血效果更佳；仙鹤草苦涩，收敛止血，药性平和，大凡出血病证，无论寒热虚实，皆可应用，又可涩肠止泻止痢，兼能补虚，对血痢及久病泻痢尤宜。

佐药：木香、槟榔、当归、白芍。方中木香辛行苦降，善行大肠之滞气，为治湿热泻痢里急后重之要药；槟榔辅木香以行气；当归补血活血善治血虚兼有血瘀者；此三者相伍，"调气则后重自除，行血则便脓自愈"；白芍柔肝缓急止痛，与木香、黄连相伍，善治痢疾腹痛，加以防风，以其升清燥湿之性，可升举清阳。

使药：最后一味甘草，补脾益气，缓急止痛，调和诸药。甘草与白芍相使为用，为缓急止痛之最佳组合，在方中兼司佐使之职。

2. **灌肠方剂——生肌散**

（1）组成：败酱草 30g，椿皮 30g，白及 30g，三七粉 3g，儿茶 9g，枯矾 6g。

（2）方解：本方清热解毒，消痈排脓，去腐生肌。

君药：败酱草、椿皮。败酱草辛苦，微寒，主治肠痈，清热解毒，消痈排脓，活血祛瘀止痛，为治疗肠痈腹痛首选药物；椿皮入大肠经，能收涩止泻，清热燥湿，且有止血之效。二者共为君药，共奏清热燥湿，消痈排脓之功效。

臣药：白及、三七。白及收敛止血，消肿生肌，并能促进疮口愈合；三七化瘀止血，活血定痛，此品入肝经血分，功善止血又能化瘀生新；二者相伍，活血祛瘀、敛溃生肌。

佐使：儿茶、枯矾。儿茶活血疗伤，止血生肌，收湿敛疮；白矾煅后解毒燥湿、止泻、止血，二者共为佐使。全方药少力专，保留灌肠直达病所。

隗老验方在针对慢性复发型或慢性持续型溃疡性结肠炎活动期患者的临床应用中，安肠愈疡汤内服健脾益气，清热解毒，燥肠化湿，理气活血，而局部生肌散灌肠可使药效直达病所清热解毒，消痈排脓，去腐生肌。此治疗方案虚实并济，从整体角度内外合治。此治疗原则不仅契合病机，也体现了中医辨病与辨证相结合的治病原则，且在多年临床治疗过程中取得了很好的疗效。

便　秘

便秘指粪便在大肠内滞留过久，秘结不通，排便周期延长，或周期不长，但粪质干结，排出艰难，或粪质不硬，虽有便意，但便而不畅的病证。

便秘既是一种单独的病证，又可作为伴随症状出现在多种病证之中。伴随着社会的发展，饮食结构的改变，以及社会、精神心理的影响，便秘的发病率在我国逐年升高，加上其危害性，使得便秘引起了医学界的高度关注，相关理论、疗法也不断创新。

一、溯源

祖国医学对于便秘的认识已久，早在《黄帝内经》中就有记载，如"大便难"、"闭"、"后不利"等。《伤寒论》则将便秘作为一个症候群进行论述，如"不大便"、"大便坚"、"便难"、"脾约"、"谷气不行"等。巢元方《诸病源候论》设立"大便病诸候第十九"，便秘正式演变为一种独立的疾病。沈金鳌《杂病源流犀烛》首次提出"便秘"的病名。《伤寒论》对便秘的描述较为详细，如"不大便六七日"、"大便难"、"大便坚"、"燥屎五六枚"等，并按阴阳将本病分为"阳结"与"阴结"两类。

二、病因病机

隗老从医多年，在总结前人经验的基础上结合临床，对便秘的病因病机有独到的见解，总结如下。

（一）病因

1. **饮食不节，热盛伤津**　东垣在《兰室秘藏·大便结燥门》中云："若饥饱失节，劳役过度，损伤胃气，食辛热味厚之物，而助火邪，伏于血中，耗散真阴，津液亏少，故大便结燥。"指出饮酒过度或过食辛辣厚味，生热助火，以致肠胃积热，燥热内结，耗伤津液，肠道失其濡润，故大便燥结不通，而成热秘。素体阳盛，成热病之后，余热灼津，津亏热燥，大肠失调，传导失司亦可形成热秘。

2. **劳倦过度，年高津衰或病后产后及失血过多**　气血虚弱，气虚则传送无力，血虚则大肠失荣，而致大便秘结。窦材的《扁鹊心书·便闭》云："老人气虚，及妇人产后血少，致津液不行，不得通流，故大便常结。"《医学正传》曰："又有年高血少，津液枯涸；或因有所脱血，津液暴竭；或新产之妇，气血虚耗以致肠胃枯涩；或体虚之人，摄养乖方，三焦气湿，运化不行，而肠胃壅滞，遂成秘结。"可见年老体虚、妇人多产亦可导致便秘。

3. 情志失调　"肝藏魂、脾藏意、心藏神、肺藏魄、肾藏志"五脏藏神，情志正常则五脏气机调畅，若情志不遂则可致五脏气机失调而致病，如忧郁思虑过度，暗耗营血；所愿不遂，肝气郁结，致肝气横逆犯脾，肝脾不调，腑失通利，而致排便困难。即如秦景明《症因脉治·大便秘结论》所云："气郁便结之因：怒则气上，思则气结，忧愁思虑，诸气怫郁，则气壅大肠，而大便乃结。"

4. 素体阳虚或病后阳气虚衰　阳气虚衰致阴寒内盛，凝滞肠胃，阳气不运，津液不通，而形成冷秘之证。张介宾《景岳全书·秘结》云："凡下焦阳虚则阳气不行，阳气不行则不能传送而阴凝于下，此阳虚而阴结也。"

（二）病机

《素问·五脏别论》云："魄门亦为五脏使。"便秘的基本病机是大肠传导失司，基本病位在大肠，同时与心、肺、脾、胃、肝、肾联系密切。心藏神，为五脏六腑之大主，君主之官，君主失用可使气机失调而致大便秘结。肺与大肠相表里，肺主气、主宣发肃降，唐宗海《中西汇通医经精义》中云："大肠之所以能传导者，以其为肺之腑。肺气下达，故能传导。"脾胃同属中焦，脾升胃降，中焦气机通畅有助于下焦传化糟粕。肝主疏泄，调畅气机，黄元御《素灵微蕴》中云："饮食消腐，其权在脾；粪溺疏泄，其职在肝。"肾司二便，肾气不足则传导无力而便难，肾阳不足则阴寒凝滞而便涩，张介宾《景岳全书·秘结》云："凡下焦阳虚则阳气不行，阳气不行则不能传送而阴凝于下，此阳虚而阴结也。"肾阴不足则肠失濡润而燥结，虞抟《医学正传·秘结论》云："夫肾主五液，故肾实则津液足，而大便滋润，肾虚则津液竭，而大便燥结。"

三、治疗方法

（一）辨证分类

1. 按阴阳分类　汉代张仲景最早将本病按阴阳分为阴结与阳结。如《伤寒论·辨脉法》提出："其脉浮而数，能食，不大便者，此为实，名曰阳结也。其脉沉而迟，不能食，身体重，大便反硬，名曰阴结也。"

2. "五秘"之说 宋代严用和《严氏济生方·秘结论治》提出"五秘"之说："夫五秘者，风秘、气秘、湿秘、寒秘、热秘是也。"

3. 按虚实分类 金元时期张元素《医学启源·六气方治》提出："凡治脏腑之秘，不可一例治疗，有虚秘，有实秘。有胃实而秘者，能饮食，小便赤。胃虚而秘者，不能饮食，小便清利"，"胃实秘，物也；胃虚秘，气也"。明确提出了虚实分类的方法，且主张实秘责物，虚秘责气。这种分类的方法，经后世医家不断充实归纳，成为便秘临床辨证的纲领，有效地指导着临床实践。

（二）辩证分型

1. 胃肠积热型

病因：过食肥甘，燥热内结，大肠失调。

症状：大便干结，腹胀腹痛，口干口臭，面红心烦，或有身热，小便短赤，舌红，苔黄燥，脉滑数。

治法：泻热通导。

方剂：麻子仁丸加减。

方解：大黄、枳实、厚朴通腑泄热；麻子仁、杏仁润肠通便；芍药养阴和营。若热势较盛，痞满燥实者，可用大承气汤急下存阴；若兼痔疮、便血，可加槐花、地榆以清肠止血；若兼郁怒伤肝，易怒目赤者，加服更衣丸以清肝通便；若津液已伤，可加生地、玄参、麦冬以滋阴生津。

隗老认为现代饮酒过度或过食辛辣厚味，生热助火，以致肠胃积热，燥热内结，耗伤津液，肠道失其濡润，故大便燥结不通，而成热秘。素体阳盛，成热病之后，余热灼津，津亏热燥，大肠失调，传导失司亦可形成便秘。胃热过盛，脾阴不足可致大便干燥而坚，胃喜润而恶燥，脾喜燥而恶湿，若胃热过盛，可损伤脾阴而致津液耗伤，大肠秘结。隗老认为，热邪炽盛所致便秘在泻热通导基础上，应注意津液有无，需顾护津液，泻热同时予以润燥。

2. 肠腑气滞型

病因：肝失疏泄，气机郁滞，经气不利，大肠传导失职。

症状：大便干结，或不甚干结，欲便不得出，或便而不爽，可伴有肠鸣矢气，腹中胀痛，嗳气频作，纳食减少，胸胁痞满，舌苔薄腻，脉弦。

治法：疏肝解郁，理气导滞。

方剂：六磨汤加减。

方解：木香、枳实、槟榔、厚朴等调畅气机。"见肝之病，知肝传脾，当先实脾"，故在治疗上常加用白术、茯苓、甘草等健脾益气，以防肝旺乘脾，而致病情更加复杂。若腹部胀痛甚，可加厚朴、柴胡、莱菔子以助理气；若便秘腹痛，舌红苔黄，气郁化火，可加黄芩、栀子、龙胆草清肝泻火；若气逆呕吐者，可加半夏、陈皮、代赭石；若七情郁结，忧郁寡欢者，可加白芍、柴胡、合欢皮疏肝解郁。

陡老认为，现代人的生活节奏日益加快，工作学习压力与日俱增，由情志不遂引起的便秘比比皆是。秦景明《症因脉治·大便秘结论》云："气郁便结之因，怒则气上，思则气结，忧愁思虑，诸气怫郁，则气壅大肠，而大便乃结。"肝喜调达恶抑郁，与大肠相通，肝失疏泄，气机郁滞，经气不利，大肠传导失职则可出现便秘。

3. 脾胃虚弱型

病因：脾胃虚弱，大肠传导失司。

症状：大便并不干硬，虽有便意，但欲便不出，排便困难，可伴有脘腹胀满，面白神疲，肢倦懒言，气短乏力等。

治法：健脾益气，养阴降胃。

方剂：四君子汤合增液汤加减。

方解：生白术、山药、党参健脾益气，麦冬、玄参、生地、石斛等药养阴益胃。若脘腹痞满，舌苔白腻者，可加白扁豆、薏苡仁以健脾祛湿；脘胀纳少者，可加炒麦芽、炒神曲、焦山楂、砂仁以和胃消导。

陡老认为脾（胃）为后天之本，气血生化之源，五行属土，为大肠之母。若脾胃虚弱，运化无力，化源不足致气血两亏，使大肠传送无力或津枯肠道失润，大便艰涩难下。大肠的传导功能实际上有赖于脾之升清功能，属于胃之降浊功能。《素问·玉机真脏论》云："脾……不及则令人九窍不通。"

陡老喜重用生白术、山药、党参健脾益气。其中生白术为最关键一味，用量宜重，一般先用30g而后可增至50～80g，亦有重用至120g者，根据叶天士"阳明燥土，得阴自安"，"津液来复使之通降"论，配以麦冬、玄参、生地、石斛等药养阴益胃，同时为防甘凉濡润呆滞脾胃，可酌情选用芳香醒脾、开胃消食之药，如藿香、砂仁、仙人头等。

4. 肺失宣降型

病因：肺气虚弱，则气机升降失常，无力推运，则生便秘。

症状：多见于年老体弱或素有慢支等肺系疾病的患者。常有大便并不干硬，虽有便意，但排便困难，用力努挣则汗出短气，便后乏力，面白神疲，同时可伴有咳嗽、哮喘等症状。

治法：补肺降气，益气润肠。

方剂：黄芪汤加减。

方解：生黄芪、太子参、陈皮、五味子等药益肺以补其虚，同时加入既能入肺经宣降肺气，又能入大肠经以润肠通便的杏仁、瓜蒌仁、苏子、炙枇杷叶等。乏力汗出者，可加白术、党参助补中益气；气息低微，懒言少动者，可加生脉散补肺益气；脘腹胀满纳少者，可加炒麦芽、砂仁以和胃消导；脘腹痞满，舌苔白腻者，可加用白扁豆、薏苡仁健脾祛湿。

《灵枢》云："肺合大肠，大肠者，传导之腑。"肺主气，司呼吸，主宣发肃降，肺与大肠相表里，五行俱为金，同气相求。肺之宣发肃降功能促使大肠传化糟粕，可助大肠浊气下行。正如《医经精义·脏腑之官》曰："大肠之所以能传导者，以其为肺之腑，肺气下达，故能传导。"肺气虚弱，则气机升降失常，无力推运，则生便秘。肺为水之上源，肺失宣降，水液不行，肠道干枯，失于濡养则大便难。《医经精义》曰："是以理大便必须调肺气也。"

隗老非常推崇《灵枢》的论述，认为肺与大肠关系密切，故在治疗时，采用"腑病治脏，下病治上"之法，以补肺为主，佐以降气，兼以益气润肠。常用黄芪汤加减，选用生黄芪、太子参、陈皮、五味子等药益肺以补其虚，《医学衷中参西录》云："黄芪，能补气兼能升气，善治胸中大气下陷。"同时加入既能入肺经宣降肺气，又能入大肠经以润肠通便的杏仁、瓜蒌仁、苏子、炙枇杷叶等药。《丹溪心法·论通大便禁忌》曰："予观古方通大便，皆用降气品剂，盖肺气不降，则大便难传送，用杏仁、枳壳、沉香、诃子等是也。"故肺气肃降则升降有序，大肠气顺则传导有度。

5. 津液亏虚型

病因：大病久病之后，津液虚耗，燥结内停。

症状：大便干结，如羊屎状，口燥咽干，皮肤干燥，或有心烦少眠，小便短赤，舌红，苔燥，脉细数或沉而无力。

治法：滋阴润燥，增液通腑。

方剂：增液承气汤加减。

方解：大黄、芒硝清热泻下，麦冬、玄参、生地滋阴生津。若津亏兼有燥热，可加大生大黄、芒硝以清热泻下；若胃阴不足，舌质光泽，口干唇燥者，可加玉竹、石斛等以养阴生津。

《景岳全书·秘结》："秘结者，凡属老人、虚人、阴脏人及产后、病后、多汗后，或小水过多，或亡血失血、大吐大泻之后，多有病位燥结者，盖此非气血之亏，及津液之耗。凡此之类，皆须详察虚实，不可轻用芒硝、大黄、巴豆、牵牛、芫花、大戟等药，及承气、神芎等剂。虽今日暂得通快，而重虚其虚，以致根本日竭，则明日之结，必将更甚，愈无可用之药矣。"对于津液亏虚所致便秘，隗老崇景岳之说，亦强调不可妄用攻伐之法，而犯虚虚实实之过。在临床上，隗老治疗津液亏虚型的便秘患者，以增液承气汤润下为主，并根据邪正盛衰进行加减，即如吴瑭《温病条辨》所云："津液不足，无水舟停者，间服增液，再不下者，增液承气汤主之。"

6. 阴寒凝滞型

病因：素体阳虚或久病伤阳。

症状：大便艰涩，腹痛拘急，腹满拒按，可伴有手足不温，呃逆呕吐，舌苔白腻，脉弦紧。

治法：温阳攻下。

方剂：温脾汤加减。

方解：附子温补脾阳，祛除寒邪，大黄泻下，攻逐积滞，芒硝、当归润肠软坚，助大黄泻下攻积；干姜温中助阳，助附子温阳祛寒，人参和甘草益气补脾。若便秘腹痛者，可加枳实、厚朴、木香助泻下之力；若腹部冷痛，手足不温，可加高良姜、小茴香增散寒之功。

隗老结合多年临床经验，认为此类患者大多是素体阳虚，或久病伤阳所致，故治疗上不宜徒用攻下，以防更损阳气，但若单用温阳之法，又会便结难开，故宜温阳与攻下并投，以温下法治之。温脾汤即可攻下寒积，又可温补脾阳，如张秉成云："凡积之所成，无不由于正气之虚，故以参、甘以培其气，当归以养其血，使气血复其常度，则邪去而正乃不伤。病因寒起，故以姜、附之辛热，使其走者走，守者守，驱寒散结，纤悉无遗，而后硝、黄导之，由胃入肠，何患乎病不去哉？"

7. 肾阳亏虚型

病因：肾阳不足，不能蒸化津液，大肠失于温煦而传输无力。

症状：大便干或不干，排出困难，小便清长，面色㿠白，四肢不温，腹中冷痛，或腰膝酸冷，舌淡苔白，脉沉迟。

治法：温补肾阳，补益精血。

方剂：济川煎加减。

方解：肉苁蓉温肾益精，暖腰润肠，当归补血润燥，润肠通便，牛膝补益肝肾，壮腰膝，枳壳下气宽肠而助通便，泽泻渗利小便而泄肾浊，升麻升清阳，清阳升则浊阴自降，以助通便之效。若寒凝气滞、腹痛较甚，加肉桂、木香温中行气止痛；若胃气不和，恶心呕吐，可加半夏、砂仁和胃降逆；若小便清长，可加益智仁、山药、芡实、金樱子等药。

隗老认为阳虚型便秘，多以肾阳虚为主，也可兼见脾阳虚等。《杂病源流犀烛》云："大便闭结，肾病也。"肾为精原所藏，先天之本，故为大肠之本。《证治汇补·卷八·下窍门》曰："肾主五液，故肾实则津液足而大便润。肾虚则津液竭而大便秘。虽有热燥、风燥、火燥、气血虚燥、阴结阳结之不同，要皆血虚所致，大约燥属肾，结属脾，须当分辨。"肾脏为水火之脏，藏元阴元阳，主司二便，肾阳之温煦、气化，有助于大肠的传导功能，肾中阳气不足，不能蒸化津液，大肠失于温煦而传输无力，阳气不通，阴津不行，故肠道难于传送，大便不通，肾中元阳虚衰亦可致体内阴寒内盛，积滞不行而致便秘。

故在治疗上隗老主张以益肾温肾阳，补益精血为主，兼加润肠通便之品。常选用肉苁蓉、锁阳甘温润降，骤用能温补精血而通便；肉苁蓉以其味甘性温，和缓而从容，补肾气而无燥烈之弊；《诸病源候论·大便难候》指出："肾脏受邪，虚而不能制小便，则小便利，津液枯燥，肠胃干涩，故大便难。"肾开窍于前后二阴，肾阳虚衰，蒸化无力，大便秘结的同时可致小便清长，故隗老临床亦常采用"缩小便而利大便"之法，选用益智仁、山药、乌药、芡实、金樱子等药以温肾祛寒，缩尿通便。

（三）中西医结合治疗

目前，临床上西医对便秘多采用对症治疗，目前主要有容积性泻剂（指含纤维素和欧车前的各种制剂）、渗透性泻剂（主要包括山梨醇、乳果糖、福松、舒泰清）、刺激性泻剂（酚酞、双酯酚汀、脱氧胆酸等）、促胃肠动力药（包括西沙必利、莫沙必利、替加色罗等）、润滑剂（甘油、液体石蜡等）、微生物制剂（乳酸菌素、整肠生、米雅、丽珠肠乐、培菲康等）等，但治疗效果不理想且不良反应较多，容易产生依赖性，除了口服药物，西医还常采用生物反馈和手术治疗便秘。

现代研究表明，容积性泻剂适用于轻度便秘，短期服用效果好，但长期使用易造成药物依赖，大剂量可能导致严重腹胀。刺激性泻剂短期效果虽明显，却可出现腹痛、电解质紊乱等不良反应，长期疗效并没有得到充分肯定，而且易出现药物依赖甚至还有可能引起结肠黑变病，损害神经系统，使结肠动力减弱，进一步加重便秘。促胃肠动力药，如西沙比利，能有效增加自发排便频率，改善排便费力状况。而润滑剂长期用会影响脂溶性维生素 A、D、E、K 的吸收，还会引起肛门瘙痒、骨软化症。微生物制剂，可以调节肠道菌群，快速构建肠道微生态平衡，有效治疗功能性便秘。

隗老自幼接受传统教育，熟稔《内经》，善于运用中医中药治疗便秘，但随着现代医学的发展，隗老在多年临证中亦乐于接受现代医学理论，与时俱进，并施用于临床，隗老在对患者辨证处方的同时，亦常加用一些促胃肠动力药和微生物制剂，如莫沙必利、复合乳酸菌等辅助治疗。

（四）中医传统疗法

1. 针灸治疗　针灸发源于我国，针灸学是中医学的重要组成部分，是中医学体系中最具特色的学科之一。针灸适应证广、疗效明显、应用方便、经济安全等，尤其在治疗便秘上，亦发挥着不可替代的作用。

隗老治疗便秘亦常结合针灸治疗，常用循经选穴和部位选穴等方法来确定针刺穴位。

（1）循经选穴：多取膀胱经、肾经、脾经、胃经、肝经、任脉的穴。如膀胱经的承山、大肠俞、肾俞、膀胱俞等；肾经的太溪、照海、复溜等；脾经的三阴交、太白、大都等；胃经的足三里、丰隆、内庭等；肝经的大敦、期门、太冲、章门等；任脉的气海、神阙、会阴、关元、建里、中脘等。三焦经虽然用得并不多，但支沟穴却非常常用。

（2）按部选穴：多取腹部及下背部穴位，如章门、神阙使用频率最高，气海、中脘、石门、会阴、关元等也较常用；下背部的小肠俞、膀胱俞、大肠俞、八髎穴、长强等同样较常用。

（3）经验选穴：《素问·针解》说："制其神，令气易行。"便秘属慢性病，病程较长，病情复杂，部位隐讳，很多患者存在心理障碍，通过针刺百会、神门可达到通阳活络，养脑安神的效果，改善患者的功能状态，亦有助于针灸得气。

便秘病位虽然在大肠，但《灵枢·本输》曰："大肠、小肠皆属于胃。"因此古今众医家在论治大小肠病变时多从脾胃入手。主穴以胃经穴位为主，其中天枢为大肠募穴，大肠俞为大肠背俞穴，二者都是脏腑精气输注之处，为"俞募配穴"。当代针灸对便秘的论治主要从胃肠入手，同时根据不同证型选取不同配穴对症治疗。

隗老认为在针灸的基础上，亦可配合穴位按摩，常取中脘、天枢、大横等腹部穴位。根据"穴之所在，主治所及"的理论，通过对以上穴位进行按压及摩腹，可以刺激肠蠕动，加强腹肌的力量。天枢又为大肠募穴具有调整阴阳升降之功，按压之可升清降浊，调畅气机，以通腑实。长强为督脉起始穴，调理一身阴阳之气，为主治肛肠疾病的首选穴，具有疏泄肛门局部气血淤滞功能。

2. 穴位埋线 穴位埋线是在传统针灸基础上发展而来的，单纯针刺对某些疾病的治疗效果不尽人意，或者效果不能持久，因此产生了"留针"来巩固疗效，"留针"可以说是穴位埋线的前身，对于一些顽固性的疾病，需要长时间留针，于是采取在穴位皮下埋入特殊物质，以达到长时间刺激穴位，起到治疗作用。目前埋线所用的工具多为一次性可吸收的羊肠线。肠线留于穴位内，当机体活动时犹如针刺行针，因而具有长期持久的穴位刺激作用；肠线在穴位内慢慢软化、分解、吸收的过程对穴位产生一种柔和而持久的刺激，因此较普通针刺疗效稳固持久，从而达到慢性疾病长期治疗的目的。

隗老认为，治疗便秘尤其是顽固性便秘，可以采用穴位埋线来加强对穴位的刺激时间，延长针灸治疗作用，以达到更好的治疗效果，临床常用的穴位为：天枢、大肠俞、肾俞，实证者配以支沟、上巨虚，虚证者配以脾俞、气海。支沟穴为手少阳三焦经之经穴，三焦主持诸气，总司全身的气机和气化。《类经图翼》云："凡三焦相火炽盛及大便不通，具宜泻支沟。"支沟穴能通调三焦气机，疏通经络，使经气宣上导下，气机顺则腑气通，配合上巨虚则实秘之疾得愈。大肠为传导之官，职能为传送糟粕大便，在经络连属及生理病理上与脾胃关系最为密切。因此调整脾胃，恢复其运化功能是治疗便秘的关键。脾俞为脾之背俞穴，是脾脏腑元气汇集于背部之处，配合脾经上的血海可以补脾经而调大肠，治疗虚证便秘有较好的疗效。

3. **耳针疗法**　耳针疗法是采用针刺或其他方法刺激耳穴防治疾病的一类方法。耳针疗法因其方便经济实用，操作简单，疗效显著，目前在临床的使用和研究越来越多。

耳针治疗便秘的操作大多相同，主要采用耳穴压丸法，亦可配合针刺和穴位注射，但选穴却依各医家的临床经验不同而各有差异。隗老在耳针治疗便秘方面，多采用操作简单，患者易于接受的耳穴压丸法，并辨证施治，通常将便秘分为实秘、虚秘而施治。实秘，即因胃肠积热，气机郁滞，耗伤津液而致大便秘结者，常取大肠、直肠下段、便秘点、交感、肺、肝胆穴。虚秘，即因气虚大肠传送无力，血虚肠道干涩，或阳气不足，寒自内生，阴寒凝结而致便秘者，常取脾、胃、肾、大肠、直肠下段、皮质下、便秘点。

4. **中医贴敷**　早在《五十二病方》中就有芥子泥外贴百会穴治疗毒蛇咬伤的记录，之后也有不少医家对贴敷有所描述，直到清代吴师机的《理瀹骈文》对外用贴敷进行了系统的整理，提出了根据经络选取穴位进行贴敷。其中有对便秘治疗的记载："大黄30g、巴豆15g、葱白10根、麝香1g、酒曲适量，加麝香，贴于脐部，治疗热结型便秘疗效明显；葱白适量，用醋炒葱白至极热，用布包裹肚脐部，每天焫之，主治阴寒积滞及阳虚秘。"现代医家也不乏对中药穴位外敷治疗便秘的研究。

隗老结合多年临床经验，常用的穴位有神阙、天枢、大肠俞，并根据便秘的不同类型而选用一些通腑泻下、疏肝健脾、益气温阳、活血化瘀、通利逐水的药物辨证贴敷，其中以通腑泻下的药物为多，如大黄、决明子、肉苁蓉、火麻仁等。

5. **外治法**　《伤寒论》云："阳明病，自汗出，若发汗，小便自利者，此为津液内竭，虽硬不可攻之，当须自欲大便，宜蜜煎导而通之。若土瓜根及大猪胆汁，皆可为导。"《伤寒论》中的蜜煎导方是祖国历史上最早的栓剂，用于发汗或利小便等治疗方法之后，耗伤阴液，或者素体津液不足，肠道干燥失养导致的大便不通，此时不可硬攻，予蜜煎导方润肠通便。

隗老认为针对某些大便多日不行，干结便难的患者，可酌情予以灌肠或润滑剂治疗，临床常用开塞露协助排便，或用盐水清洁灌肠助排便。常用的灌肠剂除了润滑剂外，中药汤剂也是灌肠的常用药物，对于不任攻下者、虚弱患者、服药困难患者、顽固性便秘患者，中药灌肠已成为一种常用的有效治疗途径。

中药保留灌肠的作用机理主要有以下 3 个方面：

（1）局部治疗作用：直肠给药可使药液与病灶直接接触，病灶周围药液浓度较高，可充分发挥药物治疗作用，起效快，故用于肠道疾病。

（2）肠道透析治疗作用：通过肠道清除部分血液中蓄积的毒素（氮质、肌酐等）及过多的水，减轻肾脏损害，从而治疗急、慢性肾衰，流行性出血热等。

（3）全身治疗作用：药物通过渗透、吸收能起到与口服给药同样的效果，不但能治疗中下焦病变，对上焦病证同样发挥作用，起到上病下治的效果，同时能调节全身功能。

本法具有简单易行、费用低廉、起效快、毒副作用少，避免胃及小肠中的胃酸及消化液对药物有效成分的破坏，避免了口服给药肝脏对药物有效成分的降解，减轻肝肾负担等优点。故隗老在治疗慢性功能性便秘患者时除了口服药物，还常配合中药灌肠方法予以治疗。

除了中药灌肠，隗老对于日久不大便的患者，也可应用盐水、润滑剂等辅助患者尽快排便，隗老认为大便的及时排出对维持脏腑功能有着重要作用，尤其对于有心脑血管疾病的患者，务必保持大便通畅，必要时要善于借助灌肠剂辅助排便。

隗老认为灌肠虽操作简单、易于操作，但也应小心谨慎，不可自行滥用。临床上慢传输型便秘患者的直肠常处于高度膨胀状态，在灌肠治疗时，要小心谨慎，灌肠速度不宜过快以免发生危险。对于每位欲行灌肠治疗便秘的患者，在进行灌肠治疗前，都要明确了解患者的自身情况，首次灌肠最好前先行肛门指检，以检查肛门直肠的压力和膨胀情况，对于有粪便嵌顿的患者，最好先用手法掏出粪便再行灌肠治疗，必要时要利用腹部平片排除肠梗阻的情况。在对患者进行灌肠治疗时，操作过程动作轻柔，灌肠液注入速度不宜过快，并要密切观察患者的反应，如患者在灌肠过程中出现心悸、气促、面色苍白、出冷汗、剧烈腹痛，应立即停止灌肠，并做相应处理。

四、便秘的膳食调护

中药食疗学是以中医传统药膳食疗为基础，在中医理论及古代食疗本草学指导下，通过大量的生活和医疗实践逐渐积累而形成的，集营养、食疗为一体，应用食物或其他天然营养物质，以保健身体、预防和治疗疾病、促进机体康复的学科，是传统中医文化的精华部分。食疗作为常用的辅助治疗功能性便秘的方法,在临床运用中取得了很好的效果。

1. **气虚型便秘** 可有大便不干,但排便无力,便后疲乏,少气懒言,舌淡苔薄白,脉细等表现。可选用燕麦、粳米、糯米、小米、黄米、大麦、山药、马铃薯、大枣、核桃、胡萝卜、芹菜、香菇、鸡蛋、鸡肉、鹅肉、兔肉、鹌鹑、牛肉、鲫鱼、鲢鱼等。气虚明显者还可将上述食材与补气药物配伍使用,以增强益气之功效,如人参莲肉汤、黄芪鸡、人参鸡等。

2. **血虚型便秘** 可有大便干结难下,面色无华,爪甲不荣,便后常头晕心悸,舌淡苔白,脉细弱等表现。可选用黑木耳、胡萝卜、芹菜、茄子、菠菜、核桃、红枣、瘦肉、猪血、猪肝、羊肝、甲鱼、海参等,甚者可配伍当归、何首乌、肉苁蓉等养血药物。水果选用大枣、猕猴桃、荔枝、桂圆、香蕉等。每天摄入一定量的菜类和水果,并根据患者自身喜好和习惯,选择食物搭配,做到个体化、实用性。

3. **肠腑积热型便秘** 可见大便干结,排便困难,舌红咽干,脉数等表现。此型患者,要每天多饮水,清淡饮食为主,多食果蔬,可选用胡萝卜、芹菜、菠菜等,水果则选用苹果、梨、香橙、西瓜等;应当谨慎食用大枣、阿胶、枸杞、桂圆、羊肉、狗肉、参类等食材,因为这些均属滋腻之品,对此型患者而言长期服用更易停积体内而化热,加重病情,此外要注意勿过食辛辣刺激、肥甘厚味或饮酒无度,可以适当饮用新鲜酸奶等含有多种益生菌的乳制品来调节胃肠蠕动。

五、心理教育

隗老认为便秘患者常有不同程度的精神紧张、社会压力过大等心理疾患,对于这类患者,在了解病情的基础上,应了解患者的生活质量、关注患者的心理健康,加强健康教育措施,加强心理护理,帮助患者消除疑虑,正确认识疾病的性质,减轻心理压力,增强信心,保持心情舒畅。

鼓励患者多饮水,功能性便秘患者每日晨起饮一杯温开水或淡盐水,每日饮水量1500 ~ 2000ml,增加不溶性膳食纤维的摄入,如干豆及粗粮类食物。

养成定时排便的习惯,每天定时排便,排便时间最好在早餐后进行。排便时注意力要集中,不听音乐,不看报纸杂志。也可以按摩中脘、天枢等穴,实施脐周顺时针按摩,每次 30min,每日早晚各 1 次。另外要加强身体锻炼,特别是腹肌的锻炼,可在休息时多做提肛运动。行为治疗效果不佳者，服用缓泻剂帮助排便，也可在不能自主排便的情况下，用生理盐水或肥皂水灌肠，以助排便。

六、病案

初诊：患者靳某，男，25岁。因"大便干10余年"来诊。患者平时饮食规律，少食辛辣刺激，工作压力大，性格细腻，偶多思多虑。10余年来，大便日1～2行，头干硬，甚成羊屎状，排时费力，深感痛苦，后为成形软便，大便表面偶可见鲜血，无不尽感，未系统诊治。现：大便头干硬，甚成羊屎状，后软，偶大便表面可见鲜血，排便费力，无明显腹痛腹胀，矢气可。平素怕冷，但易出汗。纳眠可，小便调。舌红，苔黄腻略厚，脉沉弦。印象诊断：便秘（气滞津亏）。

处方：生白术30g，枳实15g，厚朴15g，槟榔15g，炒莱菔子15g，当归12g，瓜蒌30g，郁李仁30g，防风12g，桂枝9g，白芍12g。7剂，日一剂，水煎服。莫沙必利（新络纳）1粒 po tid，复合乳酸菌2粒 po tid。

二诊：病史同前，服药效可。现：患者大便较前明显改善，日1行，排便费力感较前减轻，余无明显不适。纳眠可，小便调。舌红，苔薄白，脉沉弦。

处方：上方加火麻仁30g。7剂，日一剂，水煎服。新络纳1粒 po tid，复合乳酸菌2粒 po tid。

三诊：病史同前，服药效可。大便日2行，头稍干，排便略费力，大便表面已无鲜血。纳眠可，小便调。舌红，苔薄白，脉沉细。

处方：上方去桂枝，改生白术45g，加肉苁蓉30g，7剂，日一剂，水煎服。复合乳酸菌2粒 po tid，新络纳1粒 po tid。

按：患者平素工作压力较大，心思缜密，思虑过度易伤脾气，亦会暗耗阴精，使得体内津液亏少，则大便干硬如羊屎；患者偶有多思多虑，偶喜叹气，情志得不到很好的调控，肝气疏泄失职，气机不畅，致使肠腑气机运行受阻，而排便费力。故在治疗上，润肠通便、补气健脾、畅达腑气以通便，应用当归、瓜蒌、郁李仁以润肠通便，枳实、厚朴、槟榔、炒莱菔子顺气导滞以通便，生白术健脾益气，脾气正常地升清降浊有利于大肠排出糟粕，该患者平素怕冷，易出汗，故加用防风、桂枝，以畅达气机、通阳化气、通经活络，隗老善用"风药"，认为"风药"具有类似风之特性，其性"轻扬"、"开泄"、"胜湿"、"善行数变"，具有"升、散、窜、通、透、燥"的特性，在调节人体脏腑经络、调畅人体气血津液等方面具有重要作用。

现代研究表明人体胃肠道内有超过 1000 种以上的微生物，这些微生物在人体大便的形成及排出过程中有着不可替代的作用，而长期服用广谱抗生素容易使得肠道菌群失调而致病，而微生物制剂，如复合乳酸菌等，可以辅助构建正常的肠道微生态，对于缓解便秘也有重要作用。故配合新络纳、复合乳酸菌来调节胃肠动力、调节胃肠道菌群，以辅助调节胃肠道功能，帮助排便。

该患者复诊时，诸症缓解，在二诊时加用了火麻仁来加强润肠通便的作用，《药品化义》云："麻仁，能润肠，体润能去燥，专利大肠气结便秘。凡年老血液枯燥，产后气血不顺，病后元气未复，或禀弱不能运行者皆治。"

三诊时去除辛温的桂枝，加用肉苁蓉补肾助阳，润肠通便。《神农本草经》云："主五劳七伤，补中，除茎中寒热痛，养五脏、强阴，益精气，妇人癥瘕。久服轻身。"该患者平素怕冷，考虑到患者的体质因素，去除辛温的桂枝，选用甘温的肉苁蓉来助阳润肠通便，以加强疗效。

其他脏腑疾病

心系疾病

一、概述

心，位于胸腔之内，膈膜之上，两肺之间，形似倒垂未开之莲蕊，外有心包护卫。心为神之舍，血之主，脉之宗，在五行属火，为阳中之阳，起主宰人体生命活动的作用。手少阴心经与手太阳小肠经在小肠与心之间相互络属，故心与小肠相表里。

二、心的生理功能和特性

1. **生理功能**　主要有两方面：一是主血脉，二是主神志，并与舌、面等有联系。心与小肠互为表里。

（1）主血脉：心主血脉包括主血和主脉两个方面。全身的血液都在脉中运行，依赖于心脏的搏动而输送到全身，发挥其濡养的作用。心脏的正常搏动主要依赖于心气。

（2）主神志：在中医学理论中，神有广义和狭义之分。广义之神，是指整个人体生命活动的外在表现。狭义之神，是指心所主的神志，即人的精神、意识、思维活动。在中医藏象学说中，将人的精神、意识、思维活动不仅归属于五脏，而且主要归属于心的生理功能。《素问·灵兰秘典论》说："心者，君主之官，神明出焉。"《素问·邪客》说："心者，五脏六腑之大主也，精神之所舍也。"心主神明的生理功能正常，则神志清晰，思维敏捷，精神充沛；如心有病变，影响到神志活动，则可出现精神、意识、思维方面的异常表现，可见失眠、多梦、神志不宁，甚则谵狂；或见反应迟钝、健忘、精神萎靡，甚则昏迷等临床表现。

（3）在体合脉：一是气血运行的通道，即血脉对血的运行有一定的约束力，使之循着一定方向、一定路径而循环贯注，流行不止。二是运载水谷精微，以布散周身，滋养脏腑组织器官。

2. **生理特性**　心为阳脏而主通明。心位于胸中，在五行属火，为阳中之阳，故称为阳脏，又称"火脏"。火性光明，烛照万物。心喻为阳脏、火脏，其意义在于说明心以阳气为用，心之阳气有推动心脏搏动，温通全身血脉，兴奋精神，以使生机不息的作用。古代医家把心喻为人身之"日"，如清·高士宗《医学真传·头痛》说："盖人与天地相合，天有日，人亦有日，君火之阳，日也。"唐宗海《血证论》也说："心为火脏，烛照万物。"实际是强调心以阳气为用，以及心阳的温通血脉和兴奋精神的作用，并非忽略心阴的作用。若心的阳气不足，失于温煦鼓动，既可导致血液运行迟缓，瘀滞不畅，又可引起精神萎顿，神识恍惚；心阴不足，失于凉润宁静，可致血行加速，精神虚性亢奋。

心主通明，是指心脉以通畅为本，心神以清明为要。心脉畅通，需心阳的温煦和推动作用，但也需有心阴的凉润和宁静作用。心阳与心阴的作用协调，心脏搏动有力，节律一致，速率适中，脉管舒缩有度，心血才能循脉运行通畅。心神清明，固然需要心阳的鼓动和兴奋作用，但也须有心阴的宁静和抑制作用。心阳能推动和鼓舞人的精神活动，使人精神振奋，神采奕奕，思维敏捷；心阴的宁静作用，能制约和防止精神躁动。

三、病因病机

心病的病因，主要有外感六淫，特别是寒、热之邪最易犯心；内伤七情，悲喜忧思，易致心病。其他如禀赋不足，劳倦过度，饮食不节，久病重病，失治误治，病理产物停留，其他脏腑疾病的传变，均可引起各种心的病变。心的病机多以虚、实为纲。心虚，主要由于心的气血津液等基本物质缺乏，易表现出心气、心阳、心血、心阴亏损的病机；心实，多由感受邪气或病理产物停留，邪正相争所致。

四、从脾论治心系疾病

《素问·平人气象论》说："胃之大络，名曰虚里。贯膈络肺，出于左乳下，其动应衣，脉宗气也。"宗气，乃总合水谷精微之气与吸入之大气而成，积于胸中而贯注心脉。心居胸中，脾司中州，若脾气虚而失于健运，水谷精微化生的营卫之气，不能上输心肺，则宗气无力贯注心脉，而致心气不足。故健运脾气，使宗气贯注心脉，是治疗心气不足的重要环节。

心为"君主之官，神明出焉"，五脏六腑之大主，唐宗海《血证论》中说："心为火脏，烛照万物。"心与脾的关系，主要体现在两个方面：一是血液生成方面的相互依存关系，二是血液运行方面的相互协同关系。血液生成方面：心主血，心血供养脾，维持脾的正常运化；脾主运化，为气血生化之源，脾运正常，则化生血液功能旺盛，保证心血充盈。血液运行方面：心主血，推动血液运行不息；脾统血，使血液在脉中运行而不致逸出脉外。心脾协同，血液运行正常。

在病理方面心脾两脏的病变可以相互影响。如心血不足，不能供养脾运，或思虑过度，使脾失健运，出现心悸、失眠、多梦、食少、腹胀、便溏等心脾两虚证。脾之功能健运，须心阳协助，心阳温脾土，使脾阳不衰，从而保证了脾化生血液的正常。反之，脾气虚弱，运化无权，则心血的化源不足，或脾不统血，失血过多，亦会导致心血不足，出现食少、腹胀或慢性出血，以及面色无华、心悸、失眠、多梦等病症。心之所化、所生皆靠脾胃化生营养精微物质的供养，脾胃功能失调，不养心脉，不荣则痛，痰湿瘀血内阻，不通则痛，发为胸痹；脾胃居中焦，可因饮食、劳倦内伤而失其健运，致升降调达不畅，湿阻中焦，阻碍心肾交通，心火升腾无以制，肾水凉寒无以温，遂发为不寐；脾虚，运化失司，水饮内停，上凌于心，心中悸动不安，发为心悸；龙火上腾，扰乱心神，迷其心智，火无以降，燔灼津液成痰，痰火扰神，同时因脾虚气血化源不足，血虚不舍神，神游走于外，无宅可安，发为癫狂；痰阻气郁，蒙蔽清窍，则为痴呆等。应用健脾和胃法，调理脾胃以绝痰瘀滋生之源，并可预防冠心病的发生。总之，心系疾病加用健脾和胃药，可以提高临床疗效。

五、常见疾病

隗继武教授以虚实为纲，对心系疾病的诊疗有丰富的经验，现将其对胸痹、心悸、不寐的临床经验整理介绍如下。

（一）心悸

隗老认为，对本病的治疗应着眼于本虚而标实的病机。本虚主要是脏腑气血阴阳的亏损；标实则多为寒凝、气滞、痰饮、瘀血、热盛等。治法不外益气、养阴、补血、温阳、活血、化痰、清热、安神等法的配合运用，以标本兼顾。

1. "胃之大络，名曰虚里"——心气不足调中焦　如前所述，健运脾气，使宗气贯注心脉，是治疗心气不足的重要环节。心气不足，往往出现心悸不宁，动则易发，或心中空虚，惕惕而动，神疲乏力，气短自汗，面色苍白，舌淡苔白，脉象沉细弱或结、代。此类患者常常患有慢性胃疾，伴纳差、胃脘胀满、面色萎黄。

隗老指出，在治疗上应重在健脾胃，当以温运中气为要。中焦脾胃为气血生化之源，脾胃健运，心气才能充足。常选用归脾汤去木香、生姜，加丹参、赤白芍、鸡血藤等药进行治疗。方中重用黄芪、红参、白术、炙甘草补中气而益心气；辅以当归、赤白芍、丹参、鸡血藤养血活血以通脉；酸枣仁、茯神、龙眼肉、红枣养心安神。再随症加减，效如桴鼓。气虚甚者，重用黄芪，加党参或加红参；兼心虚胆怯者，加生龙齿、珍珠母，以养心镇惊；偏阳虚、肢冷形寒者，加附片、党参、桂枝，或合桂枝甘草龙骨牡蛎汤；脾虚便溏，纳呆，腹胀者，加炒白术、砂仁；阳虚水泛，肢体浮肿，小便短少者，加车前子。

2. "上不宁者，未有不由乎下"——阴虚火动填肾精　景岳谓："凡治怔忡惊恐者，虽有心脾肝肾之分，然阳统乎阴，心本乎肾。所以上不宁者，未有不由乎下，心气虚者，未有不由乎精，此心肝脾肾之气，名虽有异，而治有不可离者。亦以精气互根之然，而君相相资之全力也。"因心与肾并主少阴，若久病伤阴，肾水不足则心肾失交；水不济火则心火浮动。故心中动悸不宁，脉象细促。古人形容此病犹如"游鱼之失水而腾跃也"。此证若误为痰火而妄施清利，则危害甚大。

阴虚火动可见心悸不宁，或心中大动，五心烦热，口干喜饮，头晕耳鸣，舌红少苔或无苔，脉象细数或促、代。在治疗上重在滋肾。属肾阴亏虚而悸的用左归饮，由肾阳不足、命门火衰而悸的用右归饮，前者纯以补益真阴，后者在填精基础上加以温肾。肾之精气充盛，阴平阳秘，五脏安和，病无由生，其悸自愈，王旭高对其二方的配伍，功效评价极高，认为"给照阴阳，尤为熨贴"。

隗老常选用三甲复脉汤加黄连、苦参、龙骨、琥珀粉等药进行治疗。方中炙甘草通血脉，利血气；生地黄逐血痹；麦门冬生脉保神；白芍改作赤芍，与上述三药共成活血通脉之效。另外，方中又重用牡蛎、鳖甲、龟板、阿胶、鸡子黄等药滋补肾水，以育阴潜阳；加入黄连、苦参清泻心火，龙骨潜阳滋阴，琥珀清心活血以交通心肾。若再酌加丹参、川芎、桃仁、鸡血藤等活血之品，则疗效更佳。兼有血瘀，胸闷憋痛，口唇紫黯者，加生蒲黄、益母草、川芎或合血府逐瘀汤，以活血通络；胸痛甚者，加元胡、檀香；夹有痰湿者，去麦冬，入制半夏、陈皮、菖蒲、白术。

3. **"脉结代，心动悸，炙甘草汤主之"——气阴两虚重治心** 气阴两虚可见心悸气短，体倦乏力，汗多口渴，舌红少津，脉象虚数、虚大或结、代。在治疗上重在养心复脉。因心主血脉，阳气不足则无以畅血脉，阴血不足则无以养心神。若气阴两虚，心失所养，可致心动悸；气阴虚衰，鼓动无力，脉气不相接续，失其常度，又可致脉结、代。

对于气阴两虚的心律失常，隗老常选用《伤寒论》的炙甘草汤加丹参、赤芍等进行治疗。隗老常言，炙甘草汤气血阴阳俱补，方中生地黄、麦门冬、大枣、麻仁、阿胶滋阴养血；人参、桂枝、炙甘草、生姜、清酒益气通阳；可再加入甘松、苏叶芳香行气，葛根、丹参、赤芍等品活血通脉，以上诸药合用，气阴双补而养心复脉。

临床上，兼见虚烦不眠、口舌生疮、惊悸多梦者，上方加黄连、朱砂；兼见失眠多梦、疲乏无力、少气懒言、食欲不振者，上方加黄芪、远志、知母、炒酸枣仁；耳鸣头晕，肝阳上浮者加灵磁石、珍珠母；外感后惊悸多汗、全身酸困者，原方加白芍；兼见烦躁易怒、惊恐不安、失眠多梦者，原方加生龙牡、炒酸枣仁、柏子仁、制乳没、桂圆、山茱萸。若心肺气虚，血行不足，则见心悸、气短，头晕，神疲，口干欲饮，治宜益气养脉，方选生脉散为主。用人参补肺气，麦冬清肺气，五味子敛肺气，用"一补一清一敛"来益气复脉。

4. **"痰饮上阻，清阳失旷"——心阳不通重痰瘀** 心阳不通，往往挟有痰瘀阻滞，可呈现心胸闷痛，日久不愈，或心悸气短，或肢体麻木，舌质暗红，或有瘀斑，苔白腻，脉象沉细或弦滑或结、代。"痰饮上阻，清阳失旷"，心为阳脏，上居清旷之地，积湿蕴痰，脾土虚湿，清者难升、浊者难降，留中滞隔，淤而成痰则不能升清降浊，偏于痰饮者，症见心悸，失眠，胸闷，痰多，纳差，时而有恶心欲吐，舌胖大苔厚腻，脉滑，治宜化痰宁心，以"治痰总剂"二陈汤为基础方。当肾阳虚时，肾不主水，水邪泛滥，上凌于心，则出现水气凌心证之心悸怔忡，形寒腹冷，小便短少，治宜温化水湿为当务，然后才温补肾阳、散水邪、宁心神，宜选苓桂术甘汤。痰浊内阻，胸痹心痛者，可合瓜蒌薤白半夏汤。

若心脉血运不畅，血行迟滞则可致心悸怔忡，胸部憋闷疼痛，颜面黧黑，舌质紫黯，或有瘀点、瘀斑，脉细涩或结代。治宜活血祛瘀，行气理气，益气通脉，方选血府逐瘀汤为主。

隗老常言，临床上痰瘀常常并见，治疗时不仅要温通心阳，也应重用祛痰化瘀之品，重在痰瘀并治。因人体津液精血均赖阳气的推动而行于周身。若阳气不足，津液凝滞则为痰浊；血液凝聚则为血瘀，痰瘀相搏，更致心阳不通，病结难消。唐容川在《血证论》中指出，心病怔忡，若不属虚证，则多"夹痰瘀"为患。故治疗心悸属痰瘀痹阻、心阳不通者，在温通心阳的同时，必须痰瘀并治，方可奏效。隗老常选用桂枝甘草汤、温胆汤及血府逐瘀汤等加减运用，疗效亦较为满意。

5. **"阳动冰消、舟行水摇"——疏肝解郁宁心志** 丹溪论气血痰火湿食六郁，隗老认为，临床思忧怒致郁者多，思则气结于心伤于脾，忧则神志不遂，精气消索，心脾日益耗损，含怒未发，肝气内郁，乘胜于脾。心主血，肝藏血，血脉充盈则心有所主，肝有所藏。心血不足，则肝血也常因之而虚，肝血不足，心血也常因之而损，易出现肝郁血虚之心悸、失眠、心烦、面色无华诸血不养心、宁神、上荣所致之症，治宜疏肝解郁，养血宁心，隗老常以逍遥散为主方临证加减应用。治以柴胡，肝欲散也，佐以甘草，肝苦急也，当归以辛补之，白芍以酸泻之。治以白术、茯神等，脾苦湿也，治以白芍，心苦缓，以酸收之，佐以甘草，心欲软，以甘泻之也。纵观其论，本方有"肝郁可解，血虚可养，脾虚可补，心虚可宁"之功效，临证见有肝郁、脾虚、心神情志症状即可宗法使用。

综上所述，隗老从心悸病本虚而标实的病机入手，重视详辨脏腑气血阴阳，注重益气、养阴、补血、温阳、活血、化痰、清热、安神等法的配合运用，以标本兼顾，临床疗效显著，值得临床推广运用。

（二）胸痹

胸痹多由阴阳气血失调及寒凝、热结、痰阻、气滞、血瘀等因素引起。对病机的认识，在国内已基本趋于一致，即"本虚标实"，气血阴阳虚损是本，气滞、血瘀、痰浊为标。此病往往先有正气内虚，加之劳累过度，七情内伤或饮食不节等原因造成。隗老指出，活血化瘀可使心脉通畅，症状缓解，达到"通则不痛"的目的，可适用于本病的各种类型。根据其具体病因病机、临床表现将治疗原则及方药分述如下。

1. **通阳宣痹** 患者素体阳虚，胸阳不振或心气不足，复因寒邪侵袭，阻碍胸阳，心脉痹阻，致冠心病发作。患者常易在气候突变，特别是受寒时卒然发作。《素问·调经论》曰："寒气积于胸中，不泻则气去"，"寒邪留则脉凝泣，凝则不通"。症见胸闷心痛，遇寒则发或加剧，甚形寒肢冷，心悸短气，心痛彻背，背痛彻心，舌质暗红，苔薄白，化热则苔黄而腻，脉紧或弦紧或沉弦，病久则脉来细涩或细弦。按西医辨病此证多见于冠心病心绞痛患者。治宜宣痹通阳，散寒活血。药用瓜蒌、薤白、半夏、桂枝、甘草、当归、葛根、桃仁、丹参、赤芍、香附等。

胸闷气塞者，加元胡、橘皮、苏梗、荷叶，以理气宽胸；若痰浊较甚者，加厚朴、枳实、南星、浙贝；有瘀血胸痛甚者，加红花、地龙、土元、制乳没，以化瘀止痛；寒邪化热者，去桂枝、薤白等辛温之品，加竹茹、黄连、银花、连翘以清热化痰；大便秘结者，加火麻仁、制大黄，以润肠通便。若暑热太过，伤及心气，亦可因血脉不畅而发心痛，心气虚者，加太子参、麦冬、五味子，以益气养心；食欲不振者，加焦三仙或炒二芽，以醒脾和胃；见少阴证，脉沉细者可选麻黄细辛附子汤为基础方，随症加减，治之亦效；四肢欠温，四肢末梢紫冷者药用黄芪桂枝五物汤合当归四逆散加减。

对于胸阳闭阻或心阳不足之证，隗老一般不主张滥用桂枝、附子等辛燥之品，即便用之亦少量、短时，或于温阳药中参入益阴之品，以调节阴阳，阴中求阳，阳中求阴，防止患者有阴阳互损之变。隗老认为"阴精所奉其人寿"，燥烈本伤阴，人贵潜藏，桂附不宜大量久用。

2. **活血化瘀** 瘀血的病机多样而复杂，或痰阻或寒凝或气滞或气虚或阴精不足。素体阳虚，阴乘阳位；或受寒邪，寒主凝滞，痹阻心脉；或过食肥甘厚味，痰湿内蕴，上犯胸位，气机失畅；或阴精不足，血脉不畅；或情态失调，气郁日久，血行滞阻；或劳伤元气，气虚不能运血，血气瘀滞等，均可导致气血瘀滞而为病。症见心悸气短，胸闷心痛，或心前区、胸骨后闷，或引背内侧痛，痛引肩背，时发时止，严重者痛如针刺不可忍，唇面青紫，舌质紫黯，舌边有瘀点瘀斑，脉细涩或结代。西医辨病此证多见于冠心病心绞痛、心肌梗死等。治宜行气活血，宽胸定痛。药用丹参、赤芍、制乳没、蒲黄、五灵脂、当归、桃仁、元胡、橘皮、制香附等。

若心血瘀阻，病发于阴寒凝滞，心络不通，疼痛剧者，加熟附子、麻黄、细辛、红花，以温经通络止痛；心脉瘀阻严重，胁下癥块积结而正气未衰者，加三棱、莪术、炮甲珠、地鳖虫以活血化瘀、软坚散结；气郁化火，烦躁易怒，口苦咽干者，加丹皮、栀子以清肝泄热；头晕目眩，耳鸣烦乱者，加钩藤、夏枯草、菊花以清肝潜阳；体倦乏力，精神不振，动则气急，怔忡不安，遇劳累则胸痛发作，舌质暗或有瘀斑，舌胖或边有齿印，脉象细涩，证属气虚血瘀，治以益气活血止痛，用补阳还五汤加减（黄芪、桃仁、红花、当归尾、丹参、泽兰、郁金、赤白芍，黄芪可用至 30 ～ 60g）；湿热内阻，口苦脘痞，舌苔黄腻者，可选用黄连温胆汤加藿香、佩兰、浙贝、薏苡仁以清热化湿，待苔腻得化，湿热稍减，再用活血化瘀通络之品。

3. 行气涤痰　脾胃虚弱，水谷精微壅滞不化，而为痰邪，或过食肥甘，湿热积滞损伤脾胃，气机不畅，内生痰热，或肝郁气滞，肝木克脾，升发不及，痰浊内蕴或脾阳肾阳亏虚，无力蒸腾气化，水湿日久为痰等。症见胸闷如室，痛引肩背，心悸怔忡，神疲乏力，体胖多痰，苔浊腻，质暗红。治宜行气涤痰，通阳除痹，兼活血化瘀。药用陈皮、半夏、制南星、瓜蒌、天竺黄、郁金、丹参、薏苡仁、茯苓、佩兰、豆蔻、枳壳、黄连、竹茹、泽兰、元胡、檀香、桂枝。

舌苔厚腻可用白芥子、皂荚以涤除顽痰，大便秘结时可选用瓜蒌仁、火麻仁、柏子仁、熟大黄以润肠通便。心痛胸闷明显者加降香、参三七；失眠不安者加夜交藤、合欢皮、龙齿、琥珀粉；肾阳不足，腰痛绵绵，腰膝酸软，畏寒肢冷，气短气促，面色苍白，加仙茅、仙灵脾、菟丝子等。血瘀气滞在上法基础上也可加用三七、王不留行、苏木行气活血；下肢肿甚可加用防己、泽兰、益母草、车前草、猪苓、茯苓皮等；夜尿频时加菟丝子、金樱子、桑螵蛸。

4. 益气养阴　气阴两虚是冠心病的常见病机。究其原因：或禀赋不足，素体虚弱，或邪热犯心，心阴耗伤，或思虑过度，积劳虚损，耗伤气阴，气有亏损，运血无力，血脉淤滞，则发心痛。症见心悸怔忡，胸痛隐隐，或有刺痛，短气乏力，虚烦失眠，自汗盗汗，手足心热，口干少津，小便短黄，舌红少苔或光剥无苔，脉细弱或细数或结代。治宜益气养阴，宁心安神，活血通络。药用人参、麦冬、五味子、生地、玄参、柏子仁、酸枣仁、炙远志、茯神、当归、丹参等。

若兼阴虚火旺，心烦失眠者，加炒黄连、炒栀子以清心泄热；肾阴亏虚，腰酸耳鸣，口干咽苦，加龙骨、牡蛎、珍珠母，以潜镇宁心；头晕耳鸣，烦热口苦，心悸腰酸，为阴虚阳亢，心脉气血运行不畅所致，酌加天麻、钩藤、生石决明、草决明、豨莶草、海桐皮、夏枯草、罗布麻、玉竹等；气机郁滞，胸闷憋气，自感窒息者，加郁金、瓜蒌皮、薤白、陈皮以宽胸散痹；心脉瘀阻，胸闷刺痛，舌边瘀点者，加三七粉、赤芍、桃仁、红花，以活血化瘀；失眠严重者夜交藤、柏子仁；心悸怔忡者加龙骨、苦参；胸脘闷胀，纳食呆滞者，加炒山楂、炒二芽、香橼皮、炒枳壳，以理气和胃。口服成药可选知柏地黄丸或天王补心丹。

隗老认为，心气阴两虚，常伴有大肠津液不足，或排便乏力致大便干燥难解。真心痛患者大便用力过猛易猝死，故临床用药，须确保大便畅通，可用番泻叶 10 ~ 20g，开水泡服当茶饮。为防气阴耗伤，亦可用生脉承气汤（人参、麦冬、五味子、芒硝、厚朴、大黄）与其他方药加减化裁。

总之，隗老认为本病不是一种单纯的虚证或实证，而是一种虚实并见的病证。在心绞痛发作时，应当急则治其标，活血化瘀或理气逐痰乃本病施治大法。在心绞痛缓解期，结合病情可采取标本同治的方法，气虚者配益气以强心，阳虚者佐温阳以复脉，血虚者养血使其盈，阴虚者滋阴以养心，痰阻者祛痰消其塞。这对患者体质的恢复和疗效的巩固有很大的帮助。

（三）不寐

对于不寐证，隗老常引《灵枢·邪客篇》："卫气者，出其悍气之漂疾而先行于四末、分肉、皮肤之间而不休者也，昼日行于阳，夜行于阴，常从足少阴之分间行于五脏六腑。今厥气客于五脏六腑，则卫气独卫其外，行于阳不得入于阴。行于阳则阳气盛，阳气盛则阳跷陷，不得入于阴，阴虚，故目不瞑。黄帝曰，善！治之奈何？伯高曰：补其不足，泻其有余，调其虚实，以通其道而去其邪，饮以半夏汤一剂，阴阳已通，其卧立至。"

隗老认为不寐主要由于"厥气客于五脏六腑"，治之无非"补其不足，泻其有余"。现将隗老常用治疗大法分述如下。

1. **清肝泻火**　如情志不舒、暴怒伤肝，肝郁化火，木火助长心火，神不得安则不寐。然风木过动，多致胃腑不和。隗老认为对肝火扰心之不寐，当清泻肝胆，兼宜安胃。治以丹栀解郁汤合龙胆泻肝汤泻肝胆实火为主，泻火之药多苦寒伤胃，故佐以健脾安胃之品。

2. **清化痰热**　痰热内扰，因致失眠，用温胆汤等涤痰熄热，清肝利胆取效的病例也不少。此证多由于饮食不节，肠胃受伤，宿食积滞，酿成痰热；或嗜酒无度，恣食生冷、肥甘厚味，则损伤脾胃，致痰湿内生，郁而化热，痰热内扰神明，则心神不宁，卧不得安。痰热内扰之不寐，多因食、痰、火相因或相兼为患，故必权衡三者之轻重而治之，然"治痰必降其火，治火必降其气。"故拟清化痰热，理气消食为治疗本病之法。方拟黄连温胆汤加减。

3. 益心脾，和胃气，调营卫　《灵枢·营卫生会篇》说："营卫之行，不失其常，则昼精而夜瞑。"《景岳全书·不寐》指出："无邪而不寐者，必营气之不足也。营主血，血虚则无以养心，心虚则神不守舍。"故凡各种原因导致阴血不足，血不养心，神不守舍，而成不寐，或因胃卫不和，夜来阳不入于阴，阴不涵阳，亦会导致不寐。寒热虚实，均可引起肠胃不和；肠胃不和，皆能导致失眠。《内经》谓："胃不和则卧不安。"故对心脾两虚无邪之不寐，当养血以宁心神，健脾以资化源，调和营卫以复其常。证之临床，收效甚捷。

4. 养心缓急　《金匮要略》谓："妇人脏躁，喜悲伤欲哭，象如神灵所作，数欠伸，甘麦大枣汤主之。"脏躁患者发作，神志恍惚，不能安然入睡，眠中烦惊。证属心肺阴虚，治宜合用甘麦大枣汤、百合地黄汤。

胆为中正之官，肝胆互为表里，故惊恐伤胆，致胆气虚，胆夺心气，心气亦虚，或久病体弱，心血暗耗，损伤心气，心虚胆怯，神无所附，致心神不安而不寐。虚证不寐，当辨明虚的部位、主次、性质，方能遣方用药。

5. 滋阴清火　阴虚阳亢，心君不宁，往往引起失眠。多因素体虚弱或久病、劳倦、房室不节，损伤心肾之阴，水不济火，则心阳独亢；或五志过极，心火内炽，不能下交于肾，心肾失交，心火亢盛，热扰神明，神志不宁，因而不寐。不清其火则神不安而阴更伤，不养其阴则水不滋而火更旺，相互为害。投滋肾柔肝、滋阴降火之品，从而育阴潜阳，引阳入阴，当效仿黄连阿胶汤法，故其治疗不可纯用滋阴或一味清火，当滋阴清火并施，根据阴虚火盛的不同程度，选方用药有所侧重。

总之，隗老认为对于不寐证，究其机理，其虚实两端一由邪气之扰，一由营气不足。邪气之扰者无非痰火湿食诸邪上扰神明也，营气不足者，言阴血虚而神明失养也。然临证每多兼挟，往往虚实互见，当谨守病机，详察施治。

附：胆心综合征

胆心综合征是指由胆道疾病（急慢性胆囊炎、胆结石等）引起的酷似冠心病症状为主要表现的胆道疾病并发症，其心脏症状的严重程度与胆道疾病病情呈正相关，心脏并无器质性病变，心脏症状随胆道疾病的控制或治愈而缓解甚至完全恢复。

　　隗继武教授在临床治疗胆囊炎、胆结石的患者时，如伴有心悸、怔忡、失眠等症，常在利胆排石方（茵陈四逆散合三金汤）中加宁心定悸之品，如柴胡 12g，茵陈 24g，鸡内金 15g，郁金 12g，金钱草 30g，制大黄 12g，炒栀子 12g，枳壳 9g，丹参 30g，降香 5g，香附 9g，延胡索 12g，炒酸枣仁 15g 等。若伴见高血脂者，则酌加降脂药物。

肺系疾病

一、概述

肺病是肺系疾病的一大总称，肺病是指在外感或内伤等因素影响下，造成肺脏功能失调和病理变化的一类病证。隗老提醒大家生活中要多了解肺病的常识，一旦发现有肺病的症状，应及时就诊治疗。笔者对肺的生理功能、病因病机、肺病的种类及隗老治疗肺病的经验总结如下。

二、生理功能

肺为五脏之华盖，其位最高，外合皮毛，肺为娇脏，不耐寒热，又为清肃之脏，不容异物，故外感和内伤因素都易伤损肺脏而引起病变。肺主气司呼吸，故肺病多以气机升降失常为病机，常见证型有肺气亏虚、阴津亏耗、寒邪犯肺、邪热乘肺、痰浊阻肺等。

（一）主气司呼吸

1. **主一身之气**　肺主一身之气的生成，体现于宗气的生成。一身之气主要由先天之气和后天之气构成。宗气属后天之气，由肺吸入的自然界清气，与脾胃运化的水谷之精所化生的谷气相结合而生成。宗气在肺中生成，积存于胸中"气海"，上走息道出喉咙，以促进肺的呼吸，如《灵枢·五味》所说"其大气抟而不行者，积于胸中，命曰气海，出于肺，循喉咽，故呼则出，吸则入"，并能贯注心脉以助心推动血液运行，还可沿三焦下行脐下丹田以资先天元气，故在机体生命活动中占有非常重要的地位。宗气是一身之气的重要组成部分，宗气的生成关系着一身之气的盛衰，因而肺的呼吸功能健全与否，不仅影响宗气的生成，也影响一身之气的盛衰。

2. **主呼吸之气**　肺主呼吸之气，是指肺是气体交换的场所。如《素问·阴阳应象大论》说："天气通于肺。"通过肺的呼吸作用，不断吸进清气，排出浊气，吐故纳新，实现机体与外界环境之间的气体交换，以维持人体的生命活动。肺通天气固寿命,《素问·宝命全形论》指出"人以天地之气生,四时之法成",是说人体的构成离不开气;如果肺能应时而吸清净之气,"虽有贼邪,弗能害也",故《素问·生气通天论》提出"故圣人传精神,服天气,而通神明",依此就能达到健康长寿之目的。《素问·六节脏象论》又指出"天食人以五气",是说人一旦生命形成之后,则需要天地之气来维持生命活动,说明气与肺关系密切;又说"肺者气之本",二者表明肺不仅能主呼吸之气,还能主一身之气,因此凡人体所需之气离不开肺的作用。

(二)主行水

肺主行水,是指肺气的宣发肃降作用推动和调节全身水液的输布和排泄。《素问·经脉别论》称作"通调水道"。肺主行水的内涵主要有两个方面:一是通过肺气的宣发作用,将脾气转输至肺的水液和水谷之精中的较轻清部分,向上向外布散,上至头面诸窍,外达全身皮毛肌腠以濡润之;输送到皮毛肌腠的水液在卫气的推动作用下化为汗液,并在卫气的调节作用下有节制地排出体外。二是通过肺气的肃降作用,将脾气转输至肺的水液和水谷精微中的较稠厚部分,向内向下输送到其他脏腑以濡润之,并将脏腑代谢所产生的浊液下输至肾(或膀胱),成为尿液生成之源。

(三)朝百脉,主治节

1. **肺朝百脉** 是指全身的血液都通过百脉流经于肺,经肺的呼吸,进行体内外清浊之气的交换,然后再通过肺气宣降作用,将富有清气的血液通过百脉输送到全身。

2. **肺主治节** 是指肺气具有治理调节肺之呼吸及全身之气、血、水的作用。《素问·灵兰秘典论》说:"肺者,相傅之官,治节出焉。"肺主治节的生理作用主要表现在四个方面:一是治理调节呼吸运动:肺气的宣发与肃降作用协调,维持通畅均匀的呼吸,使体内外气体得以正常交换。二是调理全身气机:通过呼吸运动,调节一身之气的升降出入,保持全身气机调畅。三是治理调节血液的运行:通过肺朝百脉和气的升降出入运动,辅佐心脏,推动和调节血液的运行。四是治理调节津液代谢:通过肺气的宣发与肃降,治理和调节全身水液的输布与排泄。由此可见,肺主治节,是对肺的主要生理功能的高度概括。

三、病理特点

1. **肺气亏虚** 劳伤过度,病后元气未复,或久咳久喘耗伤肺气,或气的生化不足，以致肺气不足，肺气不足则肺失宣肃，肺不主皮毛。主要脉症：倦怠懒言，面色少华，极易感冒，恶风形寒，或有自汗，若咳嗽则咳而无力，痰多清稀，舌淡苔白，脉虚弱。证候特征：本证以肺气不足和卫气不固的见症为主，此外，尚有一般的气虚见症。本证与阴津亏耗证的鉴别：本证为肺气不足和卫外功能减退，而表现为气短、自汗、畏风、易感冒等症；彼为肺之阴津亏耗，表现为阴津不足和有热象，如干咳少痰、潮热盗汗等症。

2. **肺阴亏耗**　痨虫蚀肺，久病咳喘，气血亏耗，或燥热之邪犯肺，耗伤阴津，以致肺阴不足，阴不足则虚热内生，肺失滋润而不能肃降。主要脉症：干咳少痰，或痰中带血，声音嘶哑，午后颧红，潮热盗汗，形体消瘦，舌质红，苔少，脉细数。证候特征：本证以肺虚气失宣肃、津亏不润及阴虚生热的见症为临床特征。本证与燥邪犯肺证的鉴别：本证为肺脏自病，以阴津亏虚为主症，如干咳少痰、潮热盗汗等；而燥邪犯肺证，以外感燥邪为主，虽亦有肺失清润，干咳少痰，咽喉干燥，但伴有外感表证。

3. **寒邪犯肺**　气候寒冷，衣服单薄，或贪凉饮冷而寒邪犯肺，肺为寒束则失于清肃，寒邪着于皮毛则卫表不和。主要脉症：咳嗽痰稀薄，鼻塞流清涕，恶寒发热，头身痛楚，无汗，苔薄白，脉浮紧。证候特征：本证除有寒邪束肺，肺气失宣的证候外，尚有恶寒发热等风寒表证。本证与寒饮内阻证的鉴别是：本证为外感寒邪，肺气失宣，故表现为咳嗽痰稀薄，恶寒发热等；而寒饮内阻证则为饮邪碍肺，肺失宣降，故以咳嗽气急，痰白如沫如涎而量多等症为主要表现，而无外感表证。

4. **邪热乘肺**　外感风热，或寒郁化热，邪热上乘于肺，肺为清虚之脏，热邪蕴肺则肺失宣肃。主要脉症：咳嗽，痰黄或黄白相兼，痰不甚黏稠，痰量一般不多，或有鼻塞流黄涕，或恶风身热，咽喉疼痛，苔薄黄，脉浮数。证候特征：本证除有邪热阻肺，肺失清肃的证候外，尚有恶风身热，咽喉疼痛，苔薄黄，脉浮数。本证与痰热蕴肺证的鉴别：本证兼具肺失宣肃与风热表证；而痰热蕴肺证则为痰浊化热或热邪灼津为痰，痰与热壅塞于肺，肺失宣肃证，故以咳嗽痰多痰黄，或痰鸣或痰中带脓血等为主要表现，一般无外感表证。

5. **痰浊阻肺**　常因感受外邪，或久病咳喘，以致肺不布津，聚津为痰而阻于肺，或脾气亏虚，脾不输津，聚湿成痰，上渍于肺。肺为痰阻，宣肃失职。主要脉症：咳嗽痰多黏稠，色白或灰白，胸满憋闷，气息急促，喉中痰鸣有声，甚至倚息不能平卧，苔白厚腻，脉弦滑或濡滑。证候特征：本证兼有肺失宣肃和痰浊壅盛见症。

四、治疗原则

肺病由外邪侵袭，或痰饮内聚，或肺气阴不足所致，亦可因其他脏腑、血脉病证传变而致。隗老治肺病以祛风宣肺、清热润燥、肃肺化痰、温肺化饮、滋阴降火、益气养阴等为法。

1. 宣降肺气 肺病的基本病机之一是肺失宣肃，因此，宣降肺气为肺病的治疗要点。《素问·藏气法时论》说："肺苦气上逆，急食苦以泄之"；"肺欲收，急食酸以收之，用酸补之，辛泻之"。肺气不宣，则以辛散之品，驱散表邪，宣发肺气。肺为清虚之脏而处高位，故宣发肺气应以轻清之品，正如吴鞠通所谓"治上焦如羽，非轻不举"；肺为娇脏，不耐寒热，且肺恶燥，燥则肺气上逆而咳喘，甘润可使肺气自降，清肃之令自行，所以宣散之品又宜辛平甘润。肺气上逆，则用苦降酸收之品，以肃降肺气。酸收意在固摄耗散之肺气，但注意勿收敛邪气。苦降时常与宣散同用，虽有主次，但重在一宣一降，顺其肺之开阖。

2. 扶正祛邪 邪气壅遏于肺，肺失宣肃，法当祛邪；肺之气阴亏虚，肺不主气，法当补益。故扶正祛邪，为肺病的治疗要点。常用的治法有补益肺气、滋阴润肺、温肺散寒、清泄肺热、化痰降逆等，此为直接对肺进行补泻法。另外，尚有根据五脏生克关系对肺进行间接补泻法。如虚证，有补土生金，即通过补脾（补母）以益肺（补子）；有金水相生，即通过滋肾（补子）以益肺（补母）等治法以实现对肺脏的补益。如实证，有泻肝的治法，即通过生克关系治疗木火刑金（肝火犯肺）的病证。肺之实证也可通过脏腑表里关系进行治疗，如泻大肠，使肺热或痰浊从大肠下泄以治肺实证。

3. 重视调护

肺病证尤应注意预防感冒，病室要寒暖适宜，气候变化时要及时加减衣服。病室应通风换气，保持空气新鲜，患者尽可能避免接触刺激性气体、粉尘等，更应戒烟。饮食应清淡，易消化，一般忌辛辣醇酒，或生冷肥甘。

五、常见疾病

（一）咳嗽

咳嗽的病名首见于《内经》，是六淫外邪侵袭肺系，或脏腑功能失调，内伤及肺，肺失宣降，肺气上逆，冲击气道，以发出咳声或伴有咳痰为主要表现的一种病症。有声无痰称为咳，有痰无声称为嗽，有痰有声为咳嗽。

1. 历史沿革　《内经》对咳嗽的病因、症状、证候分类、病理转归、治疗都有详细论述。《素问·咳论》指出咳嗽是"皮毛先受邪气"，"五脏六腑皆令人咳，非独肺也"。强调外邪犯肺或脏腑功能失调，病及于肺，皆能致咳。五脏六腑之咳"皆聚于胃，关于肺"，咳嗽不止于肺，亦不离乎肺。《景岳全书》首次把咳嗽分为外感与内伤两大类，论述了外感咳嗽和内伤咳嗽的病理过程；强调辨证当以阴阳虚实为纲，外感咳嗽宜"辛温"发散为主，内伤咳嗽宜"甘平养阴"为主要治则。赵献可《医贯》对咳嗽的治疗提出"治之之法不在于肺，而在于脾，不在于脾，而反归于肾"。王纶《名医杂著·论咳嗽证治》："治法须分新久虚实，新病风寒则散之，火热则清之，湿热则泻之；久病便属虚、属郁，气虚则补气，血虚则补血，兼郁则开郁，滋之、润之、敛之，则治虚之法也。"虞抟《医学正传》："欲治咳嗽者，当以治痰为先。治痰者，当以顺气为主，是以南星、半夏顺其痰，而喘咳自愈；枳壳、橘红利其气，而痰饮自降。"喻昌《医门法律》论述了燥的病机及其伤肺为病而致咳嗽的论治，创立温润、凉润治咳之法。

2. 隗老治疗经验

（1）调补肺肾：隗老在临床实践中将调补肺肾法用于多种慢性肺系病的临床治疗中，如肺间质病变、支气管哮喘缓解期、慢性阻塞性肺疾病稳定期等，并针对疾病的不同特点，配合他法，减少了疾病的发作或加重，缩短了急性发作期的病程，并减轻了发作期的病情，有效延缓了疾病的发展。通过跟师学习，体会隗老临床应用调补肺肾法，进一步阐释了隗老调补肺肾法的内涵。

隗老认为该治法系从肺系疾病病机根本入手，并从病机切入治法，体现了缓则治本的原则。解读"调补"之意，远非补肺、补肾那么简单，而是在"补"之中融合了"调"法。所谓"调"，即寓补于调，以调为顺，其实质包括了调补、调理、调畅等诸多含义，"调"与肺关系密切，"补"与肾密切相关，但调肺又寓补，补肾又寓调，调补体现了标本兼顾的治疗方法，也充分体现了隗老在临床实践中对疾病本质的深入领悟，以及对中医理论的充分发挥与运用。调补肺肾法的提出，体现了缓急有侧重，虚实有兼调；攻补兼施贯穿治疗的始终。隗老根据疾病的各个不同阶段，将调补脾肾法灵活恰当地加以应用，从而取得了良好的临床疗效。

隗老重视调补肺肾在慢性肺系疾病中的重要性。隗老深研经典，并与临床实践相结合，认为临床上一些慢性肺系疾病的病机与肺肾关系密切，早期根据慢性支气管炎、肺气肿稳定期的临床表现，并运用中医理论，总结出慢性肺系疾病病机特点，认为其疾病的根本多为本虚标实。从脏腑病机角度来看，疾病的主要病位在肺肾两脏，隗老提出调补肺肾的治疗法则，并创立了调补肺肾方，用药主要包括冬虫夏草、西洋参、枸杞子、山萸肉、淫羊藿等。

（2）从风治咳：在临床实践的基础上，隗老发现并提出"风咳"，结合风哮治疗经验，从风论治，提出"从风治咳"。"风哮"、"风咳"的提出发展了对疾病的认识，同时也为临床治疗疾病开拓了新的思路和治疗方法，是在继承前人经验基础上的创新与发展。笔者在前人经验研究的基础上，进一步挖掘、深化了隗老关于"从风论治"咳嗽病的学术思想内涵。

隗老"从风论治"慢性咳嗽体现在对病因病机的认识、治法、方药的各个方面，最重要的基础反映在其对病因病机本质的认识：病机基础体现在其以"风性"反映疾病的本质，既反映病势的急骤变化，又反映致病因素中的外风、风盛的体质因素，以及气道挛急、风盛挛急的病机特点，而非局限于单纯的"外风"致病。在此病机认识的基础上提出疏风宣肺，缓急止咳，体现了治法上的从风论治，具体表现为疏风以宣肺、缓急解除气道痉挛。用药上，隗老深入研究了"风药"的应用及发展后，除常规擅用疏风、祛风药外，其结合现代药理学研究，取白芍、山萸肉、白果、乌梅等，舒缓气道，以舒缓气道之法解挛急之风势。对缓急药物的运用，体现了隗老对"风药"内涵的扩大。

隗老"从风论治"慢性咳嗽，在病机演变的认识上将其分为初期、发作期、缓解期；治疗上则根据病势分为缓急解痉为主或止咳利咽为主阶段，而疏风宣肺法贯穿疾病治疗的始终。治疗法则为"疏风宣肺，缓急止咳利咽"，常用药物为炙麻黄、杏仁、紫菀、苏子、苏叶、炙杷叶、地龙、蝉蜕、牛蒡子、五味子、前胡等。概括总结了隗老对慢性咳嗽病机演变的认识以及根据疾病不同阶段治疗的辨证思维模式。并在临床中灵活思辨，配合采用多种治疗方法，临床运用中有主有次，有急有缓，治标顾本，法专而不死，充分体现了辨证论治与整体观念相结合。

（3）治法：通过对隗老治疗慢性咳嗽学术经验的整理及总结研究，可以看出隗老"从风论治"慢性咳嗽，已经形成了较为完整的理法方药体系。其辨证思维体系，讲究辨证求因，审因论治，始终强调临床思维过程中的"理法方药的一致性"。

①养阴润肺：临床所见慢性咳嗽，常以干咳为主，少痰或无痰，多非津伤肺燥所致，乃肺失宣发之故，不可妄投滋阴之药。但风为阳邪，日久亦可伤阴，临床辨之如属风阳化燥，津伤失养所致，虑其肺喜润而恶燥，有津伤之象者，可适当选用滋阴生津之品，如沙参、麦冬、芦根等。

②表里同治：隗老临证中尤其重视脏腑之间的关系在治疗中的应用。肺与大肠相表里，肺胃相关，降胃气有助降肺气。因而临床重视患者的大便、纳食等情况，大便干燥者或治以润肠通便，或以通下之法，大便调畅则有助于肺之宣降功能正常；肺胃相关，胃气上逆，不利肺气调畅，因而常用陈皮、旋覆花等既可调胃，又可化痰，一药多用，此也为隗老临床用药之一大特色。

③活血通络：叶天士谓"久病入络"，肺之功能有"肺朝百脉而治节"。慢性咳嗽日久不愈，则当考虑络脉瘀阻。对久咳者，隗老常加用活血药，如丹参、茜草、当归、葛根等，尤喜用葛根。葛根入肺、胃二经，能透、能清，活血行气，通调肺胃之气，且能解表散风，一药多用。同时，隗老方中常用酸敛之白芍、解痉之地龙，也有活血之用。"治风先治血，血行风自灭"，活血药与祛风药配伍还可增强疏风药的效果，实际上很多风药也兼有血分药的作用，《本经》谓麻黄能"破症坚积聚"。《内经》曰："疏其血气，令其条达，而致和平。"临床应用地龙、葛根等，能通利血脉，百脉通利则有利于肺气宣降，并能活血化瘀，改善肺部微循环。

④调补肺肾：慢性咳嗽多久病难愈或反复发作，究其根本，必有本虚之性。因而隗老在疾病的治疗过程中，常根据患者标本缓急施以调补肺肾之法，或补肾纳气，或益气养阴，以疏风宣肺为主，调补肺肾为辅。对咳止，预防复发时，常以调补肺肾为主。总之，隗老在慢性咳嗽的治疗中辨证施治，灵活应用各法，疏风宣肺、缓急利咽止咳为其常法，为其根本，但同时多法兼用，灵活施用。

（二）肺痈

肺痈一词，首见于《金匮要略·肺痿肺痈咳嗽上气病脉证治》，该篇有"咳而胸满，振寒，脉数，咽干不渴，时出浊唾腥臭，久久吐脓如米粥者，为肺痈"的记载，并提出"始萌可救，脓成则死"的预后判断，强调早期诊断、早期治疗的重要性。中医言肺痈因风热邪毒蕴滞于肺，热壅血瘀，血腐化脓而成。《金匮要略》论及肺痈外因于风、痰、饮三邪致病，内源于正气本虚、痰热素盛，病位在肺，热壅血滞成瘀，痰热与瘀血互结，蕴酿成痈，血败肉腐化脓，肺损络伤，脓疡溃破外泄而吐腥臭浊痰。《柳选四家医案·环溪草堂医案》有言："肺痈之病，皆因邪瘀阻于肺络，久蕴生热，蒸化成脓。可见成痈化脓的病理基础在于血瘀。

肺痈临床分四期，初期即为表证期，风寒或风热之邪袭表，内郁于肺，或内外合邪，肺卫同病，肺失清肃，法当疏风清肺、化痰止咳；成痈期邪毒蕴肺，热壅血瘀，蕴酿成痈，治以清肺解毒、排脓消痈；溃脓期血败肉腐，脓液内溃外泄，理应清热排脓解毒；恢复期邪毒渐去，正气渐虚，阴伤气耗，肺脏损伤，更重益气养阴、清养补肺。肺痈分期论治，是历代医家临床诊疗精萃的总结，并在临床中不断探索推敲、发展进步，以此为据，临证多能显效。

隗老结合多年临床经验，辨治肺痈不拘泥古训，主张"祛瘀通络消肺痈，扶正祛邪贯始终"。他认为肺痈的发展演变无外邪正的消长。辨治肺痈必据其邪正盛衰的程度，决定遣方用药中扶正、祛邪的强度。肺痈初起，祛邪当先，扶正宜慎，适当配伍益气扶正之品，可扶助正气驱邪外出，勿贸然过用扶正，以防留寇；痈脓已成或脓成已溃，祛邪为主，有脓必排，宜大剂清热解毒、消痈排脓之品，佐以扶正，可重用黄芪之类益气托毒排脓；恢复期邪去正虚或正虚邪恋，热退身凉，脓痰转清，反遗体倦乏力、自汗、盗汗、口干引饮等气阴两虚之候，宜重扶正，佐以祛邪，重用益气养阴之品，共复已衰之正气、已亏之阴津、已损之肺体。

与此同时，针对血瘀，隗老注重活血祛瘀通络，根据患者脉证，辨别血瘀轻重，血瘀轻证药用川芎、郁金、丹参、桃仁、红花等行气活血祛瘀之品；血瘀重证则予三棱、莪术、穿山甲等破血消癥之药；对于肺痈之气血凝滞、肺络瘀阻，尤善用地龙、全蝎、蜈蚣等虫类药物通肺络、散邪毒、化痰瘀。经过治疗的患者咳嗽、咯痰、胸痛等症状多能药到症缓，可观察到脓肿空洞洞壁变薄，逐渐缩小吸收。现代医学研究发现，活血化瘀药具有改善呼吸道及肺组织的微循环，增加其血流量及解除支气管平滑肌痉挛，抗感染，抗缺血缺氧，促进组织修复与再生，促进增生性病变的转化和吸收，改善机体免疫功能等多种作用。活血祛瘀通络用于肺痈证治，从中医学与现代医学的角度，均有据可循。

（三）哮病

哮病是由于宿痰伏肺，遇诱因或感邪引触，以致痰阻气道，肺失肃降，痰气搏结所引起的发作性痰鸣气喘疾患。发作时以喉中哮鸣有声，呼吸气促困难，甚至喘息不能平卧为主要表现。哮病是内科常见病证之一，在我国北方更为多见，一般认为本病发病率约占总人口的 2%。中医药对本病积累了丰富的治疗经验，方法多样，疗效显著，它不仅可以缓解发作时的症状，而且通过扶正治疗，可达到祛除夙根，控制复发的目的。

《内经》虽无哮病之名，但有"喘鸣"、"齁喘"之类的记载，与本病的发作特点相似。《金匮要略》将本病称为"上气"，不仅具体描述了本病发作时的典型症状，提出了治疗方药，而且从病理上将其归属于痰饮病中的"伏饮"，堪称后世顽痰伏肺为哮病夙根的渊源。《诸病源候论》称本病为"呷嗽"，明确指出本病病理为"痰气相击，随嗽动息，呼呷有声"，治疗"应加消痰破饮之药"。直至元代朱丹溪才首创"哮喘"病名，阐明病机专主于痰，提出"未发以扶正气为主，既发以攻邪气为急"的治疗原则，不仅把本病从笼统的"喘鸣"、"上气"中分离出来，成为一个独立的病名，而且确定了本病的施治要领。明《医学正传》进一步对哮与喘做了明确的区别。后世医家鉴于哮必兼喘，故一般通称"哮喘"，为与喘病区分故定名为"哮病"。

哮病的发生，为宿痰内伏于肺，每因外感、饮食、情志、劳倦等诱因而引触，以致痰阻气道，肺失肃降，肺气上逆，痰气搏击而发出痰鸣气喘声。

1. 病因

（1）外邪侵袭：外感风寒或风热之邪，失于表散，邪蕴于肺，壅阻肺气，气不布津，聚液生痰。《临证指南医案·哮》说："宿哮……沉痼之病……寒入背腧，内合肺系，宿邪阻气阻痰。"吸入风媒花粉、烟尘、异味气体等，影响肺气的宣发，以致津液凝痰，亦为哮病的常见病因。

（2）饮食不当：具有特异体质的人，常因饮食不当，误食自己不能食的食物，如海膻鱼蟹虾等发物，而致脾失健运，饮食不归正化，痰浊内生而病哮，故古有"食哮"、"鱼腥哮"、"卤哮"、"糖哮"、"醋哮"等名。

（3）体虚及病后体质不强：有因家族禀赋而病哮者，如《临证指南医案·哮》指出有"幼稚天哮"。部分哮病患者因幼年患麻疹、顿咳，或反复感冒，咳嗽日久等病，以致肺气亏虚，气不化津，痰饮内生；或病后阴虚火旺，热蒸液聚，痰热胶固而病哮。体质不强多以肾虚为主，而病后所致者多以肺脾虚为主。

上述各种病因，既是引起本病的重要原因，亦为每次发作的诱因，如气候变化、饮食不当、情志失调、劳累过度等俱可诱发，其中尤以气候因素为主。哮病的病理因素以痰为主，丹溪云："哮病专主于痰。"

2. 治疗原则

隗老遣方用药，造诣精深，善治多种疑难杂症，观其治哮经验，总能尽显神效，屡起沉疴，救人无数。

（1）治哮立足于温，温肺补肾以散"宿痰"：隗老认为哮喘是发作性的痰鸣气喘疾患，其因皆为"宿痰"内伏。此处的"伏痰"、"宿痰"可理解为在脾肾亏虚的基础上产生的过敏体质，因各种因素，如环境、气候、饮食、情志等诱发。正如《病因脉治·哮病》指出："哮病之因，痰饮留伏，结而窠臼，潜伏于内，偶有七情之犯，饮食之伤，或外有时令之风寒束其肌表，则哮喘之症作矣。"

在肺脾肾三脏亏虚中，以肾阳亏虚为主。一方面，因哮喘的遗传率高，约40%的患者具有家族史，故多数患者有先天禀赋不足；另一方面，哮喘发作性的喘息、气急、胸闷、咳嗽等症状，常在夜间和（或）清晨发作、加剧，此乃阳气不足，阴寒极盛的表现。肾为五脏之根，肾虚不能温养他脏，引起肺脏阳气亏虚，卫外不固，易受邪侵，伏痰遇感引触。外邪诱发本病，尤以风寒之邪为主，即使风热犯肺或痰郁日久化热，仍应溯其"阳虚内寒"之源。因此，隗老认为治哮立足于温，温肺补肾以散"宿痰"，其机理相当于现代医学的抗炎性反应。温阳散寒必用细辛，甚则与桂枝同用；温补肾阳之药喜用淫羊藿、巴戟天、杜仲、补骨脂等温润之品，使阳气不得耗散太过，诸药当中，因巴戟天性相对较平，故更为常用；补肺气多用黄芪。对于以气喘为主的支气管哮喘亦或咳嗽变异型哮喘均有显效。

（2）治喘侧重于降，肃肺降逆以解气闭：哮喘发作时以气喘、呼吸困难为主，甚则张口抬肩、不能平卧，有生命之虑。隗老认为发时治标，除温肺散寒外，应急于降肺气以解气闭，诚如《证治补汇·哮病》说："哮即痰喘之久而常发者，因内有壅塞之气，外有非时之感，膈有胶固之痰，三者相合，闭拒气道，搏击有声，发为哮病"。支气管哮喘急性发作期，因"伏痰"遇感引触，痰随气升，气因痰阻，相互搏结，壅塞气道，肺管狭窄，通降不利，痰阻气闭，而致痰鸣如吼，气息喘促。治疗应注重祛痰降逆，但因有形之痰不能速祛，故哮病发作期非常强调降逆平喘，气顺则痰消。临床必用的药物有麻黄、紫苏子、沉香、杏仁、蜜款冬。其机理相当于西医的解痉平喘。另外，兼要注意降肝、胃之气。因肝脉布胁而上入于肺，部分哮喘患者发作常与情志有关，此时旋覆花、香附降气止咳平喘疗效尤佳。部分患者兼有胃肠系统疾病，如胃食管反流病，反酸可诱发哮喘发作，针对此症状，隗老常佐以枳壳、旋覆花、沉香等降肺胃之气。

（3）除痒主张祛除风邪，芳香化浊：隗老认为哮病除痰鸣气喘以外，咳嗽变异型哮喘也应从哮论治，除温肺散寒外，主张祛风宣肺，芳香化浊。因"风为阳邪，易侵阳位"、"无风不作痒"的发病特点，故痒的发生，一般归于风邪所致。肺居高位，开窍于鼻，主皮毛，风邪袭于肺系，郁于皮毛、鼻、咽、气道黏膜之表，络脉失养，故发生鼻、气道刺痒；肺失宣肃上逆而作咳嗽、胸闷。治疗以咽痒、干咳为主要表现的哮病患者，隗老注重疏风散邪除痒，常用药有荆芥、防风、蝉衣、辛夷、苍耳子等，同时特别强调地龙、全蝎等搜风解痉的应用。对于有些吸入异味秽浊之气，如烟尘、花粉、动物毛屑、异味气体而干咳、胸闷者，隗老认为此类非六淫之邪所属，以"秽浊之气"称之，治以芳香化浊为主，常用藿香正气水加减，药如：厚朴、藿香、白芷、紫苏叶。藿香正气散源于《和剂局方》："上喘咳嗽，五劳七伤，八般风痰，五般膈气……"明确指出该方有治疗"咳喘"的功效。除口服外，隗老曾利用此方雾化吸入治疗哮病患者，病情控制良好。现代研究显示，藿香正气口服液具有抑制Ⅰ型变态反应的功能。所以，芳香化浊之品在减轻变态反应和气道高反应方面发挥了重要作用。

（4）阻肺胀演变，注重化痰祛瘀：中医的肺胀是由于慢性肺系疾患反复发作、迁延不愈，导致肺气胀满而不能敛降的一种病症，与现代医学的慢性阻塞性肺气肿相类似。肺气肿是由某些肺部慢性疾病引发，如慢性支气管炎、支气管哮喘、广泛性支气管扩张等。炎症导致气道壁的损伤和修复过程反复循环发生，修复过程导致气道壁的结构重塑，造成终末细支气管管腔狭窄。哮喘是气道慢性炎症疾患，随着疾病发展，黏膜肿胀充血，支气管壁增厚，皱襞黏液栓塞，最终可造成气道不可逆性狭窄和气道重塑。故改善哮喘患者的生活质量，有助于阻止支气管的重塑，防止肺气肿的发生。早在《丹溪心法·咳嗽篇》就说："肺胀而咳……此痰夹瘀血碍气而病"，明确指出痰瘀肺胀的病理机制。哮喘患者本质上都有肺、脾、肾亏虚，"脾为生痰之源，肺为储痰之器"、"肺朝百脉"，肺脾肾亏虚，水失健运，痰湿内生；久病入络，血运不畅，血聚成瘀；瘀与痰在肺道之中胶结，使气道不通的症状进一步加重，久之必然导致肺胀的发生。为防止肺胀演变，隗老认为在抗炎和解痉方面，目前西医的发展和总体疗效优于中医，但在防止支气管重塑方面，中医温补肺肾，化痰祛瘀效果明显，故在补益的基础上注重化痰祛瘀。隗老喜用浙贝、川贝、瓜蒌、桔梗等清热化痰，祛瘀药常用桃仁、路路通、丝瓜络、川芎。临床结果显示，配合活血化瘀法，对改善症状体征，促进炎症吸收，改善气道和肺间质微循环及血液流变学有显著疗效。

（5）防复发坚持健脾益肾固肺，佐以祛痰化浊：哮喘因各种原因常反复发作，缓解期患者可无明显症状，但其过敏体质和程度不同的脾、肺、肾虚仍存在，这是哮喘复发的基础，是哮喘不能根治的原因所在。中医认为，肾为先天之根，脾为后天之本，与人的生长发育关系密切，脾、肾气盛者哮喘发作可以减轻或停止。早在元代朱丹溪就针对哮喘的治疗提出了"未发以扶正气为主，既发以攻邪气为急"，强调了哮喘缓解期当采用补益法的治疗原则，这一观点受到后世的尊崇。西医激素局部吸入也是缓解期治本的措施，但长期反复应用出现的弊端明显。对拒用西药患者，隗老要求规律中药治疗以上，常用方如玉屏风散、六君子汤、金匮肾气丸、右归丸等健脾益肾。临床疗效显示，健脾益肾在提高机体免疫力，抗病能力和对外环境的适应能力方面效果显著。

现代医学认为哮喘的气道炎症涉及多种炎症细胞、炎性介质和细胞因子的参与。中医认为，哮喘发病正气亏虚是内在条件，外感六淫或秽浊之气是始动环节，痰瘀内伏为主要夙根。为防止哮喘反复发作，隗老治疗哮病缓解期在健脾益肾的基础上，还善于祛痰化浊，常用半夏、陈皮、茯苓祛痰，厚朴、藿香化浊，长期应用，对减轻气道炎症及变态反应疗效显著。部分对激素和 β_2 受体激动药过敏或因各种原因不能吸入治疗者，用上法中药坚持治疗，同样也可达到控制复发的效果。

肝系疾病

一、概述

肝位于右胁，主疏泄，性刚强，喜条达而恶抑郁；又主藏血，具贮藏和调节血液的功能；开窍于目。肝经属肝络胆，肝胆相为表里。肝病的病理表现主要是气机的流畅、血液的贮藏调节功能的异常。肝体阴而用阳，肝胆病证大致可分为肝体和肝用两方面。若气血壅滞，肝体失和，腹内结块，形成积聚；如湿邪壅滞，肝胆失泄，胆汁泛溢，则发生黄疸；肝脾肾失调，气血水互结，酿生鼓胀。

若肝失疏泄，气机郁结，则为肝气；郁而化火，则为肝火；气盛阳亢，则为肝阳；阳亢化风或热极生风，则为肝风。肝气、肝火、肝阳、肝风四者多兼夹或相互转化。肝体属阴，阴血不足，肝失濡润，可致气郁络滞；阴血亏虚，阴阳失调，可引起阳亢风动。肝气失疏，脉络失和，则为胁痛；依据肝的生理功能和病机变化特点，把胁痛、积聚、黄疸、鼓胀归属肝胆疾病。常见的证候有肝气郁结、肝火上炎、肝阴不足、肝血亏虚、瘀血阻络等。

胆为六腑之一，内寄相火、因其内藏精汁，又称奇恒之腑，其气以通降为顺，有助胃腐熟水谷之功。胆病常见的证候有胆腑郁热、胆腑气滞、胆内结石等。胆附于肝，与肝相表里，胆管起源于肝，胆液为肝之余气，足厥阴肝经与足少阳胆经相通，所以胆的病变与肝密切相关，胆病可以及肝，肝病可以及胆，可致肝胆同病，发为肝胆气郁、肝胆湿热等证。肝胆证候以实证多见。肝木疏土，肝随脾升，胆随胃降，肝木生于肾水，长于脾土，故肝胆病与脾、胃、肾等脏腑关系密切，临床证候如肝脾不调、肝肾阴虚、胆胃郁热等皆属之。

二、肝脾相关

正如《难经》提出"所以治未病者，见肝之病，则知肝当传之于脾，故先实其脾气，无令其受肝之邪，故曰治未病焉。"又《金匮要略》中云："上工治未病，见肝之病，知肝传脾，当先实脾。"可见肝脾之间有着千丝万缕的关系，脾胃相表里，肝与脾胃之气本相通，一荣则俱荣，一伤则俱伤，生理上相互为用，病理上相互影响。肝脾在生理结构、经络、五行及功能上密切相关，相辅相成。

（一）肝的生理病理

1. 肝木蕴升生之气　肝在五行属木，主升发与春气相应，故其气与少阳相通。"春谓发陈"，为四时之首，天地之气渐升，万物欣欣向荣，但生而不盛，发而不茂，故以"少阳"喻之。正如张介宾所说"木旺于春，阳尤未盛，故为阳中之少阳，通于春气"。少阳升生之气作为"生，长，化，收，藏"的起始环节尤为重要，又如吴仪洛《成方切用》中言："春属肝木，乃吾身升生之气，此气若有不充，则四藏何以禀承？如春无所生，则夏长秋收冬藏者为何物？五行之中唯木有发容畅茂之象，花叶茜葱，艳丽而可爱；结果成实，食之以全生，皆此木也。使天地无木，则世界黯淡无色矣。"

2. 肝木畅达中州　肝木畅达中州，协脾（胃）运化。"土得木而达"，土之宣达全赖肝木之升发疏泄。脾为至阴，非阴中之阳而不升，土性敦厚，非曲直之木而不达。陈士铎在他的《石室秘录》中强调"肝，克土也……然而肝木未尝不能生土，土得木以疏通，则土有生气矣。"大抵脾之运化升清，胃之腐熟受纳，还需肝之升发疏泄相助。若肝不升达脾土，则见脾气不升或壅滞之腹胀、腹泻，胃气失和之纳呆、呕恶。诚如唐容川《血证论》云："木之性主于疏泄，食气入胃，全赖肝木之气以疏泄之，而水谷乃化。若肝木不能疏泄水谷，则渗泻中满之证，在所不免。"

3. 肝藏血　肝具有储藏、调节、统摄血液的功能。肝脏储藏血液是"肝藏血"的基本含意，《内经》提出这一观点之后，后世还将肝比喻为"血库"、"血府"、"血海"、"血室"等，形象地阐明了肝脏储藏血液的生理功能。如《严氏济生方》谓肝为"血之府库"，《伤寒来苏集》谓"血室者，肝也"。一些医家还利用解剖学知识证实了这一功能，如恽铁樵在《生理新语》中说肝"唯其含血管最富，故取生物之肝剖之，几乎全肝皆血……故肝为藏血之脏器"；人体各部分的血流量随着不同的生理状态而有所变化。当休息或睡眠的时候，血液的需求量减少，相应的血液便归藏于肝脏。当劳动或工作的时候，血液的需求量增加，肝脏便将血液排出，以供身体的需要。这便是肝脏调节血量的具体含意。即《素问·五脏生成论》有云："故人卧血归于肝，肝受血而能视，足受血而能步，掌受血而能握，指受血而能摄。"需要指出的是肝调节血量主要靠肝气的调达作用，调达正常，血脉才得以畅通不至于有所阻碍。诚如唐容川《血证论》所说"肝属木，木气冲和调达，不至遏邪，则血脉得畅"。

"肝藏血"的"藏"还有约束的意思。《素问·脉要精微论》言："水泉不止者，是膀胱不藏也。"其中"藏"字便有固摄、约制的意思。"怒则气逆，甚则呕血"，大怒使肝气上逆，不固血液，故见"呕血"等证。唐容川《血证论》也说："有怒气伤肝，肝气横决，血因不藏。"

（二）脾的生理病理

1. 脾为后天之本　脾与胃相表里，五行属土，应于长夏，位于中焦，主受纳运化水谷，滋养周身，故为"五脏六腑之大源"，后世称为"后天之本"。脾胃纳化相依，升降相因，燥湿相济，不仅运化布散水谷精微，又转输五脏气机。其应长夏或不主于时，二者虽有不同，但脾胃作为生命之本的认识是一致的。脾胃同居中焦，胃主受纳、腐熟，脾主运化、升清，饮食水谷只有在二者的协调作用下才能转化为气血精微，充养人体。正如《素问·太阴阳明论》所说："四肢皆禀气于胃，而不得至经，必因于脾，乃得禀也……脾脏者常著胃土之精也。"因此《内经》中虽脾胃分论，其多次谈及"胃气"，实包含"脾气"在内，亦即中气。后世医家对此多有发挥，李杲将脾胃与元气联系起来，脾胃伤则元气不充，而元气又是人体健康之源，在其《脾胃论·元气盛衰论》中提到"养生则实元气，欲实元气，则调脾胃"。李中梓继而又提出脾胃为后天之本的论断，在其《医宗必读·肾为先天之本脾为后天之本论》中曰："胃气一败，百药难施。一有此身，必资谷气，谷气入胃，洒陈于六腑而气至，调和于五脏而血生，而人资之以为生者也，故曰后天之本在脾。"

2. 脾主升清　脾主升清卫气营血才能得以化生而上输心肺，周身运行。正是因为有了脾气的升清作用，才能使生于中焦的气血上输心肺，并在心肺阳气的推动下，营运周身。正如《灵枢·营卫生会》所说："人受气于谷，谷入于胃，以传于肺，五脏六腑，皆以受气，其清者为营，浊者为卫，营在脉中，卫在脉外，营周不休。"脾气升清，使得水谷的轻清之气上输头面，营养诸窍，耳聪目明，也就是"清阳出上窍"；只有脾气健旺，精微四布，肌肉四肢才能皆有所养。《内经》中多次提到"脾主肌肉"，如《素问·太阴阳明论》中言："四肢皆禀气于胃，而不得至经，必因于脾……四肢不得禀水谷气，气日以衰，脉道不利，筋骨肌肉，皆无气以生，故不用焉。"脾气升清无力，津液不得输布四肢，肌肉失去温养而痿废不用，应于"清阳实四肢"。人体之有形脏器，悬于体腔重而不落，依赖脾气的升提作用，也只有脾气升清，才能固摄脏腑，使其各安其位。升清无力而致中气下陷，临床表现为脏器下垂，应用补中益气汤多有神效。再有"脾藏营"，"脾统血"一定意义上也可以归于脾的升清作用。

（三）肝脾之间的生理联系

肝脾之间的生理联系主要表现在功能互用上：首先，脾主运化，为气血化生之源，脾气健旺，生血充足，肝才能有所藏，藏血充足遂其调达之性，我们常说的"养血柔肝"正好印证了这个道理。同时肝发挥其疏泄功能，助脾之运化，真正起到"气血生化之源"的作用。唐容川《血证论》说"木之性主于疏泄。食气入胃，全赖肝木之气疏泄之，而水谷乃化"，二者互助互用，相得益彰。其次，肝脾两脏在气机调节方面关系更为密切。人体气的升降出入，关乎生死，《素问·六微旨大论》有云"出入废则神机化灭，升降息则气立孤危"，可谓振聋发聩。肝对气的运动主要表现在疏通、发散方面。其疏，可使气的运行通而不滞；其泄，可使气散而不郁。脾胃是全身气机的枢纽，斡旋于五脏六腑之间，平衡升与降、出与入两对截然相反的气机运行方式。肝脾密切配合，共同维持人体正常的气机运行。

（四）肝脾之间的病理联系

肝脾二脏在病理上的密切联系对于临床更具指导意义。脏病相传的思想《内经》已有阐述，《素问·玉机真脏论》："五脏有病，则各传其所胜。"《素问·五运行大论》："气有余，则制己所胜而侮所不胜；其不及，则己所不胜侮而乘之，己所胜轻而侮之。"前条讲普遍意义上的传变关系，后一条则具体且极具辨证意义。由于肝脾各有虚实，因此肝脾相关的疾病大致有四种情况：肝木气有余，制己所胜，克伐脾土太过而成木旺乘土；肝气不及，则己所胜轻而侮之，而成木虚土侮或称为木虚土壅；脾气不及，肝气虽然处于正常水平，然脾土不耐克伐而成土虚木乘；脾气有余（大多情况为邪气致使脾土壅滞）反过来亦可影响肝的正常疏泄。

三、《金匮要略》中肝脾相关理论与应用研究

《金匮要略》提出"见肝之病，知肝传脾，当先实脾"，充分体现了仲景的肝脾相关理论，被后世医家不断发掘创新。尤怡《金匮要略心典》云："肝应木而胜脾土，

以是知肝病当传脾也。实脾者，助令气王，使不受邪，所谓治未病也。"可谓得其精髓。

《内经》、《难经》、《金匮要略》凡言五脏生克，均喜举肝脾为例，难道真的是文字习惯吗？肝，五行属木，气王于春，而春又是四时之首，肝木蕴升生之气，是生、长、化、收、藏的始动环节；脾，五行属土，寄旺于四季，"土爰稼穑"而长养五脏，为后天之本。据此我们推测仲景在《金匮要略》中，开篇便以肝脾为例讲治则，在众多相关的脏腑中又首提肝脾，无非是要强调肝脾相关的重要意义，突出了肝脾相关疾病在脏腑相关疾病中的重要地位。

仲景继而又提纲挈领地指出治肝补脾之法："夫肝之病，补用酸，助用焦苦，益用甘味之药调之"。肝，"体阴而用阳"，肝之病补用酸者，酸为肝之本味，以补其本体也。与《内经》以辛补之说不同，以辛补者所以助其用也。仲景在此与《内经》一阴一阳，一益其体一助其用互为阐发，互为补充。

最为精妙之处在于"益用甘味之药调之"。对于此句的理解，我们认为应从两方面着手：其一，甘为脾之本味，治肝实者，先实脾土，以杜滋蔓之祸。以防止《内经》中"气有余则制己所胜"情况的出现。正所谓"候贼于前，迎头击之"，已成为广大医者共识。此类情况仲景称为"纵"，如《伤寒论》太阳病篇"伤寒腹满谵语，寸口脉浮而紧，此肝乘脾也，名曰纵，刺期门"。横向联系《金匮要略》与《伤寒论》一方面防其传变，另一方面强调驱邪于本脏，治病之法明矣！其二，大多数时候，我们强调病有虚实，虚则受制于人，实则始能克人。因此，在肝脾相关疾病中强调肝虚有云："人多谓肝木过盛，可克伤脾土，即不能消食，不知肝木过弱，不能疏泄脾土，也不能消食。"说明肝虚亦可及脾。唐容川亦谓："木之性主疏泄，食气入胃，必赖肝木之气以疏之，而水谷乃化，设肝之清阳不升，则不能疏泄水谷，渗泻中满之症在所难免。"唐氏指出了肝虚疏泄无力相传于脾的病传机理，与张锡纯的观点是一致的。

肝木弱，自然要补其不足，何以还要用甘味之药调之？仲景以其大智慧预见了肝虚及脾的情况，置之于显明之处，以期警示后人。可叹后世医家能识其要意者少之又少，仲景于文字的应用上更见其煞费苦心。先用"补"，继之"助"，最后以"调"结尾。分寸把握得恰到好处。最后的一"调"给医家提供很大的发挥空间，可以补，可以助，同样可以泻，全依具体情况而定。任何脏腑功能都存在太过与不及的功能状态。肝的疏泄功能太过与不及皆为异常，故肝的实与虚都能影响脾胃功能。故治疗肝脾相关疾病，无论肝虚肝实，肝脾同调是其准则。

四、肝脾相关的方药体现

（一）肝实传脾

在《金匮要略》中，肝实传脾体现在方药运用上，可从以下几条观其端倪：首先，《金匮要略·腹满寒疝宿食病脉证治》中提到"趺阳脉微弦，法当腹满"，趺阳脉为胃脉，其部位见弦是肝气来乘，微者胃气不足，木盛土衰，肝病传脾。治法当"以温药服之"，方用建中汤之属。方中大量应用甘温之品，既缓肝急又补脾虚，肝脾同调。其次，《金匮要略·奔豚气病脉证治》第二条："奔豚气上冲胸，腹痛，往来寒热，奔豚汤主之。"情志不遂、肝气郁结化热，随冲气上逆而发奔豚，故以奔豚汤主之。方中甘李根白皮性味苦寒，清肝热而平降冲气；黄芩清热平肝泻火；当归、白芍、川芎养血柔肝解郁；为防肝木乘脾土，肝邪传脾而致脾胃升降失常，出现呕逆之症，故于泻肝之时调理脾胃，伍甘草和中益脾，半夏、生姜和胃降逆；葛根既可清肝热，又能升脾阳而助胃降。诸药共奏泻肝实脾（胃）之功。

（二）肝虚传脾

《金匮要略·血痹虚劳病脉证并治》第十七条："虚劳虚烦不得眠，酸枣仁汤主之。"本条与仲景开篇伊始所提及的治肝补脾之法前后呼应，酸枣仁汤的方药组成既是对"夫肝之病，补用酸，助用焦苦，益用甘味之药调之"的完美解释，又是临床运用的实际例证。肝阴（血）不足，母病及子（心），致虚烦不得眠，故补之以酸枣仁之酸，少量应用川芎助其用，遂其调达之性；知母最善清阳明胃热，既用知母，则说明肝阴虚，传病于胃，致胃虚有热。为使其不至累及于母（心），故间接助用知母之焦苦；益用甘淡之茯苓、甘味之甘草补脾和中以调肝，则肝虚所致之"不得眠"必愈。

《金匮要略·妇人杂病脉证治》第九条："问曰：妇人年五十所，病下利数十日不止，暮即发热，少腹里急，腹满，手掌烦热，唇口干燥，何也？师曰：此病属带下，何以故？曾经半产，瘀血在少腹不去，何以知之？其证唇口干燥，故知之，当以温经汤主之。"由于冲任虚寒，瘀血残留，漏下不止，故腹痛、里急、发热。治宜温经养血，消瘀散邪。方中吴茱萸、桂枝、生姜散寒暖血；当归、川芎、阿胶、白芍药、牡丹皮活血消瘀；半夏、麦门冬润燥降逆；人参、甘草补中益气。诸药合用，消瘀补虚，腹痛止。少阳升生之气为寒所遏，失其冲和调达之性，则血脉滞涩，瘀血遂生，表现为暮即发热，少腹里急，腹满。瘀血不去新血不生，血虚生燥而手掌烦热，唇口干燥。吴茱萸、桂枝、生姜、当归、川芎、阿胶、白芍药、牡丹皮温经助阳，补血消瘀。仲景于助肝阳补肝血的同时，配以参、草、麦冬甘味之药，调脾之意自明，脾胃运化功能健旺，利于温经、去瘀生新、润燥，如此配伍使整个方剂寒热并用、温而不燥、肝脾同调、气血同治、双向调节，治疗作用事半功倍。

随着生活水平的提高，人们在追求实现自身价值与更高生活水平的同时，也承受着空前巨大的竞争与精神压力。或患怒郁闷，思虑忧愁，或应酬往来，过食肥甘或追逐享乐，以酒为浆……凡此种种导致肝病的发病率逐年升高。多数肝病病程较长，病情复杂，常迁延不愈，给临床治疗带来很大挑战。隗老临证重视结合患者的个人体质、病因病机、病程进展、刻下症及既往用药来拟定合理的治疗方法，使用药配伍合理，确保治疗效果，同时，承古萌新，充分发挥中医药治疗肝病的优势，积累了丰富而宝贵的经验，现将肝胆疾病分述如下，以飨同道。

五、常见疾病

（一）鼓胀

鼓胀病，因腹部膨胀如鼓而命名。临床以腹部胀大、皮色苍黄，甚则腹部脉络暴露为其特征，是中医学"风、痨、臌、膈"四大疑难症之一。

1. 溯源　本病最早见于《内经》，对其病名、症状、治疗法则等都有了概括的认识。如《灵枢·水胀》记载其症状有"腹胀，身皆大，大与肤胀等也，色苍黄，腹筋起"，《素问·腹中论篇》记载其症状是"心腹满，旦食则不能暮食"，病机是"饮食不节"，"气聚于腹"，并"治之以鸡矢醴"。《金匮要略·水气病脉证并治》所论述的石水、肝水等与本病相似，如谓："肝水者，其腹大，不能自转侧，胁下腹痛。"晋代葛洪在《肘后备急方·治卒大腹水病方》中首次提出放腹水的适应证和方法："若唯腹大，下之不去，便针脐下二寸，入数分，令水出，孔合，须腹减乃止。"隋代的《诸病源候论·水肿病》在病因上提出了"水毒"可引起鼓胀病，并用"水蛊"名之，说明当时已认识到此病由水中之虫所致。金元时期《丹溪心法·鼓胀》认为本病病机是脾土受伤，不能运化，清浊相混，隧道壅塞，湿热相生而成。此期在治法上有主攻、主补的不同争论，深化了鼓胀的研究。及至明清，多数医家认识到本病病变脏腑重点在脾，确立了鼓胀的病机为气血水互结的本虚标实的病理观，治法上更加灵活多样，积累了宝贵的经验，至今仍有效地指导着临床实践。

鼓胀相当于现代医学肝硬化腹水，是肝硬化失代偿期最突出的临床表现。其病深势笃，证候复杂，虚实夹杂，缠绵难愈，严重影响患者的生存质量。前人认为鼓胀根据病因病机有"气鼓"、"血鼓"、"水鼓"之分。但气血水三者，病常相因，互结为患。本病的主要病机特点为肝脾肾三脏受损，功能失调导致气滞、血瘀、水湿互结为病。目前临床治疗以行气利水（或化湿），活血化瘀为多。

2. **病因病机**　鼓胀是肝病内科常见疾病之一，中医认为本病的发生，多由湿热疫毒之邪侵害肝胆，酒食不节损伤脾胃，久而殃及于肾，形成肝脾肾三脏受损，气、血、水、瘀积聚腹中而成。其本质是本虚标实，病位在肝、脾、肾三脏。隗老认为本病为本虚标实之证，本虚为脾肾阳虚，标实为气滞、血瘀、水停腹中。由实致虚，因虚致实，虚实夹杂。疾病初期情绪不畅，肝失条达，情志郁结，肝气郁滞，木郁克土，脾失健运，水湿内生，血气凝聚；疾病进展，由脾及肾，气虚及阳，阳虚不能温化水湿而水停腹中。故隗老认为肝硬化腹水前期病机重点在肝郁脾虚，水湿内停。肝病既久，不仅乘伐脾土，损及化源，而且子盗母气，下劫肾精，以致脾肾皆伤，先后天之本不固，故后期病机重点在脾肾阳虚，水湿内停。脾肾阳虚，气滞、血瘀、水湿停聚腹中，三焦阻塞，气化不利，决渎无权，水湿停聚，终成鼓胀。

3. **辨证论治**　隗老根据本病正虚邪实、虚实夹杂的病机特点，特别是疾病后期脾肾阳虚，水湿停聚，已有正不胜邪之势，在辨证治疗方面提出不能单以治疗腹水为目的。而应以扶正为主，攻邪为辅，邪正兼顾，全面考虑，方能收效。具体从温补脾肾入手治疗鼓胀，以培补肾阳之温煦，健脾土之运化，扶肝脏之调节，并佐以行气、活血、利水等方法，取得了满意的疗效。临床在具体运用温补脾肾之法治疗时，隗老又重视三焦辨证，以中下二焦为主，涉及上焦，具体用药如下。

（1）病位在上涉及上焦：肝脾俱损，在上涉及肺，其病位在中、上二焦，以上焦为主，临床可按"悬饮"辨证，可见于现代医学肝硬化肝功失代偿期并肝性胸水患者，为脾阳气虚，脾失健运，水湿内停，上泛于肺，停滞胸胁。临床表现为腹胀大，纳食减少，口干不苦，身困乏力，伴胸闷气短，转侧不利，甚则不能平卧等肺气闭阻症状。治疗宜健脾温阳，利水消胀，助以宣肺化饮为主，方用苓桂术甘汤加味。用药：生黄芪、车前子、茯苓各 30g，桂枝、白术、葶苈子、仙灵脾各 15g，炙甘草、生麻黄、鸡内金各 10g，大枣 3 枚。方中重用茯苓健脾渗湿，利水消胀；桂枝通阳化气，温化水饮；白术以健脾燥湿，助脾运化；生麻黄、葶苈子宣肺利水；加黄芪以加强健脾扶正、车前子渗湿利水；大枣、鸡内金益气护胃；仙灵脾平补肾阳，防止脾阳久虚致肾阳不足；炙甘草益气和中。全方配伍严谨，温而不热，利而不峻，共奏健脾通阳，宣肺利水之功。

（2）病位在中焦：主要表现为脾阳虚水停症状，症见脘腹胀满，乏力畏寒，纳食减少，口干不欲饮或口淡不渴，下肢水肿，大便稀溏，面色苍黄或㿠白，舌质淡红，舌体胖大或有齿痕，舌苔白，脉沉弱。治疗宜温中健脾，行气利水，方用实脾饮加味。用药：黄芪、大腹皮、车前子、炒白术、茯苓各 30g，丹参 15g，制附子、干姜、木香、草果、木瓜、泽兰各 10g，甘草 6 g。方中附子、干姜、甘草振奋脾阳，温化水湿；茯苓、炒白术健脾淡渗利水，白术炒用，重在健脾；木瓜、大腹皮行气利水；木香、草果理气健脾燥湿；更加黄芪、车前子各 30g，丹参 15g，泽兰 10g，以加强益气健脾，活血利水之力。全方共奏振奋脾阳，温运水湿之功。

（3）病位在下焦：疾病继续发展，病位在中下二焦，以下焦肾为主，即以肾阳虚为主。临床表现为脘腹胀满，如囊裹水，早宽暮急，下肢水肿，畏寒肢冷，口淡不渴，脘闷纳呆，小便短少或不利，大便溏薄，舌质胖淡，舌苔水滑，脉沉弱。此为肾阳虚弱，水寒之气不行，停聚腹中或泛溢肌肤。治疗宜温阳利水，方选真武汤加减治之。该方是温补肾阳，化气利水的代表方剂，用药：大腹皮、车前子、生黄芪、丹参、生白术、茯苓各 30g，制附子 15g，生姜、白芍、泽兰各 10g。方中制附子大辛大热，温肾暖土，以助阳气，为君药；臣以茯苓之甘淡渗利，健脾渗湿，以利水湿；生姜辛温，既助制附子以温阳祛寒，又伍茯苓以温散水气；佐以白术健脾燥湿，以扶脾之运化；白术宜生用，重在燥湿健脾，使水有所制；白芍敛阴和营以制附子之燥，同时利小便行水。更加大腹皮、车前子、生黄芪、丹参、泽兰，以加强扶正行气，活血利水。全方温中有散，利中有化，共奏温阳利水之功。

总之，隗老分析鼓胀的病因病机，在传统认识肝脾肾三脏功能障碍，气滞、血瘀、水蓄互结腹中的基础上，认为脾肾阳虚，尤其是肾阳虚衰是鼓胀的基本病机。提出从温补脾肾治本入手，注重三焦辨证，辅以利水、行气、活血治标，辨证治疗鼓胀，为鼓胀的治疗提供了新的思路。

（二）胁痛

胁痛是以胁肋部疼痛为主要表现的一种肝胆病证。胁，指侧胸部，为腋以下至第12肋骨部位的统称。如《医宗金鉴·卷八十九》明确指出："其两侧自腋而下，至肋骨之尽处，统名曰胁。"《医方考·胁痛门》又谓："胁者，肝胆之区也。"且肝胆经脉布于两胁，故"胁"现代又指两侧下胸肋及肋缘部，肝胆胰所居之处。胁痛是肝胆疾病常见之证，临床有许多病证都是依据胁痛来判断其为肝胆病或与肝胆有关的疾病。

1. 溯源　胁痛早在《内经》就有记载，并明确指出其发生主要是肝胆的病变。如《素问·热论篇》曰："三日少阳受之，少阳主胆，其脉循胁络于耳，故胸胁痛而耳聋。"《素问·刺热论篇》谓："肝热病者，小便先黄……胁满痛。"《灵枢·五邪》说："邪在肝，则两胁中痛。"其后，历代医家对胁痛病因的认识，在此基础上逐步有了发展。《景岳全书·胁痛》将胁痛病因分为外感与内伤两大类，并提出以内伤为多见。叶天士《临证指南医案·胁痛》对胁痛属久病入络者，善用辛香通络、甘缓补虚、辛泄祛瘀等法，立方遣药，颇为实用，对后世医家影响较大。《类证治裁·胁痛》在叶氏的基础上将胁痛分为肝郁、肝瘀、痰饮、食积、肝虚诸类，对胁痛的分类与辨证论治做出了一定的贡献。

胁痛病证，常见于西医急性肝炎、慢性肝炎、肝硬化、肝寄生虫病、肝癌、急性胆囊炎、慢性胆囊炎、胆石症、慢性胰腺炎、胁肋外伤以及肋间神经痛等疾病。

2. 病因病机　胁痛主要责之于肝胆。因为肝位居于胁下，其经脉循行两胁，胆附于肝，与肝呈表里关系，其脉亦循于两胁。肝为刚脏，主疏泄，性喜条达；主藏血，体阴而用阳。若情志不舒，饮食不节，久病耗伤，劳倦过度，或外感湿热等病因，累及肝胆，导致气滞、血瘀、湿热蕴结，肝胆疏泄不利，或肝阴不足，络脉失养，即可引起胁痛。

3. 治则治法　胁痛的治疗着眼于肝胆，分虚实而治。实证宜理气、活血通络、清热祛湿；虚证宜滋阴养血柔肝。临床上还应据"痛则不通"，"通则不痛"的理论，以及肝胆疏泄不利的基本病机，在各证中适当配伍疏肝理气、利胆通络之品。根据其具体病因病机、临床表现、治疗原则及方药分述如下。

（1）肝气郁结：若情志不舒，或抑郁，或暴怒气逆，均可导致肝脉不畅，肝气郁结，气机阻滞，不通则痛，发为胁痛。如《金匮翼·胁痛统论》说："肝郁胁痛者，悲哀恼怒，郁伤肝气。"肝气郁结胁痛，日久有化火、伤阴、血瘀之变。故《杂病源流犀烛·肝病源流》又说："气郁，由大怒气逆，或谋虑不决，皆令肝火动甚，以致胁肋痛。"主要表现为胁肋胀痛，走窜不定，甚则连及胸肩背，且情志不舒则痛增，胸闷，善太息，得嗳气则舒，饮食减少，脘腹胀满，舌苔薄白，脉弦。治以疏肝理气。方用柴胡疏肝散加减，方中柴胡疏肝解郁，香附、枳壳、陈皮理气除胀，川芎活血行气通络，白芍、甘草缓急止痛，全方共奏疏肝理气止痛之功。若气滞及血，胁痛重者，酌加郁金、川楝子、延胡索、青皮以增强理气活血止痛之功；若兼见心烦急躁，口干口苦，尿黄便干，舌红苔黄，脉弦数等气郁化火之象，酌加栀子、黄芩、胆草等清肝之品；若伴胁痛，肠鸣，腹泻者。为肝气横逆，脾失健运之证，酌加白术、茯苓、泽泻、薏苡仁以健脾止泻；若伴有恶心呕吐，是为肝胃不和，胃失和降，酌加半夏、陈皮、藿香、生姜等以和胃降逆止呕。

（2）瘀血阻络：气行则血行，气滞则血瘀。肝郁气滞可以及血，久则引起血行不畅而瘀血停留，或跌仆闪挫，恶血不化，均可致瘀血阻滞胁络，不通则痛，而成胁痛。故《临证指南医案·胁痛》曰："久病在络，气血皆窒。"《类证治裁·胁痛》谓："血瘀者，跌仆闪挫，恶血停留，按之痛甚。"主要表现为胁肋刺痛，痛处固定而拒按，疼痛持续不已，入夜尤甚，或胁下有积块，或面色晦暗，舌质紫黯，脉沉弦。治以活血化瘀，理气通络。方用血府逐瘀汤，方中桃仁、红花、当归、生地黄、川芎、赤芍活血化瘀而养血，柴胡行气疏肝，桔梗开肺气，枳壳行气宽中，牛膝通利血脉，引血下行。若瘀血严重，有明显外伤史者，应以逐瘀为主，方用复元活血汤，方以大黄、桃仁、红花、穿山甲活血祛瘀，散结止痛，当归养血祛瘀，柴胡疏肝理气，天花粉消肿化痰，甘草缓急止痛，调和诸药。还可加三七粉另服，以助祛瘀生新之效。

（3）湿热蕴结：外感湿热之邪，侵袭肝胆，或嗜食肥甘醇酒辛辣，损伤脾胃，脾失健运，生湿蕴热，内外之湿热均可蕴结于肝胆，导致肝胆疏泄不利，气机阻滞，不通则痛，而成胁痛。《素问·刺热论篇》说："肝热病者……胁满痛。"《证治汇补·胁痛》也曾谓胁痛"至于湿热郁火，劳役房色而病者，间亦有之"。主要表现为胁肋胀痛，触痛明显而拒按，或引及肩背，伴有脘闷纳呆，恶心呕吐，厌食油腻，口干口苦，腹胀尿少，或有黄疸，舌苔黄腻，脉弦滑。治以清热利湿，理气通络。方用龙胆泻肝汤加减，方中龙胆草、栀子、黄芩清肝泄火，柴胡疏肝理气，木通、泽泻、车前子清热利湿，生地、当归养血清热益肝。可酌加郁金、半夏、青皮、川楝子以疏肝和胃，理气止痛。若便秘，腹胀满者为热重于湿，肠中津液耗伤，可加大黄、芒硝以泄热通便存阴；若白睛发黄，尿黄，发热口渴者，可加茵陈、黄柏、金钱草以清热除湿，利胆退黄；久延不愈者，可加三棱、莪术、丹参、当归尾等活血化瘀。对于湿热蕴结的胁痛，祛邪务必要早，除邪务尽，以防湿热胶固，酿成热毒，导致治疗的困难。

（4）肝阴不足：素体肾虚，或久病耗伤，或劳欲过度，均可使精血亏损，导致水不涵木，肝阴不足，络脉失养，不荣则痛，而成胁痛。正如《金匮翼·胁痛统论》所说："肝虚者，肝阴虚也，阴虚则脉细急，肝之脉贯膈布胁肋，阴虚血燥则经脉失养而痛。"主要表现为胁肋隐痛，绵绵不已，遇劳加重，口干咽燥，两目干涩，心中烦热，头晕目眩，舌红少苔，脉弦细数。治以养阴柔肝，佐以理气通络。方用一贯煎加减。本方为柔肝的著名方剂，组方原则综叶氏"肝为刚脏，非柔润不能调和"之意，在滋阴补血以养肝的基础上少佐疏调气机，通络止痛之品，用于肝阴不足，络脉不荣的胁肋作痛。方中生地、枸杞滋养肝肾，沙参、麦冬、当归滋阴养血柔肝，川楝子疏肝理气止痛。若两目干涩，视物昏花，可加草决明、女贞子；头晕目眩甚者，可加钩藤、天麻、菊花；若心中烦热，口苦甚者，可加栀子、丹参。肝阴不足所致胁痛，除久病体虚，失血等原因外，尚有因使用香燥理气之品太过所致者。一般说来，气滞作胀作痛，病者苦于疼痛胀急，但求一时快，医者不察病起于虚，急于获效，以致香燥理气太过而伤肝阴，应引以为戒。

总之，隗老认为胁痛主要责之于肝胆，且与脾、胃、肾相关；病机转化较为复杂，既可由实转虚，又可由虚转实，而成虚实并见之证；既可气滞及血，又可血瘀阻气，以致气血同病。胁痛的基本病机为气滞、血瘀、湿热蕴结致肝胆疏泄不利，不通则痛；或肝阴不足，络脉失养，不荣则痛。

胁痛皆与肝的疏泄功能失常有关，所以精神愉快，情绪稳定，气机条达，对预防与治疗本病有着重要的作用。胁痛属于肝阴不足者，应注意休息，劳逸结合，多食蔬菜、水果、瘦肉等清淡而富有营养的食物。胁痛属于湿热蕴结者，尤应注意饮食，要忌酒，忌辛辣肥甘之品，生冷不洁之品也应注意。

肾系疾病

肾脏疾患是内脏常见疾病之一，临床上因此系疾病就诊的患者颇多，且表现复杂多样，隗老在治疗肾系疾病方面有着自己独到的见解与治疗特色。门诊上许多患者因为有腰痛、夜尿频、怕冷等症状就主动要补肾，他们真的需要补肾吗？中医所讲的肾到底指的是什么，又有哪些作用？隗老重视《内经》，且深谙中医基础理论，他常言中医的《内经》就如西医的生理，如果不能熟练掌握脏器生理功能，又怎能在纷杂的症状中理清思路，正确辨病与辨证呢。现从肾的生理功能、经络及肾系疾病辨证论治的角度，对隗老的诊治经验进行总结。

一、肾的生理

中医认为，肾位于腰部，左右各一，故称"腰为肾之府"。肾开窍于耳，司二阴，其华在发，肾与膀胱相表里，肾的主要功能是藏精、主水、主骨、生髓、纳气等，特别是肾的藏精功能，与人的生长、发育、生殖等密切相关，故称肾为"先天之本"。

1. **肾为先天之本，寓元阴元阳** 先天之本是指人立身之本，"人始生，先成精"，而肾藏精，故肾为先天之本。元阴是指阴精，元阳是指元气，元阴元阳在人的生命活动中——从孕育成形到发育壮大——起着决定性作用。

2. **肾藏精，主生长发育** 肾主藏精，以气为用，关系着人的生长发育。肾气盛衰直接关系到人的生长发育，乃至衰老的全过程，也关系着人的生殖能力。在整个生命过程中，正是由于肾中精气的盛衰变化，而呈现出生、长、壮、老、已的不同生理状态。人从幼年开始，肾精逐渐充盛。到了青壮年，肾精进一步充盛，乃至达到极点，体壮实，筋骨强健。而待到老年，肾精衰退，形体也逐渐衰老，全身筋骨运动不灵活，齿摇发脱，呈现出老态龙钟之象。假设人体是一棵大树，肾就像树根，根深方能叶茂，同样道理，肾好身体才好。在生长发育障碍的临床治疗中，补肾是重要治疗方法之一；补肾填精又是延缓衰老和治疗老年性疾病的重要手段。

3. **肾主骨生髓** 中医学认为精血同源，精充则血足。两者关系密切，这与现代医学认为的骨髓造血功能与肾产生的促红细胞生成素极为相似。脊髓上通于脑，脑为髓聚而成，故"脑为髓之海""肾通脑"，它与人的精神意识、思维活动密切相关。

4. **肾主水** 中医学认为，肾的主要功能是主水，它对水液生成、分布、排泄起着重要作用，故有"肾为水脏"之称。所谓"肾司开阖"、"肾司二便"，即是指若肾阳、肾气充盛，则尿的生成与排泄正常。

5. **肾主纳气** 呼吸虽有肺所主，但需要肾的协调。肾有帮助肺吸气和降气的作用，称为"纳气"。只有肾气充沛，摄纳正常，才能使肺的气道通畅，呼吸均匀。

综上所述，中医学讲的肾，基本上包括了西医学中的泌尿生殖系统和部分造血、内分泌、神经系统的功能。

二、足少阴肾经

《灵枢·经脉》："肾足少阴之脉，起于小指之下，斜走足心，出于然骨之下，循内踝之后，别入跟中，以上踹内，出腘内廉，上股内后廉，贯脊属肾，络膀胱。其直者，从肾，上贯肝、膈，入肺中，循喉咙，挟舌本。其支者：从肺出，络心，注胸中。"

足少阴之脉，其直行者从肾上贯肝膈，入肺中，循喉咙，挟舌本，故肺部有疾患，经脉络传导侵袭肾脏。又肾脉上股内贯脊，所以情绪波动，环境变异，大脑皮质紧张与受刺激，都容易影响到肾脏。根据其经络循行，凡妇科、前阴、肾、肺、咽喉病证，如月经不调、阴挺、遗精、小便不利、水肿、便秘、泄泻，以及经脉循行部位的病变都可从肾论治。

三、肾虚

中医认为，肾虚分肾阴虚和肾阳虚，要根据不同的症状诊治。肾虚多为长期积累成疾，切不可因急于求成而用大补之药，或者用成分不明的补肾壮阳药物，应慢慢调理。

1. **阳虚症状** 腰膝酸痛，或腰背冷痛，畏寒肢冷，尤以下肢为甚；头目眩晕，精神萎靡，面色白或黧黑；舌淡胖苔白，脉沉弱；男性易阳痿早泄，妇女易宫寒不孕；或大便久泄不止，完谷不化，五更泄泻；或浮肿，腰以下为甚，按之凹陷不起，甚则腹部胀痛，心悸咳喘。

2. **阴虚症状** 腰膝酸软，两腿无力，眩晕耳鸣，脱发齿松，盗汗失眠，梦呓磨牙，口干，尿黄，大便干燥，男子阳强易举或阳痿、早泄、遗精，妇女经少经闭，或见崩漏，形体消瘦，潮热盗汗，五心烦热，咽干颧红，溲黄便干，舌红少津，脉细数。肾为先天之本，肾中阴精是一身阴液的总源。阴精亏损会引发各种疾病，如头晕耳鸣，腰膝酸软，骨蒸潮热，消渴（糖尿病）等。

肾阴虚、肾阳虚是中医术语，也是中医的"证"。涉及中医基础理论，内容很多。肾虚包括肾阴虚和肾阳虚。肾阴是物质的，肾阳和肾气是功能的。如果消耗的物质比较多，如肾精，或性生活过于频繁，或劳力过度，或生下来身体弱，物质基础比较低，出现腰膝酸软，四肢乏力，头晕耳鸣，脱发，牙齿松动，记忆力减退，性欲减退，遗精、早泄等，为肾阴虚的症状。肾阴虚容易出现虚热，中医理论阴虚生内热，容易出现五心烦热，盗汗。

肾阳虚有和肾阴虚相同的症状，如腰膝酸软，四肢乏力，还有性欲减退，因为是阳虚，阳虚生外寒，会出现怕冷的症状，面色虚白，畏寒怕冷，手脚冰凉，小便清长，大便稀薄。性欲比较低下和现代医学的雄性激素低下有相同之处。阳虚表现的是外在的，阴虚表现的是内在的，肾阴虚易早泄遗精，肾阳虚阳痿较多。

四、古今肾病诊治的沿革

在浩瀚的中医古籍文献里，虽然没有各类肾脏疾病的名称，但与之相关的一些症状及证候，如水肿、尿血、淋证、癃闭、关格、溺毒等，均有详细的记载。早在《黄帝内经》中就明确指出了肾的解剖部位，阐述了肾的生理功能，对水肿的病因、病机及治则治法均做出了精辟的论述，如"面肿如风"，"感于寒湿，则民病身重胕肿"，"肾者，胃之关也，关门不利，故聚水从其类也"，"开鬼门，洁净府"等。至汉代，张仲景著书《伤寒杂病论》，创立了中医辨证论治的理论体系，有不少章节涉及肾病的诊断与治疗，特别在《金匮要略·水气病脉证并治》中将水肿分风水、皮水、正水、石水进行讨论，提出"诸有水者，腰以下肿当利小便，腰以上肿当发汗乃愈"的水肿病治则，其中的越婢汤、越婢加术汤、防己黄芪汤等方剂至今仍为临床治疗肾病所常用，从而为中医肾病学的发展奠定了基础。此后，历代医家均对中医肾病的发展做出了贡献，如《诸病源候论》对多种泌尿生殖系疾病的系统论述，《千金方》所记载的导尿术，《太平惠民和剂局方》中治淋证的八正散、五淋散、石苇散，治腰痛的青娥丸、无比山药丸等。明清时期，中医对肾在调补阴阳中地位的认识有所提高，借命门学说的兴起，创立了许多调补肾之阴阳的方剂，如左归丸、右归丸等，并开始运用"坐药"、"贴膏药"等外治方法治疗水肿病，使中医肾病理论和治法进一步完善。

五、隗继武教授从脾论治肾系疾病

脾主运化为后天之本，肾主藏精为先天之本；脾主运化水液，肾主水液。脾与肾的关系主要体现在先后天相互资助和水液代谢方面。

1. **先后天相互滋生** 脾为后天之本，肾为先天之本。脾之健运，化生精微，需借助肾阳的温煦，故有"脾阳根于肾阳"之说。肾中精气亦有赖于脾运化水谷精微的充养才能充盛，正如《景岳全书·脾胃》所说："肾非后天之气不能生"。即先天温养后天，后天滋养先天，先后天相互资助，相互促进。若肾阳不足，不能温煦脾阳，或脾阳久虚，进而损及肾阳，均导致脾肾阳虚，表现腹部冷痛，下利清谷，或五更泄泻。

2. **水液代谢方面** 脾主运化水液，须有肾阳温煦蒸腾气化；肾主水，司开合，又赖于脾气的协助。脾肾两脏相互协作，共同参与水液代谢。脾虚不运或肾虚不化，均可见水肿、尿少。肾为先天之本，宜藏不宜泄。肾多虚证，治肾多用补法。脾虚失运，水湿不化，壅滞体内，经久不愈，可发展至肾虚水泛，即所谓"土不制水"之证，泛滥肌肤，遂发为水肿；脾虚统摄失权，使精微泄露，可致蛋白尿。在治疗上，以补肾为根本，调理脾胃为基础，能减轻或消除患者的消化道症状，改善患者的营养及贫血状况，同时使复发率下降。

六、常见疾病

（一）水肿病

1. **重视《内经》，整体论治** 隗老认为，《内经》把肾提到"先天之本"这样重要的地位，肾为人体极其重要而具有多种功能的脏器，若肾脏有病，并非仅是肾脏本身的损伤，而是体内各脏腑不协调造成的结果，抵抗力差才会发生肾病。五脏之中肺脾与肾关系最为密切，在生理上是子母相生之脏，在病理也互相影响。《素问·经脉别论》云："饮入于胃，游溢精气，上输于脾，脾气散精，上归于肺，通调水道，下输膀胱。水精四布，五经并行。"这是说不能把肾病水肿孤立地认为是肾脏本病。肾病水肿由脾气先衰不能运气，肺气伤不能降气，肺脾气机升降失调而水气横溢泛滥，浮肿乃生。隗老认为，肾病的发生机制，主要是肾、脾、肺的功能发生障碍，升降出入功能不协调，其中主要是肾的升降出入功能发生障碍。

2. 肾病水肿的病因学说　隗老论肾病病因以三因立论，即内因、外因、不内外因，如先天不足、后天失养、素体肾虚、六淫侵袭、药毒损害、七情所伤、劳倦过度、房室不节等，但以内、外二因为多。内因主要是指肾气充足与否；外因就是外感六淫之邪及疮毒之类。隗老认为，肾气充足的人，即使是外感六淫或疮毒之邪入侵，也不会发生肾病。而肾气不足之体，在外感六淫与疮毒之邪等的侵袭下，病邪可乘虚而入导致肾病的发生，肾病的病因还可互为因果。

3. 对"水精四布，五经并行"的理解　这句话出自《素问·经脉别论》，经云："饮入于胃，游溢精气，上输于脾，脾气散精，上归于肺，通调水道，下输膀胱。水精四布，五经并行。"对于"水精四布，五经并行"王冰注释为"是水精布，经气行，筋骨成，血气顺"；张介宾谓："水因气生，气为水母，凡肺气所及，则水精布焉。然水名虽一，而清浊有分。清者为精，精如雨露，浊者为水，水如江河。故精归五藏，水归膀胱，而五经并行矣。五经，五藏之经络也"；张志聪说："水精四布者，气化则水行，故四布于皮毛。五经并行者，通灌于五脏之经脉也"。津液来源于饮食水谷，通过胃的游溢，脾的散精而成。津液的输布，要依靠脾的转输，肺的宣降以通调水道，和肾的气化、升清降浊作用。其中，尤以肾的作用最为重要，所以《素问·逆调论》说"肾者水脏，主津液"。津液的循行输布是以三焦为通道的，所以《素问·灵兰秘典论》说"三焦者，决渎之官，水道出焉"。饮入的水液经胃下降到小肠、大肠，还要在小肠和大肠不断被吸收，最后由粪便排出体外。经脾、肺、三焦而发于皮毛的就成为汗（肺主气，呼吸也排出一部分水）。如《灵枢·五癃津液别篇》所云："天暑衣厚则腠理开，故汗出，天寒则腠理闭，气湿不行，水下留于膀胱则为溺与气。"通过三焦水道输于膀胱的水液，则通过肾与膀胱的气化作用排泄于外而为尿。基于上述，津液的生成和输布与肺、脾、肾、三焦、胃、大肠、小肠、膀胱的生理功能密切相关。因此，所谓"水精四布"，一是指津液布散于体表，内洒于脏腑，注入关节，渗入骨髓；二是指津液代谢后的废液可以从汗、气、尿和粪排出体外。所谓"五经并行"，即肺与脾属太阴经，胃与大肠属阳明经，肾属少阴经，小肠与膀胱属太阳经，三焦属少阳经，津液的生成和输布必须是上述各脏腑生理功能正常配合才能完成。当然，有些医家把"五经"注释为"五脏之经络也"也有一定的道理。因为肝的疏泄功能，有助于津液的输布，津液是血的重要组成部分，而心主血脉，推动着血液在脉管里运行不息，故津液的输布与心的功能亦有关系。如是，以上诸说均可作为参考。

4. 气滞则水凝 中医所谓皮水、里水，用消肿利水的方法，往往肿势不消，这是什么缘故呢？《金匮要略》所谓水气乃"水之所积，即气之所聚"。黄坤载也说过"气不离水，水不离气，气滞则水凝，水积则气聚"。故对于这类肾病水肿的治疗，隗老总是在方剂中重视行气消滞药物的使用，如陈皮、豆蔻、大腹皮等，在饮食调护上，嘱咐患者在春天食鲜荸荠，在冬天可食鲜萝卜。二者均祛滞行气，助药物消肿利水效果明显。

5. 治疗原则 临床运用时，可视病情一法独施，或根据情况多法合用。因为水气病往往在主症之外夹有兼症，本病之外本虚标实，虚实寒热错杂的情况屡见不鲜，故必须随机应变，辨证施治。

在临床实践中，如慢性肾功能衰竭或其他慢性肾脏病等疾病的治疗过程中，隗老常教导我们应遵循如下原则：

（1）治病求本：根据肾脏受损的不同分别采用平补、缓补、峻补、食补等方法。用药上以性味平和、血肉有形之品为首选。如紫河车、枸杞、何首乌、桑寄生、川断、鹿角片、巴戟天等。隗老认为，慢性肾病以阴阳俱损、气血多亏为特点，故治疗常阴阳并补、气血同调，根据患者体质情况有所侧重。用药上常佐以益肾之品，如川断、桑寄生、杜仲、枸杞子、地黄等。

（2）注意血气：隗老认为，肾病发生气血运行不畅而郁滞的机理很多，主要有气虚不能推动血液运行而致瘀；血虚脉道不充，血行迂缓，易停滞成瘀；或气不摄血，血溢脉外，均可停于脏腑之内；血不利化水，水冷则气阻，气滞则血瘀；肾阳虚衰，寒从内生，血遇寒则凝而为瘀；患病日久，缠绵不愈，深而入络，而致脉络瘀阻；因虚而易感外邪，外邪客于经络，使脉络不和，血涩不通，瘀结成肿；阴虚生火，灼伤血络。因此，肾病更须注意活络，运行血气。常用的方法有温阳活血、养阴活血、补气活血、补精活血、补血活络、活血利湿、活血通腑等。

（3）勿用攻伐：隗老认为，肾病的治疗以平药为上，勿用攻伐。忌用伤害肾气的药物，也要避免过用苦寒、辛凉之味。必要用时，用期宜短，剂量要小，同时要注意适当配伍，如黄柏与苍术同用，知、柏常配肉桂，川连伍以吴萸等。

6. 特色治法 隗老在临床上治疗肾系疾病独具一格，尤其治疗水气病颇有心得，总结起来有 10 种治疗大法。

（1）疏风解表，畅达肺气：适用于风水相搏，水湿泛滥，并出现肺系症状者。症见眼睑浮肿，继则遍及全身，恶寒发热，头痛鼻塞，咳嗽，尿少，大便不实，脉浮等。常用药物：若偏于风寒者，可用净麻黄、光杏仁、防风、苏叶、荆芥穗等；偏于风热者，可用冬桑叶、炒牛蒡子、浙贝母、茅根、炒赤芍、桔梗等；气虚者加生黄芪、炒白术；挟湿者加制苍术、生苡米、茯苓、陈皮等。

（2）疏散风热，清肺祛毒：适用于风热蕴结，肺经热毒较盛者。症状可见发热，咽喉肿痛，面颈部浮肿，溲少而黄，伴口干食少，头昏乏力等，苔黄，脉数。常用药物：北沙参、玄参、金银花、连翘、川石斛、天花粉、芦根、六一散、前胡、炒牛蒡子、桔梗、薄荷、生苡米、山豆根、蝉衣、马勃等，热重者可加黄芩。

（3）凉泄营热，透达卫表：适用疮毒内攻，如皮肤疮疖之后出现面目轻度浮肿，低热持续不退，食欲不振，舌黄，脉数，苔色淡黄，舌质偏绛。常用药物：净麻黄、连翘、赤小豆、青蒿、丹皮、土茯苓、炒生地、芦根、玉米须、炒赤芍、生甘草、血余炭、炒牛蒡子、桔梗、玄参、金银花、干荷叶、生苡米、紫花地丁等。

（4）肃降肺金，理气利水：适用于水湿泛滥，上逆清窍，肺气不利者，主要症状为浮肿，胸闷，咳嗽，气短，心悸，不能平卧，苔白，脉弦等。治以三子养亲汤加减，常用药物：苏子、莱菔子、白芥子、葶苈子、厚朴、香橼皮、大腹皮、陈葫芦瓢、炙麻黄、杏仁、炙甘草等。

（5）培土益气，行水制水：适用于水肿明显而肺脾气虚者。症状可有气短纳少，身面浮肿，大便溏薄，水肿常因容易感冒而导致反复，脉细，苔薄白。常用药物：潞党参、生黄芪、防己、防风、连皮茯苓、炒薏苡仁、怀山药、炒白术、炒扁豆、炙甘草等。

（6）温补肾阳，通阳利水：适用于全身浮肿，脾肾阳虚者。症状可见面部、四肢、胸腹一身悉肿，迁延不已，面色㿠白或黧黑，腰酸乏力，肢冷畏寒，大便不实，腹胀，气急，舌淡苔白，有齿痕，脉沉细。常用药物：附子、桂枝、川椒、巴戟天、葫芦巴、干姜、陈皮、炙黄芪、云茯苓、炒苡米、怀山药、商陆、车前子、砂仁、苍术等。若胸水明显者，可用控涎丹对症处理；若腹水明显，腹胀难忍者，可加香橼皮、广陈皮、大腹皮之类；水肿重症，本虚标实，阳虚阴盛者，宜重用附子，可达 30 ~ 60g，但一定要先煎。

（7）补肾益气，固摄精气：适用于头昏耳鸣，而下肢轻度浮肿，腰酸腿软，遗精滑泄，舌苔薄白腻，脉细。常用药物：潼蒺藜、南芡实、莲芯、煅龙骨、煅牡蛎、桑螵蛸、金樱子、炒菟丝子、怀山药、枸杞子、炒生地、杜仲、金毛狗脊、女贞子。偏于阳虚者可加鹿角霜、巴戟天等；偏于阴虚者可加炙鳖甲、阿胶等。

（8）补肺益脾，补肾利水：适用于水肿严重，肺、脾、肾三脏俱虚者。症见气短喘息，呼吸不利，纳少恶心，腹胀便溏，腰背酸痛，脉细，苔白，舌质偏绛。常用药物：北沙参、麦门冬、怀山药、炒白术、炒当归、连皮茯苓、生黄芪、防风、炒苡米、芦根、冬虫夏草、淫羊藿等。

（9）行气导滞，活血化瘀：适用于水肿长期不退，并夹有瘀血者。主要症状有全身浮肿，尿少，腹部膨大，经久不消，面色灰滞黧黑，脉细，舌质紫黯或有瘀斑，妇女多见经闭。这类水肿，除与肺、脾、肾功能失调有关外，还和肝络瘀阻有关。常用药物：桃仁、红花、当归、白芍、枸杞子、淡附片、益母草、炒牛膝、制苍术、地鳖虫（又名土元）、生黄芪、潞党参、连皮茯苓、炒薏苡仁等。

（10）荡涤宿积，清利湿浊：适用于水气病使用激素后尿蛋白不消，以及由于激素副作用较明显而停药者。此为人体升降出入功能紊乱，气血痰湿郁滞经隧，阻于络脉肌腠所致。主要症状为浑身疲乏无力，轻度水肿，胃纳减少，妇女经闭，舌苔腻，脉细。治以越鞠丸加减，常用药物：制苍术、炒薏苡仁、制香附、广郁金、合欢皮、法半夏、陈皮、当归、红花、川芎、桃仁、神曲、茯苓、木香、佛手等，腰痛加川续断、桑寄生、十大功劳叶，口干加川石斛、天花粉等。

7. 自拟方 另外，陡老根据自己的临床经验，拟定了"补肾方1"、"补肾方2"来治疗慢性肾功能衰竭。此二方均以补益肾元为基础，再伍以活血、益气、解毒、祛湿等药。其补益肾元药又以补肾精为主。补肾方1主要由党参、黄芪、巴戟天、鹿角片、杜仲、地黄、枸杞、当归、桃仁、红花、丹参、六月雪等药组成。补肾方2主要由黄芪、党参、太子参、山药、地黄、山萸肉、制首乌、枸杞子、桑寄生、杜仲、怀牛膝、桃仁、红花、泽泻等药组成。

慢性肾功能衰竭常可见正虚瘀阻现象。陡老常在辨证方中加入活血化瘀药，常用桃红四物汤加减。常用药有桃仁、红花、当归、赤芍、川芎、丹参、参三七、干鲍鱼、茺蔚子、益母草、马鞭草、泽兰等。陡老很少单纯用活血化瘀药，常采用补气活血、补精活血、养阴活血等法，尤喜用桃、红两味。

慢性肾功能衰竭患者脾胃功能紊乱往往较为突出。对湿浊中阻者，隗老常喜用苏叶黄连汤合藿香正气丸加减，不但中焦湿浊可化，而且肾功能亦有改善，可使血中尿素氮下降。如遇有血中尿酸增高者，常加玉米须、丝瓜络等药，效果显著。

（二）淋证

1. 病机认识 巢元方在《诸病源候论·淋病诸候》中说："诸淋者，由肾虚而膀胱热故也……肾虚则小便数，膀胱热则水下涩。数而且涩，则淋沥不宣，故为谓之淋。"认为淋证的主要病机为肾虚为本，膀胱热为标，这种认识被后世医家推崇，成为后来临床上诊治淋证的主要病机理论。

隗老认为，"无湿不成淋"，强调湿热的致病因素，"邪之所凑，其气必虚"，是脾肾虚损于前，致膀胱湿热下注于后，脾肾两虚是膀胱湿热的原因，膀胱湿热是脾肾两虚的结果；在临床初期表现以下焦湿热为重，多实，后期以脾肾两虚为主，多虚。另外，隗老认为淋证日久不愈，病久生瘀，瘀热互结，可表现为小便热涩刺痛，尿色深红，或夹有血块，或伴腰部刺痛、小腹刺痛，至夜谵语发狂。

2. 治则治法 《金匮要略》提出"淋家不可发汗"。朱丹溪在《丹溪心法·淋》中提出："淋虽有五，皆属于热，宜解热利小水"，并重视上焦心火与淋证发生的关系，提出"执剂之法，并用流行滞气，疏利小便，清解邪热。其于调平心火，又三者之纲领焉。心清则小便利，心平则血不妄行"，又说"夫散热利小便，只治热淋血淋而已，其膏沙石淋，必须开郁行气，破血滋阴方可也"。张景岳在《景岳全书》中指出了久淋不止，湿热耗伤正气，邪气不盛而正气已虚，形成脾肾两虚，中气下陷，下元不固之证，重视"虚"在淋证中的重要位置。他对淋证的治疗提出了"热者宜清，涩者宜利，下陷者宜升提，虚者宜补，阳气不固者宜温补命门"的辨证论治原则，这些理论一直为后世医家所遵循。

在总结前人治验和临床实践的基础上，隗老认为在治疗淋证上应以清利、益肾、化瘀为基本治则，临证不必拘于"新病少瘀"、"久病才瘀"，即使没有固定性刺痛、舌紫、脉涩等征象，也应该尽早投以活血化瘀药物。

3. 分类、分期辨治 《诸病源候论·淋病诸候》将淋证分为石淋、气淋、膏淋、劳淋、热淋、血淋、寒淋七候论述，后世医家多从此法分而治之。隗老认为，热淋祛邪，重在清利；气淋调肝，重在通滞；劳淋扶正，重在补虚；膏淋之利，重在活血；石淋之通，重在排石。

4. **用药原则** 陶老推崇清代叶天士对淋证的辨证治疗，叶氏主要从虚实两端分证而治。实证分为：①湿热下注证，治宜苦辛寒，用萆薢竹叶方、萆薢猪苓方等；②心肝火盛证，用导赤散加减或萆薢分清饮加减；③气闭郁滞证，用紫菀枇杷叶方或萆薢乌药方；④精瘀阻窍证，治宜滑利通阳，辛咸泄急，宣窍通瘀，用虎杖散或牛膝膏等。虚证分为：①阴虚湿热证，治宜清热、顾护阴体，用滋肾丸、大补阴丸，或六味地黄丸去萸肉，加车前、牛膝、黄柏、萆薢，或都气丸加威喜丸；②肾阴虚损证，治宜通润，不伤阴阳，用生地益母草方或养阴通腑方；③肾气不摄证，治宜收纳肝肾，用金匮肾气汤或熟地杞子方或苁蓉柏子仁方；④阴阳两损证，用扶阳化浊方或菟丝子覆盆方；⑤奇经虚损证，治宜理阳通补，升固八脉之气，用青囊斑龙丸或鹿茸人参方、麋鹿河车方；⑥心脾气虚证，治宜调理心脾，用人参桑螵蛸方。

陶老认为一般淋证多从清利、益肾、化瘀治疗即可获效，反复难愈者有上热下寒、阴虚火旺、瘀热互结。上热下寒证多由反复泌尿系感染，致人体阴阳失衡，常气阴不足、湿热内蕴、脾肾阳虚诸证并存，治以清上温下、调整阴阳，方用清心莲子饮加附子、肉桂、干姜、小茴香。阴虚火旺证常因湿热蕴久，或五志化火，伤及人体阴液所致，治以滋肾水清肝火，方用滋水清肝饮加减。瘀热互结证多为泌尿系感染反复发作，致湿热与瘀血互结，应治以活血化瘀，清利湿热，方用桃核承气汤加减。

陶老认为在临床治疗泌尿系感染时，抗生素当用则用，不轻率使用，要按规范运用。

（三）癃闭

1. **病因** 癃闭包括了西医学中各种原因引起的尿潴留及无尿症，如神经性尿闭、膀胱括约肌痉挛、尿路结石、尿路肿瘤、尿路损伤、尿道狭窄、老年人的前列腺增生症、脊髓炎和尿毒症等，这些疾病都可参考癃闭进行辨证施治。

癃闭的病位虽在膀胱，但与三焦、肺、脾、肾的关系密切；上焦之气不化，当责之于肺，肺失其职，则不能通调水道下输膀胱；中焦之气不化，当责之于脾，脾土虚弱，则不能升清降浊；下焦之气不化，当责之于肾，肾阳亏虚，气不化水，肾阴不足，湿热互结，均可引起膀胱气化失常，而形成癃闭。肝郁气滞，使三焦气化不利，也会发生癃闭。此外，各种原因引起的尿路阻塞，也可引起癃闭。

2. **分型**　一般说来，湿热蕴结，肺热气郁，肝郁气滞，尿路阻塞多属实证；而脾气不升，肾元亏虚多属虚证。

3. **治则**　癃闭的治疗应根据"腑以通为用"的原则，着重于通，但通之法，又有虚实的不同，实证宜清湿热，散瘀结，利气机而通水道。虚证治宜补益脾肾，助气化，使气化得行，小便自通。同时，还要根据病因，审因论治。根据病变在肺、在脾、在肾的不同，进行辨证施治，不可滥用通利小便之品。此外，根据"上窍开则下窍自通"的理论，还可应用开提肺气的治法，开上以通下，即所谓"提壶揭盖"之法。

4. **用药原则**

（1）实证：

膀胱湿热证：症见小便点滴不通或量极少而短赤灼热，小腹胀满，口苦黏，或口渴不欲多饮，舌质红，苔黄腻，脉沉数。治宜清利湿热，通小便。方用八正散加减。

肺热气郁证：症见小便不畅或点滴不通，咽干，烦渴欲饮，呼吸急促或咳嗽，咳黄稠痰，量多，难咳出，呆纳，便不畅或干燥。治宜清肺热，利水道。方用清肺饮（茯苓、黄芩、桑白皮、麦冬、车前子、栀子、木通）。

肝郁气滞证：症见小便不通，或通而不爽，胁腹胀，纳呆，多烦善怒，大便不畅。治宜疏气机，通小便。方用沉香散（沉香、石苇、滑石、当归、陈皮、白芍、冬葵子、甘草、王不留行）。

瘀血阻络证：症见小便点滴而下，或尿如细线，甚则阻塞不通，纳可，眠多梦或正常。舌质紫黯或有瘀点，脉细涩。治宜行瘀散结，清利水道。方用代抵当丸。由于尿路结石所致的尿道阻塞，小便不通，可加用金钱草、海金沙、鸡内金、冬葵子、瞿麦。

（2）虚证：

脾气不升证：症见时欲小便而不得出，或量少而不爽利，气短而语声低微，小腹坠胀，精神疲乏，纳呆，便正常或溏，日1～2次，眠可，舌质淡，薄白苔，舌体胖大，舌两边有齿痕，脉弱。治宜化气利水，化清降浊。方用补气汤（黄芪、党参、当归、升麻、白术、冬葵子、通草、怀牛膝）。

肾元亏虚证：症见小便不通或点滴不爽，排出无力，面色㿠白，神气怯弱，腰膝冷而酸软无力，纳可，便正常或便溏，或晨起即便，眠佳，舌质淡，薄白苔或白腻苔，脉沉细而尺弱。治宜温阳益气，补肾利尿。方用济生肾气丸。

（四）男科病

隗继武教授认为男科疾病包括以下3个方面：一是性功能障碍，二是不育症，三是性病。男子以精为本，女子以血为本，男科临证关键在精，犹如妇科临证重在调经。他认为，精、气、血同出一源，同补一流，其生理、病理之关系至为密切，故曰"治精不言气、血、肾，非其治也"。其治疗大法分述如下。

1. 益气生精法 即通过补益和增强脏腑功能活动的方法来治疗精亏。适用于脏腑功能衰退而以精亏为主要临床表现的病证。症见性功能减退，阳痿不举或举而不坚，难成性交；或射精无力，精神倦怠；气短乏力，健忘，注意力不集中；精液清稀。液化时间短，精子含量少，活动力低下。脉虚无力，舌质胖嫩。常用药物：黄芪、党参、白术、山药、茯苓、桑螵蛸、鹿角霜、巴戟天、韭菜子、附子、淫羊藿。

2. 补血生精法 即用补血的方法治疗精亏。适用于血虚精亏的病证。症见头晕眼花，心悸，失眠。面色委黄，房事力不从心，脉细舌淡。《太平圣惠方》谓"骨髓之液谓之精"，故精血同源，互生互化，"血虚精亦虚，补血精自生"。药用四物汤加制何首乌、阿胶、枸杞子、鸡血藤、山茱萸、益母草等。

3. 补肾填精法 肾藏精，补肾填精即用补肾的方法填补肾精亏损，是治疗精证传统的重要方法之一。偏于肾阳虚，以阳痿为主，性欲淡漠，有的睾丸发育不全，兼畏寒肢冷，阴部发冷，冷汗多；精液化验精子含量极少，活动率和活动力低下；尺脉沉迟，舌淡或水滑苔。方用壮阳填精汤：熟地黄、茯苓、山茱萸、附子、肉桂、淫羊藿、桑螵蛸、枸杞子。偏于肾阴虚，性生活多无明显异常，性欲亢进，便干溲黄，五心烦热，自觉会阴及睾丸发热，热汗多而发黏；精液量少质黏，不易液化；脉细数，舌红少苔。方用滋肾汤：女贞子、旱莲草、菟丝子、知母、黄柏、天花粉、石斛、天冬、龟甲等。

4. 敛气固精法 即用收敛元气的方法治疗肾精不固。适用于下元虚衰，肾精不固证。症见早泄，滑精，遗精，渗精，失眠，腰膝酸软，气短乏力，嗜睡懒言，小便白浊且频；精液清稀，密度低，活动力减弱；脉沉弱，舌质淡。方用敛气固精汤：生黄芪、太子参、白术、白芍、五味子、五倍子、龙骨、煅牡蛎、芡实、莲须、炒山药等。

5. 疏肝行气法 即用疏肝解郁以增强性功能和生殖能力的方法。肝脉络阴器，阴器乃作强之官，肝失条达郁而不畅，直接影响阴茎的勃起、射精和生殖功能。症见会阴坠胀或沉痛，严重时牵引少腹痛，阴茎阴囊抽搐，情志不畅时加重，兼见忧郁烦躁易怒，头晕眼花；畸形精子增多；脉弦涩，舌质淡。方用柴胡疏肝散加减：柴胡、芍药、枳实、川楝子、荔枝核、橘核、乌药、香附、青皮、郁金、枸杞子等。

6. 祛痰散结法 即用祛除痰核、消散结聚、软坚化郁的方法治疗附睾或睾丸结核、前列腺肥大、阴茎硬结症。症见精子成活率低下，脉弦滑或弦细，舌红或有瘀斑。药用百部、白及、白薇、猫爪草、山慈菇、牡丹皮、鳖甲、地龙、泽兰、白芥子、生山楂等。

7. 清热解毒法 适用于下焦湿热阻滞，阻碍精子产生，精子含量低下的病症，如前列腺炎、精囊炎、附睾炎等。症见小便黄赤，尿道刺痒，排尿时尿道灼热感，小便淋漓不爽，性活动多无障碍，但无生育能力；舌苔黄腻。方用银花炭、连翘、瞿麦、蔚蓄、蒲公英、白茅根、藕节炭等。

8. 活血化瘀法 用入肾经的活血药物改善生殖系统的血液流通，疏通精液的瘀滞，适用于各种原因引起的精瘀证。症见会阴部憋胀，下坠感，性功能紊乱，阳痿早泄，液化时间长；脉弦滑或沉，舌质紫黯或有瘀斑。方用桃红四物汤加减：当归、制何首乌、鸡血藤、益母草、川牛膝、桃仁、丹参、红花、血竭、芜蔚子、狗脊、续断、王不留行、炮山甲、三棱、莪术等。

（五）妇科病

1. 病机认识

（1）肝肾学说：隗老"肝肾学说"的思想源于《内经》，根据妇女特有的生理病理特点而提出。他认为，妇科疾病重视"肝、肾、脾、气、血，变化于虚、实、寒、热、痰、癖、郁、积"，强调肝肾与血海、胞宫的功能联系和经络联系最为直接、密切，女子经、孕、产、乳的正常与否与肝肾息息相关。隗老认为，肝肾二脏为母子之脏，水火之宅，主藏精血，伤则俱伤，耗则俱耗。临床中，二者常常互为因果。上述理论，构成了"肝肾学说"的基本框架，表明"肝肾学说"强调了肝肾对女子月经生理活动的特殊主导作用，同时不排斥参与月经生理活动的其他因素的支持作用，既突出了"肝肾学说"，又体现了中医学的整体观。"肝肾学说"补充和完善了"肾为调经之本"的不足，具有理论与临床的双重意义。肝肾共同主持月经生理活动的观点，符合中医的传统认识，为隗老从肝着手研究月经病提供了理论依据。例如隗老认为不孕症病变脏腑主要在肝肾，临床中属肝郁不孕者多之。

（2）血瘀论：隗老颇重血瘀论，认为妇科证候主要是虚实两类，虚者肾虚、脾虚为多，实证则以气滞、血瘀或痰湿为主，尤以血瘀最常见。瘀为有形之邪，阻碍气血之运行而成病。结合多年临床经验，隗老认为瘀血之证有气滞血瘀、气虚血瘀、寒凝血瘀、热灼血瘀、出血成瘀、情致失调致瘀、久病致瘀。他颇为欣赏王清任在《医林改错》中所创制的方药，根据症状立行气活血、活血止痛、祛瘀散寒、攻逐瘀血、清热化瘀之法，总结整理出有效方剂，尤其是对肾虚证与血瘀证结合进行了深入研究，将补肾活血之法作为妇科疾病的主要治法，不仅丰富了中医妇科学治则治法理论，更能指导妇科临床。

2. 常见疾病

（1）子宫肌瘤（癥瘕积聚）：癥瘕积聚的形成，隗老归纳提出以下几点：产后受风、经行时中寒、寒湿下受、产后及经期中饮食寒温失调。故而血脉凝涩，经络留滞，隧道闭塞，立方大多是破血消瘀，温中行气，彼此互用。用药当遵循的原则是：衡量各个人体力、观察病症深浅。根据临证时的经验，隗老指出，癥瘕积聚的治疗当以乌药散、桃仁煎、穿山甲散最为合理，外用以阿魏为宜。此外，治疗时调气、补血、养心、健脾等法当配合应用。

（2）经前乳胀：隗老据临证经验指出本病当分为5型：肝郁脾虚、肝郁肾亏、肝郁血虚、肝郁冲任虚寒、肝郁火旺。由此可以看出，其病机主要为肝郁，当治以行气开郁，健脾和胃。隗老最重香附一药，合郁金、合欢皮，三品相配，相得益彰。他指出，"治疗本证，宜持之以恒，须于经前乳胀时开始，直到经来胀痛消失为止，连续三四个月，可获确效"。

（3）崩漏：治疗本病隗老有独到经验，根据血热、气虚、血瘀3大崩漏发病机理，在临床上将崩漏分为血热、中虚、瘀滞3型，总结出遏流、塞流、畅流3条治疗原则：血热堤决，清凉直折；中虚气陷，峻补固脱；胞络瘀滞，散瘀畅流。针对崩漏者都存在不同的气阴两伤，采取清补复旧的原则。

（4）痛经：隗老根据临证经验指出，痛经最多见的证型是寒湿凝滞，病因病机为寒湿之邪伤于下焦，客于胞宫。辨证要点是"寒"、"痛"二字，治疗应选用温热之品，使气血温和，血行通畅，达到当月痛止，下月期准，症状消失的目的。隗老常采用经前防、经期治、经后固三步疗法。

（5）不孕：隗老认为治不孕必先调经。临床瘀证与痰湿证偏多，瘀证以少腹逐瘀汤温寒化瘀为主方，痰湿则以温胆汤加减。

女子不孕分为脾肾两虚、肝肾阴虚、阴虚阳亢、气血两虚 4 个证型。脾肾两虚者治以温肾运脾，调冲化湿，佐以祛瘀之法；肝肾阴虚者治以滋养肝肾，活血调经，佐以清湿之法；阴虚阳亢者柔肝滋肾，养阴生津；气血两虚者补气血，滋肝肾，调经化瘀。

总之，隗老治疗妇科病药物配伍注意阴阳互生，诚如阴阳气血之间相互依存的关系，遣方用药时应该阴阳相济，气血兼顾。温阳者不可一味用温药，以免耗竭其阴，孤阳无根，应当在滋阴的基础上温补阳气；滋阴养血者，若单用阴柔之品，则缺乏活泼流动的生机，故当兼用阳药以推动其生发之气。此外气分药与血分药的应用也有讲究，用药注意区别药性的寒热温凉润燥，讲究因人因证而异，同时重视药量变化对疗效的影响，指出药物的归经异同在选择用药时也是至关重要的，病在何脏何腑，选择用药时就要归于该脏腑。

参考文献

[1] 周仲瑛. 中医内科学 [M]. 北京：中国中医药出版社，2003.

[2] 陈灏珠. 实用内科学 [M]. 北京：人民卫生出版社，2013.

[3] 张声生. 专科专病名医临证经验丛书——脾胃病 [M].2 版. 北京：人民卫生出版社，2008.

第三部分　方药心得

临床用药特点

隗老学识渊博，深谙中医理论，临证诊治亦独运匠心，遣方用药独具特色，现将其临床用药的丰富经验总结如下。

一、辨证辨病相结合，治病求本存心田

辨证论治、治病求本是中医基础理论经典，更是临证之精髓。隗老认为中医所论"治病求本"不单是对症治疗，更是从表象深入本质，分析判断疾病的病因病机，从"宏观辨证"，追求疾病的本质，纠正机体阴阳平衡的失调，以达"阴平阳秘"之目的。同时，坚持"辨病与辨证相结合，病证合参"是隗老临床治疗的另一辨证思路。

现代医学的微观辨证，揭示了疾病内在的微观变化，尤其对局部的病变部位有着更直接、精细的深层次观察与分析，如电子胃肠镜、影像学检查、实验室检查等，补充中医四诊的不足之处，使传统辨证更趋完整、准确和客观。隗老认为作为现代中医医家，当中西医结合，共同配合，充分利用现代医学检查手段来鉴别诊断疾病，结合现代医学对疾病的深入分析，有的放矢，辨病用药，遣方用药中既考虑中医的宏观辨证，又考虑现代医学的微观诊断，不仅治愈局部病变，同时也使整个机体功能状态达到平衡，使中医辨证论治的优势，得到更充分的体现。

隗老在临证时，恰当地把微观指标纳入中医辨证论治体系，不仅可以丰富辨证的内容，提高辨证的准确性，且能显著地增强疗效，使治疗更具针对性。如胃镜见浅表糜烂、充血及溃疡者，多为热毒、湿热偏盛，可于辨证方中选加蒲公英、黄连、白花蛇舌草、半枝莲、连翘等以清热解毒；分泌物较多而黏稠，可从痰湿论治，以陈平汤加生薏苡仁、冬瓜仁、浙贝母等；胃镜见胃黏膜苍白、变薄，黏膜下血管透见者，多为气血亏虚或脾胃虚寒，当加益气养血之品，如当归、黄芪、白术、党参、白及等，或甘温补中之桂枝、干姜、吴茱萸、饴糖、大枣等药；如有十二指肠内容物反流者，加半夏、生姜、黄连；病理检查伴有肠上皮化生、不典型增生者，选加乌梅、炒鸡内金、生薏苡仁、白花蛇舌草、半枝莲、山慈菇、莪术等。现代医学研究表明，幽门螺杆菌（HP）感染是引起慢性胃炎的主要病因之一，并能促使癌前病变萎缩性胃炎与

肠上皮化生的形成。而目前根除 HP 的西药由于胃肠道反应，许多患者不能耐受，隗老则在辨证基础上加用连翘、蒲公英、黄连等具有杀菌活性的药物，取得了好的效果。

二、脾胃同病分论治，气血阴阳寒热调

1. 明辨药性，投其所好适润燥 脾胃的生理特性不同，脾为阴土，恶湿而喜燥，脾湿易碍脾阳；胃为阳土，恶燥而喜润，燥热易伤胃阴。因此在临证中必须考虑到脾胃的不同生理特性，明辨药性，使润燥搭配合理，方能起到应有之效。隗老用药，常以辨证为准，揣度润燥之性，如有脾胃阴虚津伤，胃络涸涩，多在慢性萎缩性胃炎中表现为胃脘隐痛、灼热、口干，似饥不欲食，舌红少津，常用柔润养阴药物，如石斛、竹茹、沙参、党参、麦冬、白芍、扁豆等，养阴又不过于滋腻、碍胃；若脾胃痰湿中阻，脾湿太过轻则运化呆滞，见呕吐、恶心、纳呆、腹胀、苔腻，常用健脾化湿药，如陈皮、苍术、白术、半夏、砂仁、川朴、车前子、苏梗等，芳香辛散化湿、运脾。然而在临证中，脾胃互为表里，常阴阳错杂交互为病，故尚需养胃健脾兼顾，润燥刚柔互济，方能重建中洲。隗老临证多采用益胃汤合麦门冬汤加减，用甘酸化阴法，选用滋养阴精又不过于滋腻碍胃之药，正如《内经》所云"燥者濡之，甘者缓之"，亦符合叶天士"太阴湿土得阳始运，阳明燥土得阴自安，以脾喜刚燥，胃喜柔润"之说。

2. 深度药味，知其冷暖送寒温 脾胃虽然同居中州，但有阴脏阳腑之别，故其病则有易寒易热之殊。盖胃为阳腑，其病多热，脾为阴脏，其病多寒，若脾胃同病，又可生寒热错杂之证。临床上治疗胃热之证，隗老喜用大黄、黄连、黄芩、石膏、知母、栀子、车前草、龙胆草等泻火清胃逐热。但若纯投苦寒清泻之品，虽然可治胃热，亦易伤脾阳，有碍脾运，故于大队苦寒清泻药中，可适当佐以辛温香燥之品，如陈皮、半夏、吴茱萸等，以防苦寒之品伤阳碍运。如若脾阳不振，寒遏中焦，隗老常选附子、肉桂、炮姜、葛根、乌药、干姜、吴茱萸等温中助阳散寒，但若纯投温热之品，虽然可治脾寒，亦易伤胃阴，有碍胃纳，故于大队温热香燥药中，可适当佐以甘润益胃之品，如淮山药、太子参、党参、薏苡仁、沙参等益胃润燥之类，以防温燥伤阴妨碍胃纳。

然而临床疾病复杂多变，常常寒热错杂，故隗老喜用半夏泻心汤、甘草泻心汤、

生姜泻心汤、乌梅丸等辛开苦降，寒热平调的方药治疗脾胃寒热错杂的疾病，除此之外，隗老综合疾病特点，还自创一些寒热并用的小方，临证中加减应用，亦取效良多。如在治疗临床病症兼有胃酸过多和脾胃虚寒者，用葛根、川连、炮姜组成葛根黄连汤寒热平调治疗脾胃虚寒，同时配伍乌贼骨、白及组成的乌贝散抑制脾胃酸液过多，灼烧胃阴。凡有是证辄用之，无伤于胃，亦别无其他副作用。在胆汁反流性胃炎的治疗中，常用甘温之葛根伍以苦寒重镇之代赭石，取其一升一降，一寒一热，使脾胃健而御肝乘，肝不乘而诸病愈。黄连苦寒燥湿清胃热。桂枝有解表和营卫、化气调阴阳，胃病寒热错杂，用桂枝温胃，胃病时间长则有瘀血，温通血脉，配活血药达辛温通阳，共达辛开苦降作用，同时桂枝还有下气作用。以上几首小方刚柔相济，寒温并用，临床屡用屡效。

3. **阴阳互根本，表里分阴阳**　隗老认为脾胃相为表里，关系甚为密切，临证治疗脾胃病亦应脾胃兼顾，不但需寒热并用，亦当阴阳同调。《素问·金匮真言论》曰："阴中有阴，阳中有阳。"阴阳中又分阴阳。脾、胃之中又可再分阴阳，脾胃之病，每多相合为病，治疗时亦应脾胃同补，阴阳兼顾。脾胃之病，临床以气虚者多见。气虚日久，累及阳气。隗老常用大剂白术、茯苓、党参、太子参、黄芪等益气健脾药物温补脾阳，认为脾阳为功用，有运化、温煦、升发之功，若中土阳气虚衰，寒自内生者，则多用炒白术、炒山药，加干姜、附子同用，益气和阳。指出临床用药中要分清脾阴脾阳、胃阴胃阳，不可拘泥于"胃喜润而恶燥"、"脾喜燥而恶湿"之说，见胃病即多施养阴之品，见脾病则施助阳之物。临证治疗尤其重视脾阴为病，脾阴是指存在于脾脏的阴液和脾脏本身的形质，其可滋养脾气，涵润脾阳，是协助脾阳共同运化水谷精微的重要物质，具有灌溉脏腑、营养肌肉、濡润筋骨功能，其特性为滋润、潜降、宁静、收藏。临床中，脾阴不足，则水谷不化，如清代唐宗海所指："脾阳不足，水谷固不化；脾阴不足，水谷仍不化也。譬如釜中煮饭，釜底无火固不熟，釜中无水亦不熟也。"故隗老临证每每顾及脾阴。温补脾胃之时，常适可而止，防其伤阴化燥。临床须以养阴生津补之。常重用山药、玉竹，辅以扁豆、莲肉、白芍等药以养阴生津，少佐以陈皮、薏苡仁等以使滋而不腻，补而不滞。阴虚者，多有内热存之，方中多加麦冬、沙参、石斛等药以清之、滋之。若胃阴不足则口干，食难下咽或饥而欲食，胸中嘈杂或胃中灼痛，或便燥结难通，此当滋养胃阴，清胃之热邪，宜以甘平、甘凉、濡润之品。胃阴虚而热者，用鲜生地黄、沙参、玄参、知母、石膏清之；

胃阳不足则口淡、不思食，或虽食而不能化，中脘满闷，或朝食暮吐等，此刚燥药所必用，轻者二术二陈，如香砂六君子丸，重者当用桂附之属，往往收效良多。

4. 重视升降，调节枢轴顺气机 《素问·六微旨大论》云："出入废则神机化灭，升降息则气立孤危。故非出入则无以生长壮老已；非升降则无以生长化收藏。是以升降出入，无器不有。"说明气机的升降出入是人体正常生理功能发挥的基本条件，同时亦是病理状态的关键原因。而脾位居中央，禀气于胃，灌溉四旁，和济水火，升降金木，乃人体气机升降之枢纽，五脏生理活动之中心。五脏本身及其之间的生克制化，皆以脾升胃降的正常为其前提。故而在治疗疾病时应重视气机的升降，尤其是脾胃气机。正如清·吴鞠通所言"治中焦如衡，非平不安"。故而隗老在诊治脾胃疾病时，将调整脾胃升降功能作为其用药之精要所在。

"脾以升为健"，升脾气重在补健脾气助其升，用黄芪、党参、白术、葛根、陈皮等温补升运，黄芪升阳治虚陷，葛根升阳可生津，升麻升阳举重若轻举其陷，藿香叶升阳可和胃；如久泻小腹坠胀、胃下垂等脾虚气虚陷者，久服补中益气丸收恒功。脾不升清若腹胀便溏，用七味白术散（人参、白术、茯苓、炙甘草、藿香叶、木香、葛根）作用好；脾不升清涉及"脾不散精"，水谷不能化精微，而致气血亏虚，见头晕、乏力、纳差等，以黄芪建中汤合四君子汤鼓舞脾胃之气，激发生化之源，可使脾旺血充。

"胃以降为和"，降胃气重在和降胃气导其滞，用苏梗、佛手、枳壳、香橼降胃气，枳实、炒莱菔子、槟榔通腑气、降胃气兼疏肝，用香附、佛手很有效。慢性胃炎、消化性溃疡反酸用左金丸配乌贼骨、刺猬皮制酸；吐清水用理中丸加、益智仁温胃摄脾涎。隗老治食管炎时，降胃气兼养胃阴，左金丸加栀子、瓜蒌、枳壳与太子参、麦冬、石斛相配用；反流甚重在镇降胃气制其酸，用代赭石、乌贼骨、刺猬皮、煅瓦楞等配枳壳、佛手、沉香、旋覆花之属降其气而运其中。

肝胃气滞常选用柴胡、枳壳；脾胃气虚则以党参、黄芪配木香、枳实；理气化痰则以桔梗、枳壳配川牛膝；肝胃阴虚则以木蝴蝶伍佛手；湿邪偏胜则以藿香、佩兰合法半夏、陈皮，或砂仁、白豆蔻与茯苓、生薏苡仁同用，调其升降。升降并举，相辅相成，阴阳调和，则诸症悉除。

治浅表性胃炎时，虽以芪、升、柴等升发脾阳，但又配以苦参、黄连、枳壳等苦降胃气，使清升浊降，进而"炎症随浊去而化"。对反流性胃炎的治疗，虽认为病因为气虚不能约束幽门引起幽门失控，仍采取以黄芪、山药、升麻、柴胡健脾升阳，配以枳壳、黄连苦降胃气，取调理脾胃升降而收功。此正是异病同治的绝妙之法，吾辈当学而验之。

三、用药平和，留保胃气存津液

《灵枢》曰："有胃气则生，无胃气则死"，"五脏六腑皆禀气于胃"，"谷气通于胃"。李杲《脾胃论》则创造性地提出"内伤脾胃，百病由生"的理论，说明脾胃在保持人体健康、抗御疾病中起重要的作用。隗老认为，脾为脏属阴，胃为腑属阳，脾主运化，胃主受纳，脾主升，胃主降，脾胃为升降之枢，一脏一腑，一阴一阳，一升一降，相互配合，共同完成水谷的受纳、消化、吸收、输布，营养全身各个器官。脾喜燥恶湿，胃喜润恶燥，脾病易湿、易寒、易虚、易陷，胃病易热、易燥、易实、易逆。故治脾宜燥、宜温、宜补、宜升，治胃宜清、宜润、宜泻、宜降。因此，一般情况下，力戒大辛大热、苦寒攻伐之品。在病情需要用偏寒、偏热刚烈之品时，则讲究配伍法度，注意柔中有刚、刚中有柔、刚柔相济。同时隗老强调在选用药物时要区别药性的温凉润燥。认为大凡治病，既要强调治法的精专，又须讲究药物配伍之，君臣佐使，性味归经，通过方药的选用和药量的轻重体现这种原则；由于阴阳气血具有相互依存的关系，在遣方用药时应该阴阳相济，气血兼顾，药性平和，治寒不过热，以甘温为宜，治热不过寒，以甘凉为佳，如是则可防止药物的偏性，达到祛除病邪，保护正气的目的。他表示，用药不注意保护胃肠功能，所治的病未治好，先把胃"伤了"是经常遇到的。这是极为重要的，也是隗老临证数十载的最可贵的临证经验之升华。

例如，隗老在选用温补脾气药物时，恐人参、附子、干姜等伤脾阴，故弃而不用，多选用党参、黄芪、白术、茯苓、薏苡仁、甘草等甘平补益、不伤胃津药物；反之，滋补胃阴时，恐熟地、龟板、沙参等过于滋腻补阴、有碍胃气，常取石斛、麦冬、百合、知母、枸杞、山萸肉等清凉平淡之品，使补而不滞；脾胃郁热或湿热，喜用连翘、焦栀、滑石、蒲公英、豆豉、百合、黄连等甘苦微寒之品，而弃大黄、芒硝、黄芩、龙胆等防峻下或苦寒太过，化燥伤阴；便秘也喜用桃仁、杏仁、郁李仁、皂角、瓜蒌仁、火麻仁等润下药，通腑泻浊而不伤肠津，正合"存得一分阴液，便有一分生机"之意。此外，在补药中，常加炮姜、小茴香、枳壳、陈皮、木香、香附、豆蔻、佩兰等以理气，使补而不腻。正如李东垣所言："若用辛甘之药佐滋胃，当升当浮，使生长之气旺。"隗老以上用药皆以平淡处出新奇，时时护胃气为要领。

正如现代中医大家蒲辅周曰："中气虚羸，纯进甘温峻补，则壅滞气机，反而增加脾胃负担，甚则壅滞脾胃之运化，使胃腑更难通降。"隗老用药理念与蒲老不谋而合。

四、调理脾胃，时时注意顾护胃气

临证中应始终牢记"有胃气则生，无胃气则亡"之原则。隗老在临证运用保土之法分为不用药和用药之法。不用药即不治而治。对于有毒药物和大苦大寒、大辛大热等峻猛之品，尽量不用，以保其脾胃之气不受损害。平时服药采用服 2 ~ 3 剂即停1 天，以使胃气恢复。如对于肺金有热，须用清热法时，多用鱼腥草、连翘、芦根等清热而不伤胃气。对用汗、吐、下或汗、吐、下太过致脾胃已伤者则须用药保之，但并非完全用补，根据脾喜燥恶湿、喜升之特性，临证多选用防风、威灵仙、葛根等以升清。根据胃主降等特性，喜用半夏、厚朴、砂仁、木香、陈皮、青皮、枳壳等顺降胃气。若虚象明显，则用白术、茯苓、山药等药缓图。有时虚实夹杂，寒热错杂时，隗老最喜运用生白术、炒白术、茯苓、半夏、砂仁、干姜、黄连、厚朴、枳壳、炒三仙等补泻兼施，寒温同用。

隗老认为人"以胃气为本"，脾胃乃"气血阴阳之根蒂"，为元气之本，胃气之盛衰关系到人体生命活动及其存亡，故提倡用药轻灵、精简以顾护胃气。他在使用黄芩、黄连、黄柏等苦寒药泻阴火时，不但用量轻，还以酒制之，以免苦寒败胃。若不得不用大苦、大寒和攻伐、有毒之品，也要寒温并用，如黄连配肉桂、吴茱萸配黄连、黄芩配干姜，以防苦寒太过，同时强调苦寒药剂量宜偏小，须中病即止，做到不误时机，又须审慎。若慢性病患者脾胃功能不好，或需长期服药，隗老常常调之以性味甘淡或纯正之品等甘味中药，使胃能纳药，同时尽可能突出甘味药，如炙甘草、太子参等，或加以醒脾药物，如广藿香、鸡内金、薏苡仁等，以胃能纳、脾能运化为先，先巩固好脾胃，为进一步治疗打好基础。

五、整体论治，调理脾胃安五脏

《素问·灵兰秘典论》曰："脾胃者，仓廪之官。"金元时期著名医家李东垣在

《脾胃论》中指出："内伤脾胃，百病由生。"《景岳全书·杂证谟》曰："脾为土脏，灌溉四旁，是以五脏中皆有脾气。"《素问·经脉别论》曰："饮入于胃，游溢精气，上输于脾。脾气散精，上归于肺，通调水道，下输膀胱。水精四布，五经并行。"脾胃为后天之本，气血生化之源，脾胃安和，则身强力健，内伤脾胃，则百病由生。五脏六腑构成人的整体，脾胃位居中州，上达心肺，下畅肝肾，所以若求整体安平，必先和脾胃。

1. **培土生金** 隗老指出："肺金不足，而致咳喘久治而不愈，若补肺良多，效果不显，不如治脾胃。"如对肺气不足，咳喘无力，久而不愈，气短懒言者，隗老多选用党参、生白术、茯苓、炙甘草等健补脾胃，培土以生金，以治其本，复加干姜、细辛、五味子以温肺散寒化饮，敛肺止咳，标本兼治，每收良功。若肺津耗伤，阴液不足，虚火上炎，引起咳唾不止，甚或咯血者，则需滋阴降火，选用白术、甘草、大枣、薏苡仁、豆蔻等补养脾胃，以资化源，辅以麦冬、百合、沙参、石斛等滋养肺阴，以降虚火而复肺津。

2. **培土生水** 脾与肾，分别为后天和先天之本，互相滋养。脾虚则化源衰少，日久则肾失所藏；肾阳衰弱，则脾失温煦运化失职。对于肝肾阴虚并有脾胃气虚之证，要注意滋阴则助湿，易伤脾胃，健脾祛湿则伤阴，易加重肝肾之阴虚，二者同时用药，则疗效不显。隗老指出对于脾肾阴虚者，当先调理脾胃，营养足则津液生化有源，促使肝肾之阴复，但健脾胃之药，宜淡渗平和，不宜过用芳香，以免燥湿伤阴。调和脾胃后，饮食水谷得以运化，后天之本得以充养，方可滋补肝肾之阴。在补肾之时多加白术、茯苓、陈皮、西洋参等健脾养胃之品，使肾水生于水谷，以缓功图之，则功效久远。肝肾阴虚，阴虚生内热，故隗老在滋补脾肾的同时，常佐滋阴降火的药物，如白术、山药、茯苓、葛根、天花粉、百合等健脾补气、滋阴降火，使化源充足。若治肾不应或肾家症状不重而以脾胃症状如纳差、乏力、舌暗淡而胖、齿痕明显、苔白而腻等明显时，则首先治脾，常用枳术丸、参苓白术散加减以培土生水，常收殊功。对于肾水不足引起不孕、不育，隗老常用砂仁、白术、茯苓等健脾利湿，培土生水；杜仲、川续断、山药等补肾益元。虽不滋肾水，而肾水自充。对肾水不足引起月经量少，经期紊乱等也以培土之法而使化源充则经水足。

3. **培土制木** 脾主运化，胃主受纳，肝主疏泄。脾的升清、胃的降浊功能正常，依赖于肝的疏泄功能的正常。《血证论·脏腑病机论》云："木之性主于疏泄，食气入胃，全赖肝木之气以疏泄之，而水谷乃化。"肝失疏泄，无以助脾之升散、胃之降浊，则引起"木不疏土"，脾失健运，影响肝之疏泄功能，导致"土壅木郁"。叶天士云："治脾胃必先制肝。"然疏散肝郁之法，非一味破散而能解之。且辛散之品易伤阴血，常使肝阴不足。故临证之时无论脾胃虚弱与否，均须以甘缓之品调其脾胃，佐以辛散之味而疏之，顺达生发之阳，即"培土达木"法。

临床常见纳差、胁肋不适、脘腹胀满、呃逆频作、郁郁寡欢、月水不调、夜寐失和、大便不爽等诸多症状，隗老每见肝郁脾虚之证，则予以白术、茯苓、麦芽、砂仁、甘草健运脾胃；再佐柴胡、佛手、枳实、香附、川芎等以遂其曲直之性，疏之以升发诸阳。诸药合用，土强而木不犯脾胃，土健而又木有所养。如此则肝脾协调，木郁得舒，五脏安和。若郁热偏重，宜加黄连、黄芩、蒲公英、浙贝等，属苦辛之列；若痰浊阻于胸阳，胸闷痹阻不畅者，可加瓜蒌皮、薤白、干姜；心阳不振者加附子；中焦寒滞者加良姜、肉桂；气机阻滞者加沉香、檀香、丁香；气滞兼瘀者用降香；寒湿甚者加草果仁、藿香、佩兰；病久脾胃运化不力者，配以炙鸡内金、谷麦芽、茯苓、甘草，或加麦冬以顾护胃津；脘痞而痛者，佐以木香、香橼皮等。此与张仲景所言"见肝治病，知肝传脾，当先实脾"之法一致。

4. 培土宁心　脾胃属土，心属火，为火土相生的关系，心主血藏神，而脾胃为气血生化之源，古人云："食气入胃，脾经化汁；上奉心火，心火得之，变化而赤，是谓之血。"故脾胃旺盛，化源充足，心血才可随之充盈。《杂病源流犀烛·脾病源流》亦云："脾也者，心君储精待用之府也。"明确表明脾胃对心的重要性。

"胃不和，则卧不安"，因心藏血，脉舍神，故心主神志，赖血之所养。因此，隗老用药健脾胃而不壅滞，补心血而不滋腻，用药量少而药性平和，通过健运脾胃、调养气血而达到宁心安神的目的。若心血不足则神失所养，故有不寐、心悸、怔忡、多梦、健忘之症。脾胃为后天之本，血虚多因脾胃健运失常所致。故当培土以宁心，养血以安神。脾胃病患者或多或少都有一些心神方面的症状，如心烦失眠、急躁易怒、多梦，进而出现心悸、头晕、头痛等，故隗老治疗心胃相关性失眠、不寐等证，常用党参、黄芪、当归、茯苓、白术、陈皮等益气养血、健脾和胃。在辨证治疗时配合养心安神之法，加用酸枣仁、夜交藤、合欢皮、远志、生龙牡等，如此则气血充足，故而神志自宁，不治其心，心病自愈也。若脾胃虚弱，滋生痰浊，痰浊扰心，心神不宁者，药用白术、茯苓、陈皮等健脾和胃；半夏、远志、菖蒲等以祛痰化浊，开窍宁心。只有脾胃功能正常，气机升降有序，才能保持脏腑活动正常，神志活动处于平衡状态。

六、动静结合，亦动亦静化阴阳

脾胃病证在治法上可用通、补二字概括，所用药物的特性也可分为"动药"和"静药"。一般来说，补气、益血、健脾之药谓之静药，调气活血药谓之动药。在组方中，用静药佐以动药，或用动药佐以静药，动静结合方可使阴阳相生相化。所谓动药，即为辛香走窜之品，药性活跃，功效理气调血，疏郁散滞，但久服易耗气伤阴，损伤正气，如川芎、枳壳、青皮、陈皮、柴胡、广木香、砂仁、白蔻仁等；静药多具补益滋润作用，久服易阻滞气机，碍脾腻胃，如党参、白术、熟地、阿胶、桂圆、山萸肉、炙甘草等。

脾升则健、胃降则和，纳与运、升与降相辅相成构成了一个平衡体。有升有降，气机才能调和，从而达到动态的平衡。对脾胃而言，胃纳与脾运也是如此，能纳能运为常态，只纳不运或只运不纳或纳多运少皆为病态。故在一张处方中，一要动静药结合，二要寒热药相伍，并注意补益与疏导药的比例。补益脾气药物必加行气疏导药，方能使其补而不滞，滋而不腻。补脾常用人参、党参、白术、黄芪、甘草等；运脾还用陈皮、木香、砂仁、藿香、豆蔻、茯苓、半夏、枳实、厚朴等，并且补脾药物用量宜大，尤其对于重症肌无力中气下陷、宗气亏虚的病机，应用大剂量补气药物可取得较好的疗效，行气药用量宜轻，重则耗气，反失其意，且多用平和之品，辛温燥热之品多弃之不用，防其伤气碍胃。切忌在临床上见虚尽用补药，有些确系虚证，但虚不受补，纯用补药，反而出现牙痛、口舌生疮、饮食大减、脘胁痞胀等症，使病情复杂化，欲速而不达。所以，组方用药要动静结合，补通适宜，保证药物的正效应。

阴主静，阳主动，"阴在内，阳之守也"，"阳在外，阴之使也"，重用静药，因为阴为阳之基，无阴则阳无以生，轻用动药，由于阳升则阴长，阴得阳则化，补养静药必重用方能濡之守之，而疏调之动药虽轻用可煦之，从而起到调补脾胃的作用。

七、脾胃病补泻用药特点

1. **补以甘酸** 《素问·至真要大论》云："夫五味入胃，各有所归所喜，故甘先入脾。"《素问·脏气法时论》又云："脾欲缓，急食甘以缓之，用苦泻之，甘补之。"

说明甘味药入脾经，有补养脾胃的功效。

"脾为阴土，喜燥而恶湿"，故治脾病多宜甘温以助其升。胃为阳土，喜润而恶燥，故治胃病多宜甘凉，以助其降。《脾胃论》指出："甘温补其中而升其阳"，李东垣认为甘温药能助脾阳之升，但是脾有脾阴脾阳，胃有胃阴胃阳，不可机械地认为补脾必用甘温，治胃必选甘凉。如果是脾阴不足则不宜甘温，而宜甘淡。《素问遗篇·刺法论》有云："欲令脾实，气无滞饱，无久坐，食无太酸，无食一切生物，宜甘宜淡。"指出甘淡是补脾阴之药味，应予山药、扁豆、薏苡仁、茯苓、芡实、莲子肉等甘淡之品。若用甘温之药，温燥之性反伤脾阴，使得脾阴愈虚，反生燥象。

"胃为阳土，宜凉宜润"。甘凉者具有养阴生津的作用，适用于胃阴虚证，如沙参、麦冬、石斛、天花粉、百合等甘淡滋阴之品，并常常配合酸敛之性，酸甘化阴，滋补胃阴，促进胃酸分泌，增强食欲，助消化，如白芍、乌梅、五味子等酸甘化阴而不碍胃。五脏六腑皆有阴阳，所以胃也有胃阴胃阳之别，甘凉药只能益胃阴而不能助胃阳。喻嘉言在《医门法律》中说："胃属土而喜甘，故中气不足者，非甘温不及。"如临床上许多阳虚胃寒的中脘疼痛病证，常喜温喜按，脘腹冷痛，手脚冰凉，渴喜热饮，腹痛便溏，舌淡苔薄白，脉多沉紧或弦，此类病症多采用甘温补阳的原则，运用炮姜、吴茱萸、山药等，以温药治寒。甘平养胃，而切不可不分阴阳，不辨寒热，凡脾病均用甘温，胃疾皆投甘凉，恐生"虚虚实实"之戒。

2. **泻以苦辛**　脾主升，胃主降。叶天士说："脾宜升则健，胃宜降则和。"若中焦阴阳失调，寒热交错，虚实夹杂，致使脾气损伤，胃失和降，不能升清降浊，因而上为呕逆，下为泄利，气结于中则痞满不舒。当调理脾胃升降，消痞散满，寒热同用以和阴阳，补泻同施调其虚实，苦辛并进助其升降。如半夏泻心汤，方中以半夏、干姜辛开，予黄芩、黄连苦降，佐以党参、大枣、甘草调补中焦。诸药相配，寒热并用，辛苦并进，补泻同施，共成辛开苦降，调和寒热，补中扶正之功，以复中焦升降之职。历来医家认为，唯辛味与苦味相配伍才具有辛开苦降、调理中焦升降之功。殊不知，凡辛苦之单味药，亦具辛开苦降之能，大凡气机壅塞之证，尽以升降失常为病机，多用行气开结之品，如木香、厚朴、枳壳、枳实、青皮、陈皮、香附、沉香、薤白等药，本身就含辛、苦两味，故亦可辛以开结，苦以降泄，而达调气、行气、理升降、助纳运之功。

八、过与不及，揣度适当保胃气

1. 不宜太过苦寒——苦寒伤阴   苦寒药一般具有清热泻火，解毒燥湿的作用，若属胃火蕴结而致脘痞呕逆，阳明腑实之腹胀便秘，宜用苦寒的黄连、大黄之属，以清胃降逆、泻热通便，左金丸、泻心汤、三承气汤则为常用之剂。但用苦寒须谨防败伤胃气，化燥伤阴。《素问·生气通天论》云："味过于苦，脾气不濡，胃气乃厚。"故仲景在小承气方后注"若更衣者，勿服之"，大承气汤后注"得下，余勿服"。白虎汤中石膏、知母属寒凉之品，用于里热自然无过，而于清气则有碍，故方中佐粳米、甘草以防石膏、知母寒凉伤胃；大黄甘草汤专泻胃热，以甘草防大黄苦寒碍胃，使祛邪而不伤正，以顾护胃气，防苦寒伤中之弊。临床上如遇脾胃有热，清热不能太过苦寒。如应用大黄、黄芩、黄连、黄柏、栀子、龙胆草等苦寒之品时要特别小心，应注意时时顾护胃气，防苦寒败胃，可用蒲公英、白花蛇舌草、夏枯草等清热而不伤胃之品。如舌质红、舌苔黄腻之湿热为患，可用法半夏、藿香、佩兰或白蔻仁等清热利湿。

2. 不宜太过辛散——辛散耗气   辛味药物善走散，一般具有发散行气的作用。若属脾胃气滞、血瘀、湿阻、食滞，用之虽然对证，但过用、久用、重用、辛散过度，必然耗伤正气，历代医家对此都十分重视。而胃气虚、胃阴虚之证，就更忌辛温香燥之品，非但耗气，更能伤津。临床上常以木香、砂仁、乌药等辛散药配合酸敛药如白芍，既可辛散行气，又可防辛散耗气。脾胃病一般为慢性病，久病入络，出现血虚、血瘀需要补血、活血时，因当归太过辛散耗气，故较少用，即使要用，也不要单独用，应配伍白芍以酸敛，防当归辛散太过。如辛香理气药，少则可行气化湿，悦脾醒胃，过用则破气化燥反损脏腑，对阴血不足及火郁者更当慎之，以防止耗阴助火，故用丁香、檀香等辛窜温燥之品，均不超过 6g，并常配伍白芍以制约其性。至于濡养胃阴之石斛、竹茹、北沙参等，隗老则不吝于用，随证化裁，多获良效，隗老尤其推崇竹茹，认为古人"竹茹性寒，虚寒忌用"有属偏见，如脾胃虚寒，兼有他疾，用以姜炙则无碍于脾，反可起到和胃健脾、使胃受纳、药半功倍之效。

3. 不宜太过甘温——甘温滞中   甘温可补脾气，但太过甘温则易滞中。所以前人在甘温药中少佐行气药以消滞。如东垣所制补中益气汤，配升麻、柴胡以升举清阳，陈皮以理气助运；升阳益胃汤中加羌活、防风以鼓动胃气。钱乙所制异功散用陈皮以理气健脾，六君子汤中用陈皮、法半夏以健脾理气化痰，七味白术散中用木香以行气导滞，参苓白术散中用砂仁和胃醒脾、理气宽胸，归脾汤中用木香健脾理气，均深得脾胃用药须补而勿滞之奥妙。

九、药精方简，审因辨证灵活显

隗老常说："用药之道，贵在切病。"并指出"脾胃虚者，药多量大则不易吸收；小剂轻灵活泼，使脾胃有生发之机，往往奏效"。在用药时，制方严谨稳妥，用药轻灵活泼，常选性味平和之品，做到滋而不腻、补而不滞、理气而不破气。

1. 立法遣方贵轻灵而忌厚重 隗老认为重用单味药物，不但药效不及多味药物配伍，反而会增加脾胃负担，影响药物的吸收，甚者损耗脾胃之气。隗老一生博览群书，尊古而不泥古，参西而不离中，深研经典，善用经方，辨证论治，随症加减，方小效专，量轻味淡，配伍精当，方中药味常在 10 种以内，充分体现了"轻可去实"的用药理念。例如，隗老治疗外感表证，每用辛散轻宣的香薷、佩兰、防风、荆芥、金银花、连翘、薄荷、芦根等，药量大多不超 9g。于肝气不舒、肝胃不和而致的腹胀、腹痛、心烦、头晕、呕吐、月经失调等症，隗老常喜用玫瑰花、厚朴花、佛手花、合欢花等花、叶类芳香轻清药物疏肝解郁、醒脾和胃，他认为，花类之品疏肝行气而无香燥伤阴之弊，并且其质轻清，轻可去实。

2. 妙用药对直中病所 隗老临证数十载，总结归纳的药对功效非常显著。常用白术配白芍，柔肝缓急，健脾敛气，土安木和，治疗肝郁气滞或肝郁脾虚证；黄芩配公英，清胃泻热，治疗 HP 感染；丹参配葛根，治胃痛气滞入络，心胃同病，丹参降气行血，葛根升扬入气，生津通脉，一升一降，气血同治，祛瘀止痛；麦冬配半夏，滋养胃阴亏虚，麦冬得半夏养胃生津而无滋腻之弊，半夏有麦冬降逆止呕而无温燥之嫌，两药刚柔相济，润燥相宜，具生津养胃，醒脾开胃，降逆止呕之功；黄连配苏叶，辛开苦降，寒热并调，化湿畅中，清热止呕；黄连配吴萸，左金丸中黄连清肝泻火，配吴茱萸入肝降逆，反佐以制黄连之寒，又防吴萸温燥伤阴，连、萸并用，寒温配和，以调和肝胃，治疗寒热错杂，肝胃不和之胃痛、嗝气、胀满、痞塞等症候，疗效显著；木香配砂仁，木香为三焦气分之药，"入脾则夺土郁，入肝则达木郁"，在疏理肝气的同时调中开胃，砂仁善化湿、行气温中，为醒脾开胃之佳品，两者合用，共奏疏肝行气解郁之效。故调肝之法，以寒温并用、润燥相济、升降得当为宜。

十、中西结合，融会贯通安健康

胃腑与外界相通，最易受损，饮食、外邪、情志等诸多因素均可伤及脾胃。脾胃虚弱，生化无权，气血俱虚，胃络失养，渐成胃黏膜腺体萎缩之疾；病程迁延日久，反复不愈，久病则入络。正如叶天士所云："初病气结在经，久病则血伤入络。"况胃为多气多血之腑，易损易滞，易虚易实，气病血病多见，常气虚血瘀为病。因此，隗老在治疗浅表性胃炎时注意顾护脾胃，常配柴胡、升麻、枳壳、苦参、黄连、白术、茯苓、葛根、砂仁、山药、薏苡仁等以益胃升阳，升清降浊，留得一分胃气，增强自身抗病消炎的能力；治疗慢性萎缩性胃炎、消化性溃疡等疾病时，常重视活血化瘀法的运用，药用丹参、茯苓、檀香、当归、天花粉、川芎、砂仁、知母、桃仁等活血化瘀，推陈致新。至于慢性萎缩性胃炎肠上皮化生、异常增生等癌前病变等，隗老认为其多与热毒内结有关，多在辨证的基础上加用白花蛇舌草、半枝莲、七叶一枝花、白英、苦参、鸦胆子、大蒜等清热解毒，散结抗癌，并且常合麦冬、天冬、莪术、石斛、生地、玄参、太子参等益气养阴，祛腐生新。消化性溃疡则多加用炮姜、小茴香、白及、乌贼骨、煅瓦楞、浙贝、砂仁、木蝴蝶等以温胃愈疡，制酸止痛，保护胃黏膜，促进胃黏膜的修复。

现代医学认为慢性萎缩性胃炎、消化性溃疡、胃胀胃痛等胃疾病与幽门螺杆菌（HP）感染有着千丝万缕的联系，对此隗老常提醒在中医辨证论治的基础上加用黄芩、仙鹤草、蒲公英、苦参、黄连等清热解毒、杀菌抗炎药物，往往会更快更好更彻底地治疗 HP 感染。现代药理研究证明，黄芩有抑杀幽门螺杆菌的作用；而仙鹤草则具有保护细胞免疫功能及免疫调节作用；蒲公英亦有增强机体免疫，修复胃黏膜，强化胃黏膜屏障的正常防御功能的作用；苦参含有苦参碱等多种生物碱，具有抗菌、抗炎、抗过敏、免疫抑制、抗肿瘤等作用，对于抗 HP 治疗疗效确切。

除此之外，隗老善用药物治疗一些现代临床较为棘手的疑难杂症，例如对于虚寒性久泻久痢，隗老常选大剂量的黄芪合龙骨、牡蛎、五味子、防风、白术、葛根等温阳止泻、化湿健脾，而非峻投酸涩止泻药物；治疗风湿、类风湿或风寒湿性关节炎、肢体疼痛，多配以当归、生地、全蝎、附子、草乌、鸡血藤、雷公藤、徐长卿等活血化瘀、温阳止痛以治疗痹证；对临床上比较棘手的具有"丝绸之路病"称谓的白塞病，隗老选用鳖甲、牡蛎、柴胡、生地、丹参、地骨皮、苦参、知母、胡黄连等药物随证加减；为防胃癌术后复发，常辅以莪术、白及、水牛角、山慈菇、白花蛇舌草、鸦胆子、苦参等，并配合参、归、红枣、白术等缓解化疗毒副反应；对胆石症者，为促进胆囊结石的外排，在疏肝利胆的基础上加大黄、黄连、虎杖、厚朴等通腑泻浊，以应"肠泻胆亦泻"之法。

十一、未病先防，不治胃病治未病

《周易·象传》说："水在火上，既济。君子以思患而预防之。"《管子·牧民》提出："惟有道者，能避患于未形也，故祸不萌。"老子《道德经》则更明确地指出："夫唯病病，是以不病。"中医"治未病"最著名的论断是《素问·四气调神大论》提出的"圣人不治已病治未病，不治已乱治未乱，此之谓也。夫病已成而后药之，乱已成而后治之，譬犹渴而穿井，斗而铸锥，不亦晚乎！"

早在《黄帝内经》中，就将能否防患于未然作为检验医生水平的试金石，并将其作为区分医生等级的标志。如《素问·八正神明论》谓："上工救其萌芽，必先见三部九候之气，尽调不败而救之，故曰上工。下工救其已成，救其已败。"《灵枢·逆顺》也说："上工，刺其未生者也；其次，刺其未盛者也；其次，刺其已衰者也。"唐代孙思邈就曾形象地描述到："古之善为医者……上医医未病之病，中医医欲病之病，下医医已病之病"。是故，隗老遵"圣人不治已病治未病"之旨，强调个体应注意调饮食、慎起居，消除或避免七情、六淫等致病因素对人体的侵扰，防患于未然。

十二、重视归经，引经归络助奇功

清代徐大椿曾云："归经络而无泛用之药，此谓向导之师。"隗老临床用药时也非常重视药物的归经理论，认为某些药物对某经或某脏腑的确有明显的疗效，选方用药时如能有机配合，则可更好地发挥治疗作用。隗老临证时常将辨证、辨病用药及归经药物三者有机结合而获满意疗效。如运用清热药时，根据不同归经而选用不同药物，如黄芩、石膏清泻肺热；黄连、石膏、知母、芦根、天花粉清胃火；黄连、竹叶、莲子心、栀子等清心火；黄柏、知母、苦参泻肾火；龙胆草、夏枯草、决明子泻肝火；山栀泻三焦之火等，每能在辨证选方时酌情配用，以助其功。除此之外，隗老喜用引经药引达病灶，事半功倍。例如用桑白皮、桔梗、升麻、葱白引达手太阴肺经；白芷、石膏达手阳明大肠经；香附、柴胡引药归足厥阴肝经；姜黄能引药上行通达上肢，常作为上肢痹症的引经药；怀牛膝则性喜下行而通达到下肢，常作为治疗下肢病症的引经药；桔梗系开提肺气之品，"可为诸药舟楫，载之上浮"，如参苓白术散，借桔梗载诸药上浮，引归于肺，益肺利气，借肺之布精而养全身。

隗老指出，同种性味的药物由于归经不同，其作用亦异，临床应用时应灵活处之。同为清热解表药物，但归经优势不同，具体疾病当具体选用，如紫苏归肺胃经，能发散风寒，消痞除满，可治风寒咳嗽，痞满胀塞；细辛归肺肾经，其性走窜，有较好的祛风散寒、温肺化饮、开窍止痛作用，用于治疗水饮内停、鼻渊流涕；木香归脾胃经，善行脾胃之气而止痛，故隗老常用其治疗胃痛胃胀，满闷不适；青皮归肝经，能疏肝破气，多用于治疗胁肋或乳房胀痛；防风辛温，功善祛风解表，渗湿止痛，还具有止泻的功能，为治疗脾虚湿盛、风寒夹湿的要药，柴胡苦辛微寒，归肝胆、三焦经，专于疏肝解郁，和解少阳，升阳举陷，是治疗肝郁气滞必不可少的要药。以上各味药物虽均可清热解表，为辛味药材，但由于归经不同，因而各自的功能主治均有差别。所以隗老认为，临床用药尚须熟悉药物归经，了解药物对不同脏腑、经络的选择作用，治疗才能有的放矢，力专效宏，疗效显著。

单味药的应用

一、善用花叶疏肝气

隗老辨治脾胃病善于从肝论治，注重肝脾之间的关系。《金匮要略·脏腑经络先后病篇》指出："见肝之病，知肝传脾，当先实脾。"脾主运化，肝主疏泄，两者相互影响，脾的运化有赖于肝的疏泄，而肝的疏泄功能正常发挥，则依赖于脾的运化功能的健旺。如肝失疏泄，必然影响脾的运化而致"肝脾不和"证。反之，如脾的功能失常，气机壅滞，可致肝气郁结，导致"土壅木郁"证。肝脏与性情关系最大，如有怫郁，因气机不舒，直接影响脾之运化之功能，故每见多种脾胃病。张锡纯说："欲治肝者，原当升降脾胃，培养中宫，俾中宫气化敦厚，以听肝木之自理，即有时少用理肝之药，亦不过为调理剂中辅佐之品。"隗老喜用花、叶类药物，重在取其芳香馨甘之性，悦肝醒脾之力，才使肝之怫郁得解，脾之运化得行，虽不化湿，湿自去，虽不治痰，其痰自除。花者华也，集天地之灵气而生，质轻气香，能升发阳气，醒脾疏肝之力最优，用之得当，可成逆流挽舟之势，使湿化气行，肝郁得解。尤善于用玫瑰花、佛手花、合欢花、旋覆花、蒲公英等。

1. 玫瑰花 性温和，味甘甜，其气清而不浊，其性和而不猛，柔肝醒胃，行气活血，宣通窒滞而绝无辛温刚燥之弊，且食之芳香甘美，爽人肝脾，是治疗体虚兼郁，泄泻日久不愈之疏肝运脾的良药。正如《本草再新》曰："舒肝胆之郁气，健脾降火。"《随息居饮食谱》曰："调中，活血，舒肝郁，辟秽，和肝。"《伪药条辨》曰："和血调气，平肝开郁。"隗老常用其治疗肝郁日久，脾湿不去，肠鸣泄泻，伴见腹痛即泻，泻后痛减，神疲纳呆，困倦乏力，面色无华，郁郁寡欢，心脾兼虚，肝郁胆怯之人，用之得当，常使郁去脾健。

2. 佛手花 体轻气香，味微苦，最擅理气化痰，醒悦肝脾之气，故善治妇人带下，尤其是痰湿较重兼有心腹疼痛之疾者。隗老认为，佛手花清香淡雅，气味不浊，与理气止痛的佛手相比，疏肝醒脾之功强，化痰止痛之功不及，故治肝胃气痛当以佛手为宜，而肝脾不和，临床上多见妇人素有胃疾，又见带下，上下不安，抑郁，用峻猛之药常不能速解，反而变生他病，故以调和柔养为贵，佛手花最为合适。隗老常用其治疗纳呆食少，胃脘隐痛，嗳气频频，伴见带下绵绵，色白质稀，困倦乏力之证。

3. **旋覆花** "诸花皆升，唯旋覆花独降"。陡老认为旋覆花性降毋庸置疑，但其性味既辛温，又属轻扬之品，所以，既有"诸花皆升"之共性，又有"独降"之特性，这是与其他理气降逆药如降香、沉香、枳实等的不同之处。故常用来降气化痰而平喘咳，消痰除痞而止呕逆，疏肝降气而平肝火。治寒痰咳喘，常配苏子、半夏、南星、陈皮等；若治痰热咳嗽，则常配桑白皮、瓜蒌、小茴香等以清热化痰。临床上见因痰湿阻滞，肺胃气逆而致的嗳气频频，恶心呕吐，心下痞满等症配代赭石、半夏、生姜等，如旋覆代赭汤；配香附，又可治气血不和之胸胁疼痛，如香附旋覆花汤。若肝郁日久化火或暴怒伤肝，肝火上亢，症见头晕胀痛，面红目赤，急躁易怒，鼻衄或咯血，胸胁灼痛，口干口苦，舌红，脉弦数等，在常规疏、清、平、养不能取效时，陡老提示可考虑佐以降气法，选用旋覆花降气散火，兼行气除满，往往能收意外之功。

4. **合欢花** 性平和，味甘甜，主要归于心、脾两经。《神农本草经》谓其"主安五脏，利心志，令人欢乐无忧"，《四川中药志》云合欢花"能合心志，开胃理气，消风明目，解郁"。《饮片新参》记载："和心志，开胃，理气解郁，治不眠。"其长于疏肝解郁、宁心安神。陡老临床辨证，特别重视气机的升降出入，善用轻清芳香理气药物调理气机，疏肝和悦解郁之品平衡升降，肝的疏泄功能是否正常，对于气的升降出入之间的平衡协调，尤其是脾的升清与胃的降浊之间的平衡起着重要调节作用。肝失疏泄，一则影响脾的升清，在上则为眩晕，在下则为飧泄；二则影响胃的降浊，在上则为呕逆嗳气，在中则为脘腹胀满疼痛，在下则为便秘。合欢花药性平和，疏肝行气，调理脾胃气机，增强脾胃运化，宣通滞涩而无辛温刚燥之弊，故对于老年患者或者是脾胃虚弱者常加用合欢花、合欢皮、香附等芳香解郁之品，常常收效良好。

5. **蒲公英** 菊科多年生草本植物，性寒、味苦，可清热解毒、凉血利尿、催乳、清肝明目，其气清又有疏肝清郁热之功。现代医学研究证明，蒲公英可提高胃黏膜的电位差，从而增加胃黏膜的屏障作用，同时还有较强的抗菌作用，故陡老结合现代临床研究及中医四诊辨证，对于 HP 感染相关性胃溃疡、胃炎、胃脘痛等脾胃疾病，常用蒲公英配伍苦参、黄连等药物杀菌抗炎，增强机体免疫，修复胃黏膜，强化胃黏膜屏障的正常防御功能；陡老不单单局限于清热解毒，抗炎杀菌，若有肝火上炎之目赤肿痛及赤脉络目或胬肉遮睛，肝炎、胆囊炎、胆石症等疾患往往内服蒲公英、野菊花疏肝达郁、利胆退黄，或外敷水洗清热解毒、清肝明目；亦用于急性尿路感染，湿热下注尿液煎熬成石，即"尿路结石"，小便频数，短涩，滴沥刺痛，欲出未尽者，取其清化湿热、利尿通淋功效，配合金钱草、海金沙、鸡内金等排石消坚药物每可奏效；湿热下注而成的带下之证亦多用。

二、善用风药治脾胃

李东垣认为："凡治风之药，皆辛温，上通天气。"风药是指柴胡、防风、葛根、升麻、薄荷、白芷、荆芥等一类具有祛风解表作用的药物，味多辛，性偏发散，善于开发腠理，调和营卫，多可使侵袭肺卫肌表之邪从汗而解，由表而散。隗老认为风药治疗外感风邪为其功效的一方面，另一方面风药大多辛温散结，调理气机，故有醒脾散滞、疏肝解郁、升阳除湿、升阳举陷之功。常可用于治疗情绪不舒畅，肝木克脾土引起胃胀、大便不畅为主的脾胃病，所以隗老在临床上常配伍风药加强消胀之功，但在具体用药中取其法而不重用其药。

1. 防风 防风味辛、甘，性温，是传统的祛风解表药，渗湿止痉药，止痛止泻药，还具有解毒的功能。《神农本草经》将其列为上品，谓本品"主治大风，头眩痛，恶风，风邪，目盲无所见，风行周身，骨节痹，烦满"，"久服轻身"。

《医方集解》云："防风辛能散肝，香能舒脾，风能胜湿，为理脾引经要药。"防风入肝脾经，被李东垣奉为理脾要药，认为"若补脾胃，非此引用不能行"。《本草备要》谓："防风……散经络留湿。"防风"具有辛润和风之能"，辛香温燥、升发阳气、健运脾气，使清阳上升，浊阴下降，则湿邪自除，即所谓"风能胜湿"之理。《内经》云："湿淫所胜，平以苦热，佐以酸辛，以苦燥之，以淡泄之。"故应在苦味燥湿、淡渗利湿的基础上，佐以辛味之防风，走窜力强，能行气发散，宣散湿浊，即"风胜则干"。故隗老临床治疗脾虚湿盛、风寒夹湿或多湿之体复感风寒、腹痛腹泻等风湿疾患时，首选防风调肝舒脾胜湿，取"风能胜湿"之意，配白芍、柴胡、枳实、青陈皮等增强疏解肝郁、柔调肝体的作用；加白术、茯苓、苍术、薏苡仁舒脾升清，健脾养胃。此外，"防风治一身尽痛"，隗老常配伍羌活、川芎、白芷等祛风止痛药物治疗伴重压感、紧箍感、头晕、背项强急感、风寒或痰湿在脑而致的眉棱骨痛及头脑昏痛等；亦搭配天麻、大腹皮、杜仲、牛膝等药物去除风寒湿邪侵于筋骨、关节、肌肉、经络而致的关节疼痛，屈伸不利，肌肉酸痛，伸举无力，肩背牵强，或步履蹒跚，举步维艰。

2. **苏叶** 紫苏的临床应用始见于《本草经集注》，其味辛，入气分，其色紫，入血分。《长沙药解》谓："善破凝寒而下冲逆，扩胸腹而消胀满。"陡老言及紫苏，常赞其为脾胃要药，无论虚实寒热，均可配伍使用，健脾和中，消痞除满。治疗脾胃病症常选用苏叶、苏梗、藿香、檀香、乌药、陈皮、青皮、白芍、白术、茯苓、薏米、党参、太子参、枳实、厚朴、半夏、黄芩、公英、栀子、浙贝等药物疏风敛肝，健脾祛湿，清热泻火，下气消胀。以苏叶、藿香、木香、香附、枳实、浙贝、砂仁、白术、茯苓及其他药物组方治疗慢性萎缩性胃炎；以苏叶、枳壳、陈皮、厚朴、白及、浙贝、薄荷、木香、旋覆花、黄芩、柴胡、白芍等药物组方治疗反流性食管炎；以苏叶为君药配伍香附、陈皮等组成的方剂治疗胃—食管反流性咳嗽；以加味连苏饮，辨证加减白蔻仁、吴茱萸、乌贼骨等，治疗由胃炎、胃及十二指肠溃疡等引起的胃脘痛。

《本草纲目》认为："紫苏行气宽中，消痰利肺和血，理中止痛，乃近世之要药也。"《本草正义》认为："紫苏开胸膈，醒脾胃，宣化痰饮，解郁结而利气滞。"现代药理研究亦证实，紫苏促进消化液分泌，增进胃肠蠕动作用，同样陈皮也具有缓解胃肠平滑肌痉挛，增进胃肠运动，促进胃液分泌作用，两者合用，诸症皆消。故对于功能性消化不良，运用紫苏叶消痞导滞，宽胸化痰往往屡试不爽。《药性论》称："紫苏专下气消痰，润肺宽肠。主治气滞便秘。"《日华子本草》也称："主调中，利大小便而消痰气。"故陡老临证治疗老年性便秘或难治性便秘往往用苏叶配伍麻子仁、郁李仁、瓜蒌仁、柏子仁、桃仁等润肠通便药物，顺气消痰、润肤宽肠，以达到"提壶揭盖"的目的。

3. **柴胡** 柴胡性微寒、味苦辛、归心包络、肝、三焦和胆经，《本草纲目》载："平肝胆、三焦、包络相火以及头疼、眩晕、目昏诸疾，及妇人热入血室，经水不调，小儿痘疹余热、五疳羸热。"主要功效和解退热，疏肝解郁，升举阳气，临床应用十分广泛。陡老总结柴胡临床应用效果关键在于剂量差异，差之一厘别之万分。

（1）少事疏肝解郁：柴胡善于条达肝气而疏肝解郁，用量少许而已，6~9g足矣，用于肝气郁结、胸胁胀痛或头痛、月经不调、痛经等症。柴胡加香附、川芎、枳壳等增强行气、止痛之效，治疗肝气郁结，胁肋疼痛，嗳气频频，乳房胀痛，寒热往来，头晕心烦效果显著；柴胡配有补脾调肝、和血调经作用的当归、白芍，如逍遥散，治疗头晕、目眩、两胁隐痛或月经不调、痛经等证，效果显著。

（2）微能升阳举陷：脾胃虚则谷气不盛，阳气下陷阴中，摄纳不力，升举无能，故有脱肛、子宫下垂、久泄、久痢、久疟、崩漏等气虚下陷及清阳下陷的症状。于党参、黄芪、白术、甘草、山药、薏米、茯苓等大量补气药物中微佐柴胡，不超过6g，能升脾胃清阳之气而举陷，动静结合，补而不滞，方能升举清阳，升提五脏。

（3）轻投和解少阳：柴胡辛散苦泄，芳香升散，疏泄透表，长于疏解半表半里之邪，为治疗少阳病之要药。用于治疗少阳枢机不利，疏泄失调而症见寒热往来、胸胁苦满、不欲饮食，心烦喜呕、口苦、咽干、目眩等，临床柴胡剂量多控制在9～12g，常与善清少阳相火的黄芩配伍，辛开苦降，一疏一清，再配合半夏、生姜、白芍、黄连、桂枝、葛根等疏肝清热之品，疏泄气机，调和阴阳，治三焦不利，临床治疗往来寒热、心烦意乱、手足烦热或更年期综合征、焦虑症、抑郁症效果良好。

（4）重投清热解毒：清代温病大师叶天士曾提出"柴胡劫肝阴"，以致后代医家不敢重用柴胡，现行高等院校教材和国家药典也都定量在3～10g，用其清热解毒作用亦不超过18g，然隗老临证多年，指出遇到某些棘手疾病，重用柴胡，甚则达30g，往往可收意想不到的效果。之所以选择超剂量使用柴胡是"有章可循"的，《伤寒论》柴胡汤中柴胡的剂量用至半斤，分3次服，折合现代剂量平均每付药用柴胡37g；宋人王怀隐等编的《太平圣惠方》中的柴胡散，赵信著《圣济总录》中的柴胡人参汤，柴胡剂量皆为一两，当时的一两为现在的37.3g；近人黄星恒治疗肾盂肾炎非急性发作，用"疏肝益气汤"加减用药1个月，多获症状消失、不易复发的远期良好效果，其中每剂柴胡24g。故隗老主张临床辨证准确，选择病证适宜，可使用重剂柴胡，但考虑到"柴胡劫肝阴"的副作用，适当配伍白芍、麦冬、沙参、生地黄等滋阴之品避免"劫阴"之虞，常获良效。

4. **葛根** 《药性论》认为葛根"能治天行上气呕逆，开胃下食……止烦渴，治时疫，解热"。《千金翼方》载其"治风、湿痹、腰痛、腹痛胀满呕吐、消渴、伤寒温疫、出汗"。葛根，味甘、辛，性凉，归脾、胃经，具有解肌退热，生津，透疹，升阳止泻的功效，无论外感风寒或风热表证，均可选用本品，既能辛散发表以退热，又善于缓解外邪郁阻、筋脉失养所致的项背强痛。故隗老每遇项背强痛，颈椎不利者，无论风寒、风热，喜用葛根配合薄荷、菊花、蔓荆子、金银花、桑叶、黄芩等辛凉解表药，或麻黄、桂枝、紫苏等辛温解表药，或配伍柴胡、黄连、白芷、羌活、苍术、芦根等清热燥湿，疏风解肌，缓急止痛。

除此之外，葛根尚可用于治疗脾虚泄泻。葛根味辛升发，能升发清阳，鼓舞脾胃清阳之气上升而奏止泻止痢之效，常与黄芩、黄连、甘草、防风、陈皮、白芍、白术、香附、茯苓等健脾燥湿之品同用，可外解邪热，内清湿热，用治表证未解，邪热入里，身热，下利臭秽，肛门灼热，或湿热泻痢，热重于湿者。

隗老善用葛根配桂枝、芍药、甘草、黄芪、远志、菖蒲等温阳醒脑补气药物治疗西医颈性眩晕、脑梗死后遗症或偏头痛和中医"痹症"、"头痛"，临床证明有一定的疗效。现代药理实验亦证明：葛根素能缓解视网膜血管末梢单位的阻滞状态，具有改善血液流变学的作用。所以隗老临床常中西医结合，运用葛根、石斛各30g，配黄芪、生地、天花粉、山药、麦冬等预防或治疗糖尿病及其后期出现的眼底涩痛、视力减退、视网膜脱落等并发症。

隗老临床自创葛根方，重用葛根治疗因尿酸沉积而成的痛风性关节炎，其中葛根用至50～60g，加用白术、防己、秦艽、牛膝、独活、羌活、黄柏等药物祛风除湿，增加体内尿酸的排泄。

三、重用补气益脾胃

1. **黄芪**　黄芪味甘性微温，善治肺脾气虚和中气下陷证，素有"补气诸药之最"的美称。隗老对各种脾胃病，凡属脾胃气虚证者常用之，并针对不同胃病，予以灵活配伍。如治萎缩性胃炎合麦冬、莪术、桃仁、绞股蓝以益气养阴，祛腐生新；浅表性胃炎配柴胡、升麻、地骷髅、黄连以益胃升阳，升清降浊；消化性溃疡则佐炮姜、白及、乌贼骨、浙贝以温胃愈疡，逐腐祛瘀；浅表—萎缩性胃炎则配伍石斛、玉竹、桃仁、香橼以益气养阴，活血化瘀。对脾水、脾约等病证，亦每配相应之药。另治其他杂症，也喜用之。如以重剂黄芪合肉桂、乌贼骨、五味子、防风等疗虚寒泄泻；配当归、生地、全蝎、附子、威灵仙、鸡血藤等治痹证；与橘叶、白芥子、柴胡、漏芦、丝瓜络、鹿角霜等相合治疗乳腺癌；辅莪术、生薏米、白及、山慈菇、白花蛇舌草等预防胃癌术后复发；配人参、当归、女贞子、白术等对抗化疗毒副反应；并在海金沙、石韦利尿通淋的基础上参入大剂黄芪推动泌尿系结石以促其外排。

2. **白术**　白术苦、甘、温，归脾胃经。补气健脾，燥湿利水，止汗，安胎。临床主要用于脾胃气虚或痰饮内停或表虚不固或胎动不安而形成的诸多病症，正如《本草求真》载白术"无汗能发，有汗能收，通溺止泄消痰治肿，止热化癖，安胎止呕"，广泛应用于寒热虚实等证。隗老在数十年的临床实践中，对白术的运用，积累了丰富的经验，不拘泥于上述四种临床功效，践行张元素的"白术九用"："其用有九：温中一也；去脾胃中湿二也；除脾胃热三也；强脾胃，进饮食四也；和脾胃，生津液五也；主肌热六也；治四肢困倦，目不欲开，怠惰嗜卧，不思饮食七也；止渴八也；安胎九也。"常常配伍其他药物用于治疗中焦阳虚、水气内停、协热下利、风湿流注肌肉、寒湿在表、虚劳、痰饮、水气、小便不利、黄疸、呕吐、肾着、便血、妊娠胎动或腹痛等，白术功效丰富，疗效非常，关键在配伍得当、轻重得法。

《本草求真》中称白术"为脾脏补气第一要药也"。故隗老多以白术为主药处方，或在处方中佐以白术，调补脾胃以资气血生化之源，临证多选用当归、黄芩、芍药、党参、石膏、葛根、防风、砂仁、藿香、甘草、茯苓、山药等甘平补益药物健脾补气，充养气血，并随证加用黄芩、石膏、知母清凉泻热，以防气郁化火；加用陈皮、青皮、木香、川芎、枳实等行气健脾药以期补而不滞，并助脾胃清阳之升发。

白术气芳烈、味甘性温，能振奋脾阳，又能疏通经络，凡中气不足、痼冷虚寒、脾阳乘陷之证，总能治之。故临证中焦或五脏虚寒者，每每与之。例如心气虚寒而致的心悸、胸闷、气结，上若咳嗽、下若泄泻等，调以白术、炮姜、当归、人参、五味子、茯苓、肉桂、吴茱萸、山药、甘草等药健脾补气，温通心阳，补气养血，以安心神；骨痹腰背疼、不得俯仰、手脚冰冷，亦在辨证治疗的基础上选用白术，或作为主药，或为辅佐，温脾补气，充养后天以滋补先天，补肾强身；咳嗽日久，损伤脾肺，"脾为生痰之源，肺为储痰之器"，脾伤则无以运化水湿，聚而为痰，且气血生化无源，肺则无以主气，诸方均用白术以培土生金，确系两全之策。故隗老治疗久咳不愈，常选党参、沙参、玄参、丹参、白术、牡蛎、知母、甘草、桔梗等药物培土生金，补益脾肺而不滞腻以培本，寒温并用除痰止嗽以治标，标本兼治。

四、重用温里散寒凉

"脾为湿土，得阳始运"，脾病多湿、多虚、多寒，治疗应用温性药物，驱冷散寒，温中补虚，《素问·脏气法时论》又云："脾欲缓，急食甘以缓之，用苦泻之，甘补之。"说明甘味药入脾经，有补养脾胃的功效。李东垣在《脾胃论》中指出"甘温补其中而升其阳"，认为甘温药能助脾阳之升。隗老善于应用甘温药物补养脾胃，祛除脾胃寒凉。

1. **干姜** 干姜为姜科多年生草本植物姜的干燥根茎，性味辛热，归脾、心、肺经，具有温中回阳、温肺化饮、温阳止血之功，临床上干姜与不同的药物配伍可治疗不同病证，隗老善用干姜配伍不同中药，随证应用。

（1）配伍桂、附回阳救逆：干姜、肉桂、附子是中药温里药中的三员猛将。三药配伍，相须为用，温阳散寒，回阳救逆，温补脾肾之效强劲。这三药同为治疗里寒证的要药，但因其功效、归经不同，在对不同病位的里寒证辨证施治时，又各有偏重。隗老在临床应用时，以病位为根据，灵活调整三药的用药比例，改变其剂量及君、臣、佐、使关系，药到病除。例如治疗里寒证胃腹冷痛及冷泻，干姜、附子、肉桂的比例应为3：2：1。方中应主用干姜，取其温脾暖胃、温中止泻之意，辅用肉桂止痛，附子散寒。治疗里寒证肾虚腰痛，三药比例应为2：3：1，此当重用附子，取其温阳散寒之功；干姜减量，用其助附子散寒，又可制附子的毒性；妙用肉桂，引火归元。治疗里寒证痹证，三药比应为1：4：2，此当重用附子，取其祛湿散寒之功；佐以少量干姜，主要取其温脾入里，发越内寒之意，兼能制附子之毒；辅用肉桂，温经止痛，引药达病。

（2）配伍黄、连、栀湿热共清：对于湿热俱盛或热甚于湿的证候，"徒清热则湿不退，徒祛湿则热愈炽"。唯有用干姜配伍黄、连、栀，此苦辛通降法，以干姜之辛温，大黄、黄连、栀子之苦寒，形成亦宣亦泄，亦开亦降，亦走亦守，清上温下。干姜得黄、连、栀，虽宣开而不致伤阴；黄、连、栀得干姜，虽泄降而不致伤阳，终使湿得宣解而热得外达，互制互济，而收相反相成之功。隗老常用来治疗湿热夹杂，和而为病的身热头重、胸痞满闷、困倦乏力、渴不多饮、小便淡黄、大便溏薄，舌苔黄腻，脉濡数。

（3）配伍辛、味温肺化饮：干姜辛热温脾胃之寒，具有温中燥湿的作用，可绝生痰之源，细辛、五味子酸温收敛，具有酸涩收敛的作用，可以温养肺金而涵养肾水，止咳平喘以治痰之标，将上述几味中药配伍应用之后，一收一散、一开一敛，相制相使，相得益彰。干姜得辛、味则可避免干姜发散太过、耗伤肺气，辛、味得干姜则又能防酸敛收涩太过，避敛肺抑邪之弊。隗老用这组配伍来治疗寒饮伏肺之咳喘，对过敏性哮喘、喘息性支气管炎、支气管哮喘、过敏性鼻炎等具有良好的治疗效果。

（4）大剂量干姜配白豆蔻：隗老认为临证但凡脾虚阳怯、中焦虚寒之证，或见便溏泄泻、完谷不化，或见脘腹痞满、消化不良，或见脾胃虚寒、手脚冰凉，或见脾虚湿盛、水泛为肿等脾虚诸证，不越阳虚。辨治方药中每加白豆蔻、干姜以理中健运，温脾散寒，并且干姜用量都在 30g 以上。隗老提示说，干姜擅入脾经而长于健运脾阳，大热无毒，以上脾胃虚寒诸证，非大剂温暖则阴寒难除；白豆蔻味辛，大温无毒，功擅行气、暖胃、消食、宽中，《开宝本草》言其"主积冷气，止吐逆，反胃，消谷下气"，王好古言其能"补肺气，益脾胃，理元气，收脱气"。隗老常相须运用二药以化湿行气，温阳健脾又利湿。

隗老实际运用干姜时，不局限于中药学中的温里作用，常根据其药性、药味、归经、成分等灵活使用。例如干姜能入血分，乃血中要药，因其用法不同，临床上多种出血病都能随证配伍。配当归、川芎、桃仁、甘草，以引药入营血，散经寒，祛瘀血，生新血，引血归经而止血；或与附子、伏龙肝相配，振脾阳而统血，治疗脾虚不摄；或与木香、黄芩等配伍，以止血止痢，治疗血痢等。另外，临床上治疗多种血虚亏少病证时，若在补血药中加干姜，标本同治，则收效甚佳。

2. 吴茱萸　吴茱萸味辛、苦，性大热，有小毒，归肝、脾、肾经，辛散苦降、大热燥烈，长于疏肝气、降厥阴寒气上逆，温中而和肝胃，散寒燥湿而助脾肾之阳，隗老常用来治厥阴头痛、胃痛、少腹冷痛等寒邪侵袭而致的诸多痛症，可以温散厥阴之寒邪而止疼痛；脘腹满闷胀痛，呕吐吞酸，胃气上逆者，用之可以温中散寒而消胀满，疏肝和胃而止呕制酸；此外，用于呕吐吞酸及湿热泻痢，可起到反佐、从治与引经的作用。

隗老善治脾胃各种病证及某些疑难杂症，其称吴茱萸为"散寒止痛之主药"，常常在临床中用于肝胃虚寒，浊阴上逆所致的厥阴头痛，巅顶头痛及肝寒犯胃，胃脘疼痛或少腹冷痛、吐泻、寒疝冷痛。吴茱萸与干姜配伍相须为用，可温中散寒，燥湿助阳，吴茱萸偏于肝经，善疏肝脏气滞、下气消导，干姜偏入脾经，是温脾止呕、温肺化饮的主药，二者结合，温肺化痰，温里散寒的功效大大增强，同时又避免过用吴茱萸产生中毒的症状。临床上根据患者体质、寒邪盛衰灵活选择吴茱萸与干姜的剂量比例，配以高良姜、半夏、香附、枳实、厚朴、乌药、茴香、肉桂等温通中焦的药物，随证选择，往往会收到意外的效果。

吴茱萸常与木香、小茴香、川楝子、沉香、青皮、砂仁、郁金、白芍、香附、槟榔等疏肝理气的药物，合当归、桂枝、川芎、丹皮、赤芍一起使用，用于治疗寒滞肝脉，疝气腹痛，达暖肝止痛，逐瘀止痛之效。胃寒呕吐、洞泻不止、霍乱转筋、四肢挛急冷痛者，可配伍木瓜、槟榔、苏叶、生姜温通肝脉、舒筋止痛。李景说："浊阴不降，厥气上逆，膈寒胀满，非吴茱萸不可治也。"故隗老常用吴茱萸辛散苦降，降逆止呕，与黄连配伍应用，吴茱萸降逆止呕，下气止痛，黄连清热燥湿，泻火解毒，清心除烦，直折上炎之火势，二药伍用，有辛开苦降，反佐之妙用，以黄连之苦寒，泻肝经横逆之火，以和胃降逆，佐以吴茱萸之辛热，从类相求，引热下行，以防邪火格拒之反应，共奏清肝泻火，降逆止呕，和胃制酸之效，以治寒热错杂诸症。

《本草蒙筌》亦曾言吴茱萸为"厥阴头疼，引经必用"，所以大凡邪在厥阴经的疾病，都可以吴茱萸为引经药，引领诸药到达病所，共奏温中散寒、温肝降逆之效。

吴茱萸辛温苦燥，有小毒，故凡阴虚火旺和孕妇均慎用或禁用，隗老对以上患者用药非常谨慎，《本草纲目》认为误用吴茱萸会导致"走气、动火、昏目、发疮"。《本草经疏》对吴茱萸的应用禁忌做了比较全面的总结："呕吐吞酸属胃火者不宜用；咳逆上气，风寒外邪及冷痰宿水所致者不宜用；腹痛属血虚有火者不宜用；赤白下痢，因暑邪入于肠胃，而非酒食生冷，停滞积垢者不宜用；小肠疝气，非骤感寒邪及初发一二次者不宜用；霍乱转筋，由于脾胃虚弱冒暑所致，而非寒湿生冷干犯肠胃者不宜用；一切阴虚之证及五脏六腑有热无寒之人，法所咸忌。"《本草蒙筌》补充认为"肠虚泄者尤忌"，乃因"吴茱萸下气最速，肠虚人服之愈甚"。隗老临证时刻谨记吴茱萸应用禁忌，对病患负责，但临床病情常虚实兼夹、寒热错杂，当审证求因，通过药物的合理配伍减少其不良反应。

五、巧施萸斛养胃阴

1. 山萸肉　山萸肉味酸涩，性微温，归肝、肾经，主要有补益肝肾、涩精缩尿、敛汗止崩的功用，正如张锡纯概括山萸肉的性味功用："长于救脱，而所以能固脱者，因其味之甚酸。"《本草新编》亦言山萸肉用于治疗肾虚久泻的优势："盖五更泄泻，乃肾气之虚，山茱萸补肾水而性又兼涩，一物二用而成功也。"然临床医家多用其补益肝肾、收敛止泻的功效治疗肾虚久泻，隗老深研中西医汇通派医家张锡纯的《医学衷中参西录》，对于山萸肉的使用更加灵活。

山萸肉味酸，敛阴，故脾胃病中常见久病失治，胃津不足，胃脘失养者，或见嘈杂隐痛，或胀痞呃哕，或灼心呕恶，或饥不欲食，处方用药每加生白芍、山萸肉以濡养胃阴，活络助运。隗老认为白芍甘润酸收，养血柔肝，敛阴和营，尤善用于胃阴不足之脘腹隐痛者，大剂用之，养胃阴之不足而抑肝木之横逆，止痛之效显著，山萸肉补肝肾而助脾胃之阴，益先天而壮后天，二者配伍，补养胃阴尤佳。

现代临床药理研究证实，山茱萸提取物中的环烯醚萜苷类及低分子量多酚成分可改善糖尿病肾损伤发展相关的代谢参数；山茱萸提取物齐墩果酸可调节神经末梢释放乙酰胆碱增多，从而激活大鼠胰岛 B 细胞 M3 受体，增加胰岛素分泌，导致血浆葡萄糖水平下降。临床上隗老喜用肉苁蓉、五味子、山茱萸、丹参、杜仲、苍术、黄芪、茯苓、葛根等补气健脾，补肾益精、生津止渴，用于治疗消渴证。现代临床实验给隗老治疗糖尿病经验用药提供的有力的依据。

此外，隗老用山茱萸与黄芪、肉苁蓉、党参、肉桂、白术、茯苓等益气温阳药配伍，治疗阳虚所致心神虚烦、小便无度、四肢羸瘦、不思饮食、唇舌干燥、脚膝乏力。或重用山茱萸补肝肾、益精明目，配以枸杞、肉苁蓉、黄芪等治疗视物乏力或视物模糊。隗老亦用山茱萸温补肝肾，固冲止血以治疗崩漏。需要注意的是山茱萸的剂量须大，配以黄芪、煅龙骨、煅牡蛎、棕榈炭、炮姜炭等，治疗脾肾亏虚、冲脉不固所致崩漏等。

2. 石斛　石斛为兰科多年生草本植物，性微寒，味甘，归胃、肾经，可益胃生津、滋阴清热，隗老称其为"养阴益胃第一要药"，多用于热病津伤、胃阴不足之症，口渴喜饮、病后虚热不退、阴虚火旺、骨蒸劳热、目暗不明、筋骨痿软等症亦可酌情加用，可起到很好的滋阴清热的作用。

石斛具有很好的补益脾肾的作用，味甘可悦脾，厚肠胃而治中；味咸能益肾，故益精而补虚羸。《神农本草经》曾言久服石斛可以"厚肠胃，轻身延年"；《本草纲目》中也记载石斛可"补内绝不足，平胃气，长肌肉"，说明石斛具有很好的健运脾土、滋养后天、养胃益身之功效。同时《日华子本草》言其可"壮筋骨，暖水脏，益智"；明·陈嘉谟的《本草蒙筌》记载其可"益精强阴，壮筋骨，补虚羸，健脚膝"；清·汪昂《本草备要》言石斛"咸平入肾而涩元气，益精，强阴，暖水脏，发热自汗，梦遗滑精，囊涩余沥"。提示石斛还可以补益肾精，用于治疗由肾虚所致的各类病证。故临床脾胃阴虚，肾阴不足而致的阴伤津亏，口干烦渴，食少干呕，腰酸腿疼、目暗不明，及慢性萎缩性胃炎、浅表性胃炎、干燥综合征、系统性红斑狼疮及其他自身免疫性疾病，均加用石斛、麦冬、玄参等滋阴清热之品。

除此之外，石斛也具有逐邪之功效，《本草纲目》认为石斛可滋阴清热以治"发热自汗，痈疽排脓内塞"，清·杨时泰《本草述钩元》中记载石斛"逐皮肤邪热痹气"，均表明石斛在补益脾肾、滋阴养胃的基础上，亦能清脏腑虚热，疗肺火痈脓，常配伍鱼腥草、黄芩、芦根、薏苡仁、石斛、桃仁、柴胡、桔梗。石斛配杜仲、牛膝、丹参、生地、麦冬、威灵仙、玄参、赤芍、山茱萸、肉桂、干姜、茯苓、狗脊等药，共做酒剂，主治风湿腰痛，通利关节，强筋健骨，温肾止痛，活血通络，用于治疗脾肾虚寒，腰痛强直，不能俯卧，肩颈强痛等症。

隗老临床常石斛、生地同用以寒热并调，《得配本草》云："清肾中浮火，而摄元气；除胃中虚热，而止烦渴。清中有补，补中有清，但力薄必须合生地奏功。"石斛味甘，性微寒，专擅滋养胃阴，清胃中虚火，温补脾肾，清中有补，配以生地黄清泻胃火，滋养脾肾之阴。同时，补而不滞，清而不寒，清中有补，补中有清，二者相须为用，寒热并调，清补兼施，实为滋阴清热的经典实用配伍。

现代实验研究证实，石斛中多种化合物成分，特别是联苄类和菲类化合物具有显著抗肿瘤活性及抗多药耐药性，对多种人体肿瘤细胞株具有抑制作用，临床上隗老应用石斛配以白花蛇舌草、苦参、半枝莲、鸦胆子、蒲公英、虎杖、黄芪、白术、党参等益气抗肿瘤药物联合使用，效果明显。《纲目拾遗》记载石斛"除虚热，生津"，《本草再新》言其"疗肾经虚热"，《本草正》言其"能退火、养阴、除烦，亦止消渴热汗。"药理研究表明，石斛对肾上腺素、链脲霉素、四氧嘧啶等因素诱导的糖尿病模型具有降血糖作用，隗老临床应用石斛治疗阴虚燥热型糖尿病，配以黄连、天花粉、生地、麦冬、玄参、山茱萸、丹皮等滋阴清热药物，取得很好的效果。

《药性论》言石斛"主治腰脚软弱，健阳，骨中久冷，虚损，补肾积精，养肾气，益力"；《日华子本草》言其能"治虚损劣弱，壮筋骨"。药理研究表明，石斛水提液能够有效刺激成骨细胞增殖，并显著抑制破骨细胞的生成，隗老常与菟丝子组成药对，相须为用，滋补脾肾，强筋健骨，是临床治疗冷痹疼痛的常用药对，或配黄芪、附子、秦艽、杜仲、桂枝治疗寒邪侵袭的冷痹；或配独活、秦艽、防风、桂枝、泽泻等治疗风寒湿痹；痹症日久，必生瘀血，故加用穿山甲、三棱、莪术、雷公藤、桃仁、当归等活血通络药物助阳益气，柔筋养血，治疗顽固性痹症疼痛，达事半功倍的效果。

六、泄泻之疾选乌梅

乌梅味酸，性平，归肝、脾、肺、肾、胃、大肠经，具有敛肺止咳、涩肠止泻、生津止渴、止血、安蛔的功效。

　　泄泻是临床最为常见的病证，病因多端，可单独为病，也可伴见于其他病中。或因外邪，或因饮食，或因情志，或因体虚，经年不愈，反复发作，但临床常见肝脾失和是造成泄泻的主要原因，隗老在辨证辨病基础上，论治处方时，用药必加仙鹤草、乌梅，认为仙鹤草不仅能清化湿热，更可健脾补虚，行瘀止泄，且药性平和，泄泻无论寒热虚实，皆可选用，一般用量30g，大剂可达50g；乌梅酸涩多汁，既可涩肠止泻，又可解痉止痛、生津润燥，以30g之剂炒焦用之，功专治疗泄泻，然久病津伤之泄泻，生用为妙，二药配伍，实乃健脾止泻之佳品。治疗泄泻，实者重用枳实，虚者重用白术，热者可加黄连，寒者可加炮姜，乌梅补肝润燥敛肝止泻，虚实寒热皆可用之。

　　临床中隗老常用如下配伍辨证论治：乌梅配黄连可用于内热烦渴及湿热下痢，并有安蛔之效，以蛔虫"得酸则静、得辛则伏、得苦则下"，此配伍酸苦并用，可用于蛔虫引起的呕吐、腹痛、心下灼热、烦恶等症；乌梅与五味子相须为用，酸敛收涩，润肺止咳，用于久咳不止、久泻久痢；乌梅配木瓜，酸甘化阴，养阴生津，对于胃阴亏耗、呕吐泄泻等有显著保存胃阴的效果；乌梅与天花粉配伍，清热而不伤阴、凉血而不动血的功效，用于治疗热病伤津、虚烦口渴、血热妄行；乌梅配槟榔、枳实、木香、元胡、蜀椒等理气止痛药物共同治疗蛔虫阻滞疼痛不已，效果非常。

　　隗老临证多年，潜心研究，总结出乌梅的许多应用。例如，乌梅、连翘、桔梗、沙参、麦门冬、茯苓、竹叶、天花粉、莲子心、丹皮、生地黄、甘草等药物治疗临床较为棘手的阴虚内热，伤津劫液，虚火扰动，火热之邪循经上行熏灼口舌而致的口腔溃疡。或用乌梅合人参、麦冬、扁豆、半夏、川厚朴、桔梗、生地等清宣肺热，散结化痰，用于治疗肺失宣降，津液不布，痰气相搏，结于咽喉的梅核气或咽部异物感、胸闷痞满。隗老发现临床单用半夏厚朴汤多辛温苦燥之品，不适于阴伤津少者，故加用养肺阴、补津液之品，且乌梅既能下气除满，又可化生津液，防辛温苦燥之品伤阴，清热而不伤阴，标本兼治。药理研究和动物实验证明乌梅能使胆囊收缩，促进胆汁分泌，并能降低肝脏转氨酶，隗老临床亦喜用乌梅配茵陈、栀子、柴胡、泽泻、猪苓、延胡索、焦三仙、陈皮、赤芍、白术等药物治疗肝脏转氨酶异常的疾病；另有用乌梅、苍术、白藓皮、苦参等清热燥湿解毒药物治疗荨麻疹；或于酸枣仁、龙骨、牡蛎、远志、菖蒲、肉桂等镇静安神药物中加用乌梅，除热烦满，安心宁神，并配伍黄连以清炎上之心火，黄连与肉桂相配伍为交泰丸以交通心肾，增强安神助眠的功效。

七、妙用龙牡疗不寐

龙骨味甘，性微寒，归心、肝二经；牡蛎味咸，性微寒，归肝、肾二经。二者均有平肝潜阳，收敛固涩之功。临床常相须为用，以治疗多种病证，隗老临证多年以龙骨、牡蛎为主药，配伍于不同的方剂中，用以治疗眩晕、心悸、带下、不寐等病，均取得较好疗效。

失眠不寐，总的病机为阳盛阴衰，阴阳失交，不外虚实两端。虚证多阴血不足，阴虚不能纳阳，责之心脾肝肾；实证多肝郁化火，阳盛不得入于阴，多由食滞痰浊，胃腑不和。故治疗关键就在于补其不足而损其有余，或养心血，或补肾精，或疏肝郁，或抑阳亢，或涤痰浊，或敛浮阳。隗老临证，方随证移，灵活多变，但每方必加酸枣仁、生龙牡，且收效卓著，并且多重用龙骨、牡蛎镇静安神，更与黄芪、白术、茯苓、当归、山药、熟地、五味子等益气养血药配伍，使气充血足，心有所养，神有所藏，并配伍酸枣仁养心阴、补肝血，柔肝宁心而安神定志，然必大剂方有奇功，临床无论何因所致不寐，以 40g 入药，且生熟各半，熟以养心安神，生以补肝定志。生龙牡养阴平肝，重镇安神，潜阳解痉，大剂久煎，配合酸枣仁治疗不寐尤为绝妙。

此外，隗老巧用龙骨、牡蛎、夏枯草、龙胆草、山栀子、黄芩、沙参、麦冬、玉竹、川牛膝等药物随证应用，治疗头痛、眩晕、头昏等肝肾阴虚，肝阳上亢类病证，取效良好。隗老认为盗汗者，实为阴阳两虚，"阳者，阴之使也"，"阴者，阳之守也"，其往往应用龙骨、牡蛎联合应用，滋阴潜阳，并加用桂枝、白芍、炙甘草、党参、五味子、当归、丹参、半夏、浮小麦敛汗固脱，敛阴止汗，治疗盗汗、自汗、亡阳虚脱等证，皆取良效。

近代名医张锡纯喜用生龙骨、牡蛎软坚化痰、消瘰疬、止呃逆、固精气，治女子带崩、心中怔忡、虚汗淋漓、经脉滑脱、神魂浮荡诸疾。隗老受其启蒙，每遇阴虚阳亢而致的烦躁、失眠、盗汗等症，选用生龙骨、牡蛎益阴潜阳，常配以生地、白芍、玄参、知母等；治疗颈淋巴结结核、甲状腺结节等，常与玄参、浙贝、夏枯草、半夏、海藻、昆布等配伍；用于治肝脾肿大、腹中肿块时常合用鳖甲、红花、桃仁、三棱、莪术、当归、川芎、柴胡等活血化瘀、疏肝散结。龙骨、牡蛎锻制之后长于收敛固涩、收湿敛疮、生肌、制酸止痛等，可与白术、苍术、山茱萸、山药、莲子、桑螵蛸、益智仁、覆盆子等同用，治疗带下、崩漏、遗精、遗尿等；配伍浙贝母、海螵蛸、黄连、白及、川楝子等可治胃酸过多之胃痛、泛酸、嗝气、呕吐；伍用炒香附、炒五灵脂可治胃及十二指肠溃疡。因龙骨、牡蛎煅用能固涩、制酸，故不宜多服、久服，否则易引起便秘和消化不良，且体虚多寒者忌用。

龙骨的现代药理研究多选用含龙骨的汤剂及其有效部位或是龙骨水煎液，其药理作用主要有镇静安神、抗抑郁等。牡蛎的现代药理研究则多集中在牡蛎软体或是全牡蛎的提取物，结果提示其具有抗病毒、抗氧化、抗肿瘤、抗衰老、降血糖等作用。隗老辨证常结合现代药理研究，随证加减，方随证变，施于临床，因势利导，收效显著。

经典药对应用

中药药对系相互依赖、相互制约以增强疗效的两味药配伍，是七情配伍用药的发展，两药合用，可起到协同作用，增强药效；或消除毒副作用，抑其所短，专取所长；或产生与原药各不相同的新作用等。隗老深入研究药对配伍，不仅提高了药效，扩大药物应用范围，降低毒副作用，而且对发展七情配伍用药理论有重要意义，在临床治疗上往往能事半功倍。

一、痞满

（一）湿热阻胃

1. 黄连与干姜 黄连性寒，功能清热燥湿，具苦降之力；干姜性温，功擅温中祛寒，有辛开之能，二药合用，辛开苦降，相反相成，用于胸热胃寒或胃热肠寒或胃中寒热错杂的证候，能调和寒热，使之趋于平衡。《伤寒论》干姜、黄连并用的方剂有半夏泻心汤、生姜泻心汤、甘草泻心汤、黄连汤、乌梅丸、干姜黄芩黄连人参汤，上述三种泻心汤均治伤寒误治后脾胃损伤，邪热乘虚内陷，致脾胃升降失职、中焦寒热错杂而心下痞为主者。隗老临证对泻心汤进行发挥，凡脾胃不和、升降失常、湿热留恋等皆可选用黄连与干姜。

2. 佩兰配藿香 藿香味辛，性微温。入肺、胃、脾经。本品气味芳香，为解暑之上品，善治暑湿为患，症见胸闷不舒、倦怠无力、舌苔白腻等；又能醒脾和胃，开胃进食、和中止呕，用于治疗湿阻脾胃，症见胸脘胀满、胃纳不佳、恶心呕吐、心腹疼痛，或有腹泻等。佩兰味辛，性平，因气香如兰而得名。既能解暑化湿，用于治疗感受暑湿或湿温初起，症见畏寒发热、头闷头胀、胸闷纳呆等，又能化湿和中，用于治疗湿阻中焦，症见胸脘满闷、食欲不振、口中甜腻、恶心呕吐、腹泻、舌苔白腻等。藿香芳香而不嫌其猛烈，温煦而不偏于燥热，既能解表邪，又能化里湿，取其鲜品，多用于夏秋之季，以增强解暑之力；佩兰芳香，既能解表散暑邪，又能宣化湿浊，取其鲜品，药力更彰，二药的配伍应用出自《时病论》芳香化浊法。隗老临证之际多用鲜品，因为鲜者气味浓郁，内含有效成分高，所以芳香化浊作用强，治疗效果也佳。凡湿浊困脾，见脘腹胀满、恶心呕吐等症皆宜。二药入煎剂时，应该后下，不宜久煎，否则芳香之气耗散，有效成分也随之挥发而影响疗效。

（二）饮食内停

1. 枳实配槟榔　枳实味苦、辛、酸，温，归脾、胃经，破气消积、化痰散痞。用于积滞内停，痞满胀痛，泻痢后重，大便不通，痰滞气阻胸痹，结胸；胃下垂，脱肛，子宫脱垂。槟榔味苦、辛，温，归胃、大肠经，杀虫消积、行气、利水、截疟。《名医别录》："主消谷，逐水，除痰癖，杀三虫伏尸，疗寸白。"《药性论》："宣利五脏六腑壅滞，破坚满气，下水肿，治心痛，风血积聚。"《本草纲目》："治泻痢后重，心腹诸痛，大小便气秘，痰气喘息。疗诸疟，御瘴疠。"隗老认为枳实、槟榔临证各有优势，枳实偏于气滞，槟榔偏于食积，二者配伍可治疗食积胃脘、气滞不通的胃痛或痞满。

2. 厚朴配熟榔片　"气贵于行，行则流通，不行则滞，滞则壅塞不通"，中焦脾胃气不通、胃脘胀满明显者，隗老临证在运用疏肝健脾之法时，必再施以理气之品。故而应用芳香行散、辛温苦燥之厚朴，其善除胃肠气滞，既可下有形之实满，又可散无形之痞满；同时配伍苦辛性温、质坚降泄之熟榔片，消积破滞，下气除胀，两药合用共奏通肠降气之效。凡食积停留、气滞不通或湿滞伤中而致胃脘疼痛胀满坏闷者，均可用之。

（三）痰湿互结

1. 枳实配白术　枳实破滞气，消积滞，泻痰浊，除痞满，以走、泻为主；白术补脾运中燥湿，以补、守为主，二药一泻一补，一走一守，一急一缓，合用消补兼施，补而不滞，攻不伤正，急不破消，缓不留邪，相辅相成，共奏健脾开结，消除痞满之功，所谓"大气一转，其气乃散"（《金匮要略》），为治疗脾虚气滞，或水停中焦，或食积于胃的基础配伍。隗老认为，二药对防治萎缩性胃炎伴肠化有一定疗效，再配合莪术、白花蛇舌草等则更佳，且对息肉性病变也有良好效果。枳、术配伍虽为消补兼施，但仍有主次轻重之分，临证应详尽辨证，审因增损，如《金匮要略》枳术汤，重用枳实，消重于补；张洁古改名枳术丸，重用白术，并加荷叶裹烧饭为丸，是补重于消；而张子和枳、术二味等分，方为消补并重之举。此外，隗老对枳术汤与枳术丸的运用亦有法度，正如《张氏医通》云："金匮治水肿心下如盘，故以汤以荡涤之；东垣治脾不健运，故用丸以缓消之，二方各有深意，不可移易。"

2. 佩兰配菖蒲 佩兰清暑辟浊，和中化湿，醒脾开胃；菖蒲益神健脑，开窍除痰，化湿开胃。二药伍用，相互促进，芳香化浊，启脾开胃，增进食欲的功效增强。可用于治疗湿阻中焦，脾胃运化失职，以致胸腹胀满，恶心呕吐，食欲不振，口中甜腻等。佩兰菖蒲的配伍，隗老临证多用鲜品，他认为鲜品气味浓郁，有效成分含量亦高，故芳香化湿，醒脾和中，开胃增食之力益彰。

（四）肝胃不和

1. 香附配川芎 香附味辛、微苦、微甘，性平，归肝、脾、三焦经。行气解郁，调经止痛。用于肝郁气滞，胸胁脘腹胀痛，消化不良，胸脘痞闷，寒疝腹痛，乳房胀痛，月经不调，经闭痛经。川芎辛，温，归肝、胆、心包经。功能活血行气，祛风止痛。用于月经不调，经闭痛经，癥瘕腹痛，胸胁刺痛，跌扑肿痛，头痛，风湿痹痛。香附川芎相须而行共奏行气解郁，疏肝理气之功。

2. 川楝子配延胡索 《素问·病机气宜保命集》称此二者为金铃子散。金铃子又名川楝子，性味苦寒，善入肝经，疏肝泄热，解郁止痛，并能清导湿热，杀虫疗癣。李时珍言其为"心腹痛及疝气之要药"。延胡索辛苦性温，归肝、心、胃经，辛散苦泄温通，活血行气，长于止痛。《本草便读》曰："延胡索……肝家血分药也……故一切气血阻滞作痛者，皆可用之。"二药配伍，一温一寒，寒温并用，一疏气分之郁，一行血中之滞，气血并行，脉络畅通，通则不痛，为行气活血止痛的常用药对。常用于肝经郁热、胃气不和而胃脘胀痛者。

（五）脾气亏虚

黄芪配白术 黄芪味甘，性微温，入脾、肺经。本品质轻皮黄肉白，质轻升浮，入表实卫，色黄入脾，色白入肺，为升阳补气之圣药。生品入药，具有升发之性，既能升阳举陷，用于治疗中气不足、中气下陷所致脱肛、子宫脱垂以及其他内脏下垂诸证，又能温分肉、肥腠理、补肺气、泻阴火，用于治疗体弱表虚，自汗盗汗，或者经常反复感冒，以及消渴诸证。炙品用药，可补中气、益元气、温三焦、壮脾阳、利水消肿、生血生肌、排脓内托，用于治疗气虚衰弱、体倦乏力、语音低微、短气食少、便溏腹泻等证，又治气虚疲弱、水不化气，以致身面浮肿、小便不利，或疮疡溃烂、脓稀、久久不愈之证，以及小儿体虚，痘疮内陷诸证。白术味甘、苦、微辛，性温，入脾、胃经。临床运用有生、炒之别，生品入药，取其健脾之功而少燥气；炒后入药，是为增强燥湿之力。本品甘温补中，苦温燥湿。既能补脾益气，治脾胃虚弱之消化不良、食少吐泻、体倦无力等证，又能燥湿利水，治脾不健运、水湿内停之痰饮水肿、脘腹胀满等证，还能固表止汗，治脾胃衰弱，表虚自汗等证。黄芪与白术配伍，补气健脾，再加一味防风即有玉屏风散之意。

二、反酸（属寒者）

吴茱萸配丁香 吴茱萸味辛苦，性热，有小毒，归肝、脾、胃、肾经。功能散寒止痛，降逆止呕，助阳止泻。用于厥阴头痛，寒疝腹痛，寒湿脚气，经行腹痛，脘腹胀痛，呕吐吞酸，五更泄泻，外治口疮，亦可治高血压。丹溪曰："治酸必用吴茱萸，顺其性而折之，乃反佐之法也。"丁香味辛，性温，归脾、胃、肺、肾经。功擅温中降逆，补肾助阳。用于脾胃虚寒，呃逆呕吐，食少吐泻，心腹冷痛，肾虚阳痿。"丁香气味辛爽无毒，凡中焦寒滞，气有不顺者，最其所宜"。现代药理研究表明丁香具有抗氧化、抑制花生四烯酸代谢、解热、镇痛、抗炎、抗血小板聚集、抗凝、抗血栓形成等作用，临证二药配伍温中散寒止呕之功显著，治疗脾胃虚寒引起的吐酸效果极佳。

三、呕吐

（一）胃热呕吐

芦根配竹茹 芦根味甘，性寒，入肺、胃经。本品中空，能理肺气；味甘多液，更擅滋阴养肺，上可祛痰排脓、清热透疹，中可清胃热、生津止渴、止呕，下可利小便导热外出，用于治疗温热病之高热、口渴、胃热呕吐，以及肺热咳嗽、痰稠而黄、吐之不爽等证。竹茹味甘，性微寒，入肺、胃、胆经。本品味甘而淡，气寒而滑，既能清肺燥、清化热痰、清热除烦，用于治疗肺热咳嗽、咳痰黄稠，以及痰火内扰、心烦不安、失眠等证，又能清胃热、止呕，用于治疗胃热呕吐，表现为口有臭气、喜寒胃热、呕出酸苦、苔黄腻。隗老临证多使用芦根竹茹的配伍以治疗胃热呕吐，症见呕恶酸腐臭味或吐出黄色苦水，舌脉皆热象者。

（二）胃寒呕吐

白胡椒配黄连 白胡椒味辛，性温，归胃、大肠经。温中散寒，下气，消痰。

用于胃寒呕吐，腹痛泄泻，食欲不振，癫痫痰多。黄连味苦，性寒，归心、脾、胃、肝、胆、大肠经。功能清热燥湿，泻火解毒。用于湿热痞满，呕吐吞酸，泻痢，黄疸，高热神昏，心火亢盛，心烦不寐，血热吐衄，目赤，牙痛，消渴，痈肿疔疮；外治湿疹，湿疮，耳道流脓。酒黄连善清上焦火热，用于目赤，口疮；姜黄连清胃和胃止呕，用于寒热互结，湿热中阻，痞满呕吐；萸黄连舒肝和胃止呕，用于肝胃不和，呕吐吞酸。白胡椒、黄连配用既能温胃止痛，又防温燥助火。

（三）胃阴不足

麦冬配半夏 麦冬味甘微苦，性寒，《本草正义》云其"为补益胃津之专品"，功能养阴润燥，益胃生津。半夏辛温有毒，《本草经疏》谓其为"本脾胃家药"，《汤液本草》也称其"俗用为肺药，非也。止呕为足阳明，除痰为足太阴"，功在和胃降逆，化痰止呕。隗老认为，脾为阴脏，体阴而用阳，喜燥而恶湿，胃为阳腑，体阳而用阴，喜润而恶燥；然脾阴得阳气温煦始能运化无穷，胃阳得阴柔滋润方可受纳不断，如叶氏所说："知饥不能食，胃阴伤也，太阴湿土，得阳始运，阳明燥土，得阴乃安，所制益胃阴方，遂与仲景甘药调之之义合。"是故隗老在治疗胃阴亏虚之证时，牢牢把握脾胃生理特性，盖麦冬配半夏养胃生津而无滋腻之弊，半夏有麦冬降逆止呕而无温燥之嫌，两药刚柔相济，润燥相宜，具生津养胃，醒脾开胃，降逆止呕之功，每用于久病胃阴不足，胃气不和之证。使用时麦冬量可稍大，而半夏则不宜过量，如《本草新编》所说："麦冬必须多用，力量始大。"

（四）湿热困阻

苏叶配黄连 苏叶辛温，气味芳香，通降顺气，理气宽中，化浊辟秽，醒脾止呕；黄连苦寒，擅入中焦，清热燥湿，和胃止呕，二药配伍，一辛一苦，辛开苦降，一寒一温，平调寒热，具化湿畅中，清热止呕之功，二药宣通调和，能调整胃肠功能。隗老认为，黄连能体现清热与燥湿两法，苏叶含芳香化湿与宣通气滞两法，药虽两味，而四法俱备，祛邪中寓有调和之治，调和中含有祛邪之法，临床常用于湿热困阻中焦之脘闷不舒，恶心呕吐等证。另外，临证遇外感风寒或脾胃气滞之胃病，兼见胃有郁热者也常选用，且用法独特，药量极轻（1～3g），或泡茶代煎，取其轻清之气，而达"轻可去实"之功，使正气宣布，邪气潜消，窒滞自通；如投重剂，则药过病所，即使无病之地，也反遭克伐。

四、呃逆

（一）胃中寒冷

丁香配柿蒂 丁香为桃金娘科常绿乔木丁香树的花蕾及果实，其花蕾叫公丁香，气香力足，功效较佳，其果实称为母丁香，气味较淡，所以临床上以公丁香应用较多。本品味辛，性温，入肺、胃、脾、肾经。气味芳香，辛散温通，既能暖脾胃、散寒止痛、降浊气之上逆，以止虚寒呃逆，用于治疗脘腹冷痛、呃逆、呕吐等证，又能温肾助阳，以治男子肾虚阳痿，女子阴冷、寒湿带下等证。柿蒂为柿树果实的果蒂。味苦、涩，性平，入肺、胃经。本品酸敛苦降，善降气逆，为止呃逆之专药。用于治疗胃寒气滞引起的呃逆、反胃、呕哕。丁香辛温，温中降逆，下气止痛，温肾助阳；柿蒂苦涩，降气止呃二药伍用，出自《济生方》柿蒂汤，丁香以升散为主，柿蒂以涩敛下行为要，一散一敛，一升一降，相互制约，相互为用，温中散寒，和胃降逆，止呃逆甚妙。隗老认为丁香柿蒂的参合，适用于偏寒性的呃逆，柿蒂味苦气平，虽然与丁香共为止呕之品，但一苦平一辛热，共用可克寒热兼济。但是临证又不可不辨，有热无寒或有寒无热的情况不可合用；兼虚者，可配以党参、生姜、大枣等。

（二）气机郁滞

代赭石配姜半夏 嗳气一证，在慢性脾胃病中很常见。隗老认为此证发生多责之于肝胃气机不和，治宜左金丸加紫苏梗。而对顽固性嗳气，甚则呕吐难止者，隗老多投代赭石合姜半夏，每每获效。代赭石质重苦寒，能平肝降逆，凉血止血；半夏性味辛温，能消痞散结，降逆止呕。两药相伍，一寒一温，一入血一入气，药专力宏，能通降肝胃上逆之气，对于嗳气的治疗颇为有效。

五、胃痛

（一）肝郁气滞

1. 香附配郁金 香附味辛、微苦、微甘，性平，归肝、脾、三焦经。功能行气解郁，调经止痛。用于肝郁气滞，胸胁脘腹胀痛，消化不良，胸脘痞闷，寒疝腹痛，乳房胀痛，月经不调，经闭痛经。郁金味辛、苦，性寒，归肝、心、肺经。功能行气化瘀，清心解郁，利胆退黄。用于经闭痛经，胸腹胀痛、刺痛，热病神昏，癫痫发狂，黄疸尿赤。香附药性偏温，专入气分，功专疏肝行气，又能调经止痛，又可治肝郁气滞之月经不调、痛经等证；郁金性偏寒凉，既入血分，又入气分，既能活血止痛，清心凉血，利胆，又可治热病神昏、气火上逆之出血，及湿热黄疸、胆石症。二药通用疏肝解郁，同治肝郁气滞证。隗老临证多关注患者情志失调与脾胃疾病的相关性，肝木疏土，助其运化，脾土营木，利其疏泄，肝郁气滞易犯脾胃，引起胃痛、腹痛等，故症见情绪低落或易怒等情志失调者，可加用香附、郁金以通达气机。

2. **香附与木香** 香附性味归经及功用如上所述。木香味辛苦，性热，入肺、肝、脾经。功能行气止痛，温中和胃。治中寒气滞，胸腹胀痛，呕吐，泄泻，下痢里急后重，寒疝。此二药皆有行气止痛作用，是临床上常用的药对，治疗肝郁气滞引起的多种脾胃疾病，尤其适宜肝郁气滞引起的胃脘疼痛、胁肋胀痛、肠鸣腹痛之轻症。

3. **白术配白芍** 白术归脾、胃经，苦温刚燥，味甘补脾，能助脾胃之健运以促生化之源，古有"脾旺而不受邪"之说，气血充盛则诸疾难生。《本草汇言》云："白术乃扶植脾胃，散湿除痹，消食除痞之要药也，脾虚不健，术能补之，胃虚不纳，术能助之"。白芍味苦、酸，微寒。归肝、脾经。酸寒柔润，微苦能补阴，略酸能收敛，敛肝之液，收肝之气，而令气不妄行，为养肝柔肝之要药。二者合用，一阳一阴，刚柔相济，柔肝安脾，乃调和肝脾之常用配伍。隗老认为，脾胃病性情抑郁、急躁所致者不少，或肝气郁结，肝失条达，肝气横逆，犯胃侮脾，或脾虚肝旺，土虚木乘等，均可致肝胃不和，肝脾不调之证，多见脘胀胁痛，嗳气泛酸，食欲不振，大便溏泄，腹中鸣响等，此时，隗老以白术先安未受邪之地，白芍敛肝之气，肝气既收，则木不克土，土安脾健。且临床可举一反三，辨证加减，如加防风、陈皮则为痛泻要方，加柴胡、枳壳、当归等又有逍遥散之意。

（二）寒热互结

1. **蒲公英配连翘** 隗老认为脾胃病多为寒热错杂之证，深得《脾胃论》的启示，在甘温补益脾胃之气的同时，不忘佐以苦寒之蒲公英、连翘，以泻阴火给邪以出路，清热泻火，而无苦寒败胃之弊。《本草新编》云："蒲公英亦泻胃火之药，但其气甚平，既能泻火，又不损土，可常服久服无碍。"现代药理研究表明，两药还具有不同程度的抗幽门螺杆菌的作用，还能抑菌消炎促进胃黏膜恢复其正常的组织结构，对于辨证属胃火炽盛兼有幽门螺杆菌感染，且西药杀菌疗效不佳的慢性胃炎患者，常加用此药对以抗幽门螺杆菌。

2. 百合配乌药　百合味甘而不腻，微寒而不窜，补中益气，和合百脉，肺为百脉之宗，服之则令人心气欢和，安神益志，调养五脏，补脾清肺，使邪热去而脾胃安，诚如《本草述》云："百合之功，在益气而兼之利气，在养心而更能去邪……为渗利和中之美药也。"《本草经疏》也云："甘能补中，清热则气生，故补中益气。"乌药辛开温通，《日华子本草》谓其"治一切气，除一切冷"。《药品化义》云其"宽中而顺气"，故乌药最善顺气开郁，散寒止痛，舒畅胸腹之气滞，两药配伍，取修园百合汤之意，一阴一阳，阴阳协调，一寒一温，寒热并施，一补一泄，补泄兼顾，使百合养润不碍滞，乌药解郁不伤阴，达阳而能和阴，益气调中，用于寒热夹杂，阴虚气滞，迁延不愈之胃痛腹胀甚效。

（三）寒邪内阻

香附配良姜　良姜味辛，性热，归脾、胃经。功能温胃散寒，消食止痛。用于脘腹冷痛，胃寒呕吐，嗳气吞酸。《本草纲目》曰其能"健脾胃，宽噎膈，破冷癖，除瘴疟"。《药性论》曰："治腰内久冷，胃气逆、呕吐。治风，破气，腹冷气痛；去风冷痹弱，疗下气冷逆冲心，腹痛，吐泻。"本品具有止痛散寒，止呕温中作用。对心脾冷痛，呕逆腹痛者，高良姜为要药。香附味辛、微苦、甘，性平，归肝、胃经。乃足厥阴肝、手少阳三焦气分主药，而兼通十二经气分，气平而不寒，香而能窜，其味多辛能散，苦能降，甘能和。香附与良姜的配伍乃"良附丸"，原载于《本草纲目》，功擅行瘀止痛，散寒疏肝，理气调经。隗老认为，二药相合，善治胃脘疼痛，凡属寒凝气滞者，均有良效。二者用量应随症化裁，寒甚者多取良姜，少用香附；反之，以气滞为主者，则重用香附，少取良姜；寒凝气滞等同者，二者各半。

（四）湿热中阻

1. 黄连配白及　隗老认为，消化道溃疡及溃疡性结肠炎等疾患在活动期，胃镜或肠镜检查常可见胃肠黏膜糜烂、充血、水肿等炎症表现，舌象常表现为舌红苔黄腻，中医辨证为湿热证。药对中黄连味苦性寒，功善泻火解毒、清热燥湿；而白及味苦甘，性微寒，功善收敛止血、消肿生肌；二药均归胃经，相伍使用不仅除湿热，且能修复损伤的胃黏膜。在长期的临床实践中，隗老发现白及生肌治疮作用良好，黄连调胃厚肠突出。二药合用，对溃疡面有很好的修复作用，可用于消化性溃疡、溃疡性结肠炎等疾病。

2. **浙贝配蒲公英**　浙贝味苦性寒，入心、肺经，功擅清热化痰，开郁散结，此外尚有通络、祛腐生肌的作用。蒲公英味苦、甘，性寒，归肝、胃经，功能清热解毒利湿，并擅消痈散结，《本草新编》云："蒲公英亦泻胃火之药，但其气甚平，既泻火，又不损土，可以长服久服而无碍。"据现代药理研究，它对胃溃疡及胃黏膜损伤都有保护作用。二药配伍，制酸消炎止痛之力明显增强。

3. **黄芩配仙鹤草**　黄芩苦寒，《别录》谓其"疗痰热，胃中热，消谷，利小肠"，《药性论》则说："治肠胃不利"，功能清热燥湿，现代药理研究表明，本品具有良好的抗炎杀菌作用。仙鹤草，苦、辛，平，又称"脱力草"、"泻痢草"，功在健胃补虚，止痢止血，如《百草镜》云："下气活血，理百病，散痞满，跌仆、吐血、血崩、痢、肠风下血。"《本草纲目拾遗》谓："消宿食，散中满，下气，疗吐血各病，翻胃噎膈"，现代药理研究表明，其有保护细胞免疫功能及免疫调节作用。隗老通过长期的临床积累，认为两药配伍，互相协调，清热力强，但不似芩、连相伍易致苦寒败胃，临床多用于胃痛、痞胀、呕恶、泄痢等属湿热内蕴者，特别是对幽门螺杆菌感染性胃病效佳。

（五）脾胃虚寒

干姜配白蔻仁　但凡脾虚阳怯、中焦虚寒之证，临床或见便溏泄泻、完谷不化，或见脾失运化、腹胀痞满，或见脾失温运、四肢寒厥，或见中枢失调、水泛为肿，诸般病证，不越阳虚，隗老辨治方药中每加白蔻仁、干姜以理中健运，温脾散寒，用量都在30g以上，隗老认为脾阳不足之证，必有阴寒水湿之患，干姜擅入脾经而长于健运脾阳，大热无毒，然非大剂温暖则难除痼疾，且干姜虽辛，但宣散之力远不如豆蔻，故相须运用重剂白豆蔻化湿行气，相得益彰。

（六）瘀血阻络

丹参配檀香　盖胃为多气多血之腑，气病、血病易见，气病及血，气滞血瘀，脉道不利，或胀或痛。而瘀血不除则新血不生，故患者又可见面色无华，乏力短气，脉细等气血失于充养之象，隗老取丹参饮之意，丹参苦平微寒，专入血分，内达脏腑而化瘀滞，外利关节而通脉络，具宣通运行之效，降而行血，去滞生新，活血定痛；檀香味辛芳香，善入气分，行气宽中，醒脾开胃，散寒止痛，"行气中血滞"而兼能活血通络；《本草备要》称其"调脾胃，利胸膈，为理气要药"，两药合伍，气血双调，活血行气，通络止痛力强，主要用于瘀血阻络之胃痛。对肝郁气滞之胁痛，隗老喜用柴胡疏肝散配用丹参、檀香、佛手等，止痛效佳。此外，对气虚血瘀之萎缩性胃炎及其癌前病变，隗老又加用党参、黄芪、白术等以益气活血，行气止痛，消胀除痞；况丹参兼具养血之功，如《妇人明理论》称："一味丹参，功同四物。"若再伍以当归、杞子等，则能益气养血，祛瘀生新，而收标本兼顾之治。

（七）胃阴不足

1. **白芍配山萸肉**　脾胃病中常见久病失治，胃津不足，胃脘失养者，或见嘈杂隐痛，或胀痞呃哕，或灼心呕恶，或饥不欲食，隗老辨证时凡胃阴亏虚所致者，处方用药每加生白芍、山萸肉以濡养胃阴，活络助运，隗老认为白芍甘润酸收，养血柔肝，敛阴和营，尤善用于胃阴不足之脘腹隐痛者，大剂用之，养胃阴之不足而抑肝木之横逆，止痛之效显著，山萸肉补肝肾而助脾胃之阴，益先天而壮后天，二者配伍，补养胃阴尤佳。

2. **鸡内金配丹参**　鸡内金甘平，生发胃气，健脾消食，固摄缩尿，养胃阴，生胃津，化结石，消食积，丹参活血化瘀，去瘀生新，消肿止痛，养血安神。《医学衷中参西录》云："鸡内金，鸡之胃也。中有瓷石、铜、铁皆能消化，其善化瘀积可知。"《本草汇言》谓："丹参，善治血分，去滞生新，调经顺脉之药也。"《重庆堂随笔》说："丹参，降而行血，血热而有滞者宜之。"由此可见，鸡内金以化积为主，丹参以祛瘀为要。二药伍用，祛瘀生新，散结化积，开胃口，增食欲，止疼痛之力颇强，用于饥不能食，食则胃痛者有良效。

3. **石斛配知母**　石斛味甘寒，归胃、肾经，善益胃生津，滋阴清热。用于热病伤津，烦渴，舌干及胃热阴虚之胃脘疼痛、牙龈肿痛、口舌生疮。知母苦甘寒，归肺、胃、肾经，善清热泻火，生津润燥。主治高热烦渴，肺热燥咳，骨蒸潮热、内热消渴。二者相配，生津润燥，养阴益胃，适用于胃脘部灼热疼痛，或伴有口干、口渴等症者。

六、食积

炒三仙—焦山楂、茯神曲、炒麦芽　焦山楂：山楂以果实作药用，性微温，味酸甘，入脾、胃、肝经，有消食健胃、活血化瘀、收敛止痢之功能。对肉积痰饮、痞满吞酸、泻痢肠风、腰痛疝气、产后儿枕痛、恶露不尽、小儿乳食停滞等，均有疗效。焦山楂虽然以山楂为原料进行炮制，但效果与山楂却略有不同。相关研究显示，不同山楂炮制品对正常小鼠及阿托品负荷小鼠胃排空和小肠推进有促进作用，其中尤以炮制过后的焦山楂效果为优，山楂炭效果反而降低；各组对大鼠胃酸分泌和胃液 pH 值都有促进作用，仍以焦山楂效果为佳。所以，山楂经一定程度炮制后对胃肠运动的促进作用增强，但炮制超过一定限度将降低疗效。茯神曲：本品辛以行散消食，甘温健脾开胃，和中止泻，另外略能解表退热，故尤宜外感表证兼食滞者。炒麦芽：甘，平，归脾、胃经。行气消食，健脾开胃，退乳消胀。可用于食积不消，特别是米面薯蓣食滞证；脾虚食少，乳汁郁积，妇女断乳；此外亦可用于治疗胸胁脘腹痛，本品兼能疏肝理气，用于肝气郁滞或肝胃不和之胁痛、脘腹痛等，可与其他疏肝理气药同用。上三药，各有优势与侧重，配伍并用可治疗一切食滞之证。

七、泄泻

（一）湿热泄泻

1. 木香配黄连 木香辛、苦，温，归脾、胃、大肠、三焦、胆经。功能行气止痛，健脾消食。用于胸脘胀痛，泻痢后重，食积不消，不思饮食。煨木香实肠止泻，用于泄泻腹痛。黄连苦，寒，归心、脾、胃、肝、胆、大肠经。功能清热燥湿，泻火解毒。用于湿热痞满，呕吐吞酸，泻痢，黄疸，高热神昏，心火亢盛，心烦不寐，血热吐衄，目赤，牙痛，消渴，痈肿疔疮；外治湿疹，湿疮，耳道流脓。黄连与木香配伍即是香连丸。湿热泻痢乃湿热之邪壅滞肠中，以致气机不畅，传导失常，而致腹痛、里急后重等。黄连苦寒，可清热燥湿、泻火解毒，以清泻肠胃之湿热；木香辛苦、温，有行气、调中止痛之功效，二药相伍可清热止痢，行气止痛。隗老临床观察表明，木香与黄连的配伍对治疗细菌性痢疾显效快、疗程短、不良反应小。

2. 白术配茯苓 白术归脾、胃经。苦温刚燥，味甘补脾，能助脾胃之健运以促生化之源，古有"脾旺而不受邪"之说，气血充盛则诸疾难生。《本草汇言》云："白术乃扶植脾胃，散湿除痹，消食除痞之要药也，脾虚不健，术能补之，胃虚不纳，术能助之。"茯苓又名云苓，味甘，性平，入心、肺、脾、胃、肾经。本品味甘淡而平，甘则能补、淡则能渗，既能扶正、又能驱邪，功专益心脾、利水湿，且补而不峻、利而不猛，故为健脾渗湿之要药，用于治疗脾虚运化失常、水湿内蕴，症见食少脘闷、便溏泄泻，或痰饮停滞、咳逆胸闷，或小便不利、水肿等。还能宁心安神，用于治疗心悸、失眠等症。白术甘温补中，补脾燥湿，益气生血，和中消滞，固表止汗；茯苓甘淡渗利，健脾补中，利水渗湿，宁心安神。白术以健脾燥湿为主，茯苓以利水渗湿为要。二药伍用，一健一渗，水湿则有出路，故脾可健、湿可除、肿可消、饮可化，诸恙悉除。茯苓、白术伍用，名曰茯苓汤，治湿热泄泻，或饮食泄泻。茯苓、白术伍以桂枝、甘草，名曰苓桂术甘汤，用于治疗痰饮病，症见胸胁支满，心悸目眩，或短气而咳，大便溏，口不渴，舌苔白滑，脉弦滑等。

（二）虚寒积滞

党参配大黄 党参味甘，性平，入脾、肺经。它既能补中益气，生津止渴，用于治疗脾胃虚弱，见食少便溏、四肢无力、面目浮肿、口干口渴、自汗等；又能补气养血，用于治疗血虚萎黄、心悸、气短，以及慢性出血性疾患所引起的气血两亏之证；还能补脾养肺，用于治疗慢性咳嗽，证属脾肺两虚者。此外，还可治疗脱肛、子宫脱垂等。大黄又名将军，味苦，性寒，入脾、胃、大肠、肝、心包经。本品大苦大寒，走而不守，沉而不浮，力猛下行，能荡涤胃肠实热，清除燥结、积滞，为苦寒攻下之要药；又能清热解毒、凉血止血、利胆退黄，用于治疗热毒疮疡、烫伤、火伤、吐血、衄血、风火赤眼、咽喉肿痛等实火上炎之证，以及湿热黄疸；还能活血化瘀，用于治疗产后瘀血腹痛、血瘀经闭，以及跌打损伤、瘀阻作痛者。二者配伍以通因通用之法治疗虚寒积滞久痢。

（三）脾肾阳虚

肉豆蔻配补骨脂 肉豆蔻味辛，性温，入脾、胃、大肠经。本品辛温气香，兼苦而涩，气味俱升，既温中散寒、行气消胀、健胃消食，用于治疗脾胃虚寒、食欲不振、鼓肠腹胀、肠鸣腹痛，以及小儿食积之证；又能温中散寒、涩肠止泻，用于治疗虚泻、冷痢，以及五更泄泻等。补骨脂与肉豆蔻的配伍又称作"二神丸"，出自《普济本事方》，治脾胃虚寒，不思饮食，泄泻不止。清·张璐以补骨脂、肉豆蔻各等份，治肾阳虚，五更泄泻。隗老认为长期慢性泄泻，有脾虚不能利水者，有肾虚不能行水者。前者以肉豆蔻之辛温，温脾以制水；后者用补骨脂之辛燥，补肾以行水。二药相合，脾肾双补，泄泻可除。二者用量应随证化裁，肾虚为主者，主用补骨脂，佐以肉豆蔻；脾虚为甚者，主用肉豆蔻，佐以补骨脂。

（四）脾胃虚弱

党参配茯苓 党参味甘性平，有健脾益气，补血生津之功，是隗老治疗脾胃病特别是慢性脾胃病中最常用之药。隗老认为，治慢性病若懂培土之法，常可峰回路转，得心应手。他指出慢性脾胃病的病因多为脾气亏虚，无力运化，因此治疗慢性脾胃病需以扶正为主，不可一味攻伐。由于脾土虚弱，则易受肝木克伐，白芍柔肝和血，缓急止痛，配伍党参，适用于肝气犯脾之证。若纳食不馨，大便溏薄，多加茯苓、炒白术、炙甘草、炒白扁豆等增强健脾化湿之功；若有口苦嗳气，大便不调，则多加柴胡、香附、郁金、佛手片增强疏肝理气之力。茯苓性味归经和功能主治前已详述，党参与茯苓配伍可益脾气，助运化。

八、便秘

（一）阴虚秘

1. 玄参配麦冬 玄参甘、苦、咸，微寒，归肺、胃、肾经。功能凉血滋阴，泻火解毒。用于热病伤阴，舌绛烦渴，温毒发斑，津伤便秘，骨蒸劳嗽，目赤、咽痛，瘰疬，白喉，痈肿疮毒。麦冬甘、微苦，微寒，归心、肺、胃经。功能养阴生津，润肺清心。用于肺燥干咳。虚痨咳嗽，津伤口渴，心烦失眠，内热消渴，肠燥便秘。玄参配伍麦冬，玄参咸寒，清热解毒，清利咽喉；麦冬甘寒，清心润肺，养阴生津，消烦止渴，玄参色黑，入肾经；麦冬色白，偏重入肺，又兼走胃。一肾一肺，金水相生，上下既济，养阴生津，润肠通便效佳。

2. 火麻仁配郁李仁 火麻仁又名麻子仁，味甘，性平，入脾、胃、大肠经。本品多脂体润，性质平和，功专滋养润燥、滑肠通便，为润下之要药，用于治疗邪热伤阴或素体火旺、津枯肠燥，以及胃热肠燥引起的大便燥结证，又治老年人津枯、病后津亏，以及产后血虚引起的肠燥便秘。此外，本品还可通淋、活血，用于治疗热淋、风痹、月经不调。郁李仁味甘、苦，性平，入大肠、小肠经。本品体润滑降，具有滑肠通便缓泻之功，并有开幽门之结气，润大便之燥涩，导大肠之燥屎，用于治疗大肠气滞、肠燥便秘等，还能利水消肿，用于治疗小便不利等水肿证。火麻仁与郁李仁均为植物的成熟种子，含有丰富的油脂。隗老认为，火麻仁滑利下行，走而不守，擅润燥滑肠，通便泻下；郁李仁体润滑降下气利水，行气通便，滑肠泻下。火麻仁走大肠血分，郁李仁入大肠气分。二药伍用，一气一血，相互为用，气血双调，可治疗习惯性便秘。

（二）阳虚秘

肉苁蓉配锁阳　肉苁蓉味咸、甘，性温，入肾、大肠经。本品色黑体润，既能入肾经血分，补肾阳，助相火，益精血、强筋骨，用于治疗肾虚阳痿、遗精早泄、女子不孕，以及肝肾不足引起的筋骨痿软、腰膝酸软等症，又能滋阴润燥、滑肠通便，用于治疗老年虚弱及产后、病后血虚，或津液不足、肠燥便秘等症。锁阳味甘，性温，归肝、肾、大肠经。具有补肾助阳，润肠通便之功效。可用于治疗肾阳亏虚，精血不足，阳痿，不孕，下肢痿软，筋骨无力。另外，本品亦可单用熬膏服，或与肉苁蓉、火麻仁、生地黄等同用，如《本草切要》治阳弱精虚，阴衰血竭，大肠燥涸，便秘不通。又如《本草衍义补遗》云："大补阴气，益精血，利大便。虚人大便燥结者。"肉苁蓉配锁阳甘温润降，能温补精血而通便。

（三）热秘

大黄配芒硝　大黄性味归经及功能主治前已详述。芒硝味苦，辛、咸，大寒，入胃、大肠、三焦经。本品辛可润燥，咸能软坚，苦可下泄，大寒能除热，既能润燥通便、荡涤三焦之实热积滞，用于治疗内热炽盛而引起的痞（上腹硬闷）、满（腹部胀满）、燥（粪燥且坚）、实（热积便秘）等，还可以治疗急性肠梗阻（主要是动力性肠梗阻）。芒硝外用，尚有清热止痛之功，可用于治疗腹中痞块、皮肤疮肿以及目赤咽喉肿痛。大黄芒硝的配伍出自《伤寒杂病论》大承气汤，二者互相促进，泻热导滞，攻下破瘀，通便除满之力增强。柯琴云："仲景欲使芒硝先化燥屎，大黄继通道也。"据现代医学文献报道，芒硝中的主要成分是硫酸钠，它在肠中不易被吸收，在肠中形成高渗盐溶液，使肠道保持大量水分，从而使肠内容物变稀，容积增大，刺激肠黏膜的感受器反射性地引起肠蠕动而腹泻。大黄能刺激大肠，增加其推进性蠕动而促进排便。隗老认为硝黄所治便秘乃伤寒邪热入里，胃液干枯，肾水涸竭，因此当急下救阴；若为老人或体虚之人，肾水本亏以致燥结，再用硝黄下之，则虚其虚，不可用此。

（四）气秘

乌药配槟榔 乌药味辛性温，入脾、肺、肾、膀胱经。本品辛开温通，上走脾肺，顺气降逆、散寒止痛，向下达于肾与膀胱，以温下元、调下焦冷气。它既能通理上下诸气，可广泛用于由气滞、气逆引起的腹胀、腹痛，尤以下腹疼痛者其效更佳；又能理气散寒，行气止痛，用于治疗下焦虚寒引起的小便频数。槟榔又名大腹子，味辛、苦，性温，入胃、大肠经。本品辛温通散，苦温下降，既能消食导滞、下气平喘、行气利水，用于治疗食积气滞、胸腹胀闷、脘腹疼痛、大便不畅、下痢后重、食积痰滞、气粗喘急，以及脚气水肿；又能化湿杀虫。乌药与槟榔配伍能辛温开通，通达气机，治疗由气机阻滞引起的大便不通。

九、特殊药对

1. 养神补心之茯苓神 茯苓、茯神伍用，善治神经衰弱，表现为心气不足，浮越于外，而不能下交肾者。二药伍用，以茯苓上通心气，而后下交于肾，水火相济。金·张洁古云：＂风眩心虚非茯神不能除。＂故二者相须为用，宁心安神之力益彰。

2. 重镇安神之生龙牡 龙骨为古代巨型脊椎动物的骨骼化石，味甘、涩，性微寒，入心、肝经。本品质体沉重、黏涩。生品入药，功专平肝潜阳、镇静安神，用于治疗肝肾阴虚，肝阳上亢引起的头晕、头胀、目眩、耳鸣、烦躁，又治神志不安、心悸、失眠，以及惊痫、癫狂等证。煅后入药，功专收敛固涩，用于治疗遗精、滑泄、久泄脱肛、崩漏、带下、自汗、盗汗等症。牡蛎为贝壳之类，功专敛阴潜阳、涩精、止汗、止带、化痰、软坚。二药配伍，相互促进，益阴潜阳，镇静安神，软坚散结，涩精止血止带之力增强，盖龙骨益阴之中能潜上越之浮阳，牡蛎益阴之中能摄下陷之沉阳。此外，二者的参合，治神经衰弱诸症，确有镇静安眠之功，其机理正如张锡纯所云：＂人身阳之精为魂，阴之精为魄。龙骨能安魂，牡蛎能强魄。魂魄安强，精神自足，虚弱自愈也，是龙骨、牡蛎为补魂魄精神之妙药也。＂

3. 知母配石膏治疗外感风寒入里化热 知母味苦、甘，性寒，入肺、胃、肾经。本品质润，苦寒不燥，沉中有浮，降中有升，上行能清肃肺气，以泻肺火、润肺燥、除烦热、止咳嗽，用于治疗温热病，邪在气分，症见高热、烦躁、口渴、脉洪大者，以及阴虚燥咳，或肺热咳嗽等；入于中，善消胃火、除烦渴，用于治疗消渴病诸症；行于下，则能泻相火、滋肾燥，用于治疗阴虚火旺、骨蒸潮热、盗汗等症。石膏多以生品入药，故又名生石膏，味辛、甘，性大寒，入肺、胃经。本品质重气浮，入于肺经，既能清泄肺热而平喘，以治肺热气喘诸症，又能清热泻火，清泄气分实热，以解肌肤邪热，用于治疗温病，邪在气分，以致壮热汗出、口渴、烦躁、脉洪大；入于胃经，以清热泻火，而治胃火亢盛，胃火上炎，以致头痛、牙龈肿痛等。二药伍用，相互促进，清泄肺、胃实热之力增强。

生石膏、知母伍用，出自《伤寒论》白虎汤。治阳明病脉洪大而长，不恶寒，反恶热，舌上干燥，而烦躁不得卧，渴欲饮水数升者，及脉滑数而手足逆冷（此热厥也）。生石膏亦可轧细水飞，水量须多，约取一二大碗，频频饮之，以取微汗为佳，即古人所谓石膏可"解肌退热"。糖尿病属于中医"消渴"的范畴。所谓上消，多属肺阴虚而化热之故，宜用生石膏、知母为治。盖以生石膏甘寒清热，除烦止渴，用知母苦寒坚阴，滋阴润肺，二药相合，治疗上消诸症，确有实效。

4. 妙用苍术玄参降低血糖 苍术味辛、苦，性温，入脾、胃经。本品辛温升散，苦温燥湿，既能发汗以解风寒之邪，用于治疗外感风寒湿邪所引起的头痛、身痛、无汗等症；又能芳香化浊、燥湿健脾，用于治疗脾为湿困、运化失司，以致食欲不振、胸闷呕恶、腹胀泄泻、苔白腻浊等症；还能祛风湿、止漏蚀之功，用于治疗糖尿病患者，屡获显效。据现代医药研究，已知本品含有挥发油，主要成分为苍术醇及苍术酮。并含有维生素A、维生素D、维生素B及胡萝卜素。苍术流浸膏注射家兔皮下，可使血糖降低，证明其有抑制血糖的作用。玄参又叫元参，味甘、苦、咸，性寒，入肺、胃、肾经。本品质润多液，色黑入肾，为泻无根浮游之火的圣药。既能养阴凉血，又可清热泻火、除烦止渴，故热毒实火或阴虚内热均可使用。用于治疗温热病热入营分，伤阴劫液所引起的口干口渴、烦热不安、夜寐不良等症，也可治疗消渴之口干口渴等症；又能养阴润燥、清利咽喉、消肿止痛，用于治疗阴虚肺燥、咳嗽痰少、咯血等症；又治阴虚火旺，虚火上炎所引起的头昏头痛、目赤口干、咽喉肿痛。另外，还能解毒散结，用于治疗阴虚火旺，痰火郁结所引起的痰核、瘰疬等。苍术苦温燥湿，辛香发散，功专健脾燥湿，升阳散郁，祛风明目；玄参咸寒，质润多液，功专滋阴降火，泻火解毒，软坚散结，清利咽喉。苍术突出一个燥字，玄参偏重一个润字。二药伍用，以玄参之润制苍术之燥，又以苍术之温燥制玄参之滞腻。两药参合，一润一燥，相互制约，相互促进，建中宫、止漏蚀、降低血糖甚妙。苍术、玄参伍用降低血糖，系隗老之经验，许多人认为治消渴病，不宜用辛燥之苍术。但隗老认为用苍术治糖尿病以其有"敛脾精"的作用，苍术虽燥但伍玄参之润，可制其短而展其长。有研究表明，用苍术浸膏试验于家兔及蟾蜍证明苍术有抑制血糖作用，其抑制作用以注射后 3 小时为最佳。又有药理研究用苍术煎剂给家兔灌胃，对四氧嘧啶糖尿病有降低血糖的作用，在给药的 10 天内，血糖不断下降，停药后血糖未见回升。试验证明玄参有使家兔血糖下降的作用，说明应用苍术配玄参降血糖是有其科学性的。

5. **三七配白及**　三七味甘、微苦，性温，入肝、胃经。本品专走血分、善化瘀血、止出血、消肿块、止疼痛，故为血家要药，用于治疗吐血、衄血、尿血、便血、痢疾出血、肠黏膜有损者，又治妇女经闭、月事不通以及跌打损伤等。现代药理研究证实，三七尚有增加冠状动脉的血流量，减低冠状动脉的阻力，减慢心率，降低动脉压，减少心肌耗氧量等作用，故可用于治疗冠心病心绞痛等。白及味苦、甘、涩，性微寒，入肝、肺、胃经。质黏而涩，功专收敛止血，又能消肿生肌，用于治疗肺、胃各脉受损引起的咯血、吐血等。隗老用于治疗胃溃疡吐血，胃及十二指肠穿孔等。三七活血散瘀止血，消肿止痛，白及补肺生肌，收敛止血；三七走而不守，白及守而不走；三七以散为主，白及以守为要。二药伍用，一走一守，一散一收，相互促进，相互制约，补肺生肌，行瘀止血之力增强。隗老临证善用此药对治疗出血性疾病，特别是消化道溃疡导致的出血，根据用药习惯，多采用粉剂吞服。

以上药对的组成或气血相伍，或寒热相配，或动静结合，或补泻同施，使补而不滞，通而不泄，阴阳互补，刚柔相济，隗老于临证时巧妙运用，灵活增减，每获奇效。

经典方剂应用

一、半夏泻心汤

隗老对半夏泻心汤有独到的见解，认为《伤寒论》诸泻心汤大多是张仲景为治疗太阳病、少阳病误治导致邪气深入，产生主要表现为心下热结成痞的坏证而设，可呈现为中焦脾胃升降失司的一系列临床表现。究其病因多为热邪入胃，痰热交结，导致胃气不能顺降而滞于中或逆于上，形成以当降不降为主的升降失调。故诸泻心汤皆用黄连、黄芩是抓住了矛盾的主要方面。阳明与太阴互为表里，病体素质的不同、失治、误治等皆可进一步导致脾虚，脾气不升反陷，升降失司，痞、呕、利并现。

半夏泻心汤证应是少阳病并于太阴病之证。从方证分析看，呕逆与心下痞硬满并见属邪热内陷，说明病未全离少阳。腹中雷鸣与下利完谷不化当属太阴。此方系小柴胡汤去柴胡加黄连与理中汤去白术之合剂。去柴胡者，因无往来寒热之半表证；去白术者因其胸膈痞满。从病机传变看，其与少阳证、太阴证，甚至阳明证都有联系，由此推测其临床表现当有少阳证、太阴证、阳明证之部分症状，其或多或少，或有或无，皆不足为奇。验之于临床，上消化道疾病表现为少阳证者尤多，如心烦喜呕，胸胁痞满，口苦纳呆等。而表现为太阴证下利者较少，甚至反而可表现为便秘。痞证日久，可继而产生气滞、血瘀、湿阻、食滞等病理变化而表现为痞满兼痛，故不必拘泥于半夏泻心汤证为心下但满而不痛而弃用之。呕逆是半夏泻心汤的重要主症之一，对呕的理解不能局限于文字意义，应从病机角度即胃气上逆来理解才全面，也符合临床所见。如泛酸、嗳气、嘈杂、烧心，甚至胸骨后有灼热感、辣痛感等胃液、十二指肠液反流所致症状皆可视为"呕"。

医者辨证，贵在把握病机。隗老认为，百病皆生于气，气郁则生湿，湿郁则成痰，痰郁则化热。脾胃病尤然。初起见痰热者多，日久可兼见脾气虚，使用半夏泻心汤治疗甚为合拍。运用半夏泻心汤要抓住痰热交结，胃气不能顺降，气滞于中则成痞，气逆于上则致呕，脾气虚而不运的病机特点。方中半夏与黄芩、黄连为伍，清化痰热而不嫌其温燥，半夏与干姜为伍，更增其降逆止呕之用；党参、炙甘草、大枣补脾理中。全方寒温并用，清补兼施，无虚虚实实之弊，有健脾和胃之功。加减化裁得当，则中焦之寒、热、虚、实、湿、痰、食、瘀皆可兼顾，可广泛运用于消化道疾病的治疗。

隗老认为，临床运用半夏泻心汤指征是：胃脘痞满或兼痛，纳呆，或泛酸，嗳气，烧心，胸骨后灼痛，或口苦，或肠鸣便溏，或便秘；舌质红润，舌苔白滑、黄腻或薄黄腻，脉多见弦细而滑。应根据寒热多少，对方中黄芩、黄连、干姜之用量比进行微调。据证型兼夹不同，配伍其他化痰、理气、除湿、化瘀、制酸、消食之品。若胃虚津伤，以太子参易党参；若胃热甚，呕苦泛酸者，合用左金丸，去甘草、大枣、干姜加蒲公英；若痰凝气滞，痞满较甚者，加枳实，去甘草、大枣；若湿邪偏盛者，加白豆蔻、砂仁、佩兰醒脾化湿和胃；若气逆不降，噫气不除者，加旋覆花、竹茹化痰降气；若兼食滞者，加鸡内金、炒莱菔子；若兼气滞便秘者，加槟榔、枳实、地骷髅；若兼心烦者，合用栀子豉汤，或加莲子心；若兼胸骨后灼痛者，合用小陷胸汤以泻痰热；若夹瘀者，加三七粉，或合用丹参饮；若合并溃疡者，合用乌贝散，或加煅瓦楞子、白及以制酸敛疡；若合并不典型增生者，加莪术、丹参、白花蛇舌草。隗老常喜于应证方中加入一味佛手，此药温而不燥，化痰利气，促进肝气疏泄，启动胃气，使半夏泻心汤更好地发挥斡旋中焦之作用。

病案举例

初诊：2004 年 10 月 19 日，女，42 岁。因胃溃疡于 2 年前行胃大部切除术，术后一般情况尚可。1 月前无明显诱因出现脘痞、嗳气，餐后尤甚。伴泛酸、胸骨后灼热、吞咽不利。近 1 周来病情渐重，以半流食为主。口干苦，大便正常，舌质红，舌苔薄黄腻，脉弦细滑。胃镜检查示：吻合口炎症；食管炎。病理检查示：吻合口黏膜不典型增生Ⅱ级。西医诊断：胃大部切除术后吻合口炎症，吻合口黏膜不典型增生Ⅱ级。食管炎。中医诊断：痞满（胃脘积热气逆）。治则：清化痰热，制酸降逆。

方用半夏泻心汤加减。

处方：太子参 30g，半夏 12g，黄连 9g，黄芩 12g，吴茱萸 3g，旋覆花 12g，竹茹 12g，煅瓦楞子 30g，蒲公英 30g，莪术 9g，当归 12g，丹参 20g。7 剂，水煎服，日一剂。

二诊：药后诸症皆减，食纳渐增。原方继服 7 剂。

三诊：脘痞、泛酸、嗳气及胸骨后灼热感皆消失。舌淡苔净，脉弦细。嘱服下方 2 周善后：太子参 30g，半夏 9g，黄连 5g，干姜 5g，竹茹 12g，蒲公英 20g，莪术

9g，丹参 20g，当归 12g，佛手 12g。

二、逍遥散

逍遥散出自《太平惠民和剂局方·卷九》，原方"治血虚劳倦，五心烦热，肢体疼痛，头目昏重，心悸颊赤，口燥咽干，发热盗汗，减食嗜卧，及血热相搏，脐腹胀痛，寒热如疟，又疗室女血弱阴虚，荣卫不和，痰嗽潮热，肌体羸瘦，渐成骨蒸"。本方由当归、白芍、白术、茯苓、生姜、薄荷、炙甘草 7 味药物组成，隗老认为本方旨在疏肝郁、养气血、复脾弱，气血兼顾，肝脾同调，降逆和胃，可用治中焦肝郁气滞，久而化热，伤气耗血所致的胁痛、痞满、吞酸等各种病症。现选录隗老应用逍遥散加减治疗经验三则。

（一）痞满

方某，女，43 岁，2012 年 8 月 17 日初诊。

胃脘部胀满不适 5 月余，嗳气，偶有隐痛反酸，多进食凉食后明显，偶有左胁肋部胀满，手足发凉，喜太息，纳可，眠一般，易醒，醒后难以复睡，大便日 1～2 行，时干时稀，偶有黏滞不爽感，小便调，舌淡红，苔薄白，脉沉。曾于 2011 年 6 月 24 日于当地医院行胃镜示：慢性浅表性胃炎。隗老诊为痞满，乃肝气犯胃，胃失和降之证，拟以逍遥散加减治疗。

处方：当归 12g，白芍 24g，柴胡 12g，茯苓 12g，白术 12g，薄荷 12g，砂仁 12g，木香 12g，醋香附 9g，郁金 12g，麸炒枳壳 12g，甘草 3g，炒莱菔子 12g，薏苡仁 25g，炒枣仁 30g。14 剂，水煎至 400ml，早晚分服。

2012 年 9 月 10 日复诊：仍有胃脘部胀满不适，嗳气，晨起反酸，较前明显减轻，纳可，眠质改善，大便日 1～2 行，质稍干，舌红苔薄，脉沉。患者脾胃气机升降失调，故加用苏梗 12g、川朴 12g，理气除满。继服 14 剂，诸证基本消失。

按：痞满是脾胃病的常见证候。胃为五脏六腑之大源，主受纳腐熟水谷，其气以和降为顺。素体脾虚，劳倦过度，内伤饮食，情志失调皆可损伤胃腑，使胃气失和，气机郁滞而致痞满。《景岳全书·痞满》："痞者，痞塞不开之谓；满者，胀满不行之谓。盖满则近胀，而痞则不必胀也。所以痞满一证，大有疑辨，则在虚实二字，凡有邪有滞而痞者，实痞也；无物无滞而痞者，虚痞也。有胀有痛而满者，实满也；

无胀无痛而满者，虚满也。实痞、实满者可散可消；虚痞、虚满者，非大加温补不可。"隗老认为，本病系因患者平素情绪不畅，易于急躁，导致肝气郁结。而肝主疏泄，脾主运化，脾的运化有赖于肝疏泄功能的正常，肝郁可致脾虚，日久气滞血瘀，肝胃失和。故以逍遥散加减组方，以疏肝解郁养脾治之。方中柴胡、香附、郁金疏肝解郁为君药；当归养血和血，白芍养血柔肝为臣药；佐以砂仁醒脾和胃，枳壳、木香行气宽中、健脾除胀，白术、茯苓健脾益气祛湿，薄荷透达郁热；甘草调和诸药。诸药合用，达疏肝解郁，和胃理气之功。

（二）吞酸

林某，女，41岁，2013年11月1日初诊。

患者平素情志欠佳，多烦躁易怒，2周前出现反酸，无烧心嗳气，口中异味，恶食辛辣寒凉，脘腹怕冷，喜暖喜按，矢气频，面部多生痤疮，尤以口周为甚，手脚发凉，冬季明显，纳眠可，大便日1行，质干，小便调。舌质淡，边有齿痕，苔薄黄，脉沉细。隗老诊为吐酸，治以清肝泻火，和胃降逆，方用逍遥散合左金丸加减。

处方：当归12g，白芍24g，柴胡12g，茯苓12g，白术12g，薄荷12g，砂仁12g，木香12g，醋香附9g，郁金12g，麸炒枳壳12g，川连10g，吴茱萸6g，地骷髅12g，炮姜6g，草豆蔻12g，甘草3g。7剂，水煎至400ml，早晚分服。

2013年11月11日复诊：诸证减轻，反酸基本消失，原方继服7剂。嘱调畅情志，清淡饮食。

按：吐酸是指胃中酸水上泛，又称为泛酸，若随即咽下称为吞酸，若随即吐出称为吐酸，常与胃痛兼并或单独出现。多因肝火内郁，胃气不和而发，或脾胃虚寒，不能运化所致。《证治汇补·吞酸》曰："大凡积滞中焦，久郁成热，则木从火化，因而作酸者，酸之热也；若客寒犯胃，顷刻成酸，本无郁热，因寒所化者，酸之寒也。"《寿世保元·吞酸》曰："夫酸者肝木之味也，由火盛制金，不能平木，则肝木自甚，故为酸也。"隗老认为本例患者性情急躁，易肝气郁结，肝郁日久化火，肝火内郁，胃气不和，终致吞酸。故治以逍遥散合左金丸加减以疏肝泻火，和胃止痛；仙人头（地骷髅）行气消食；少佐炮姜温中散寒；草豆蔻燥湿健脾。诸药合用，清肝泻火，和胃降逆，相得益彰。

（三）虚劳

张某，女，62 岁，2014 年 3 月 10 日初诊。

患者以"疲劳、乏力 3 月余，加重 1 个月"来诊，平素乏力、疲劳、气短，活动后尤甚。胃脘、后背部隐痛，两胁胀满，伴嗳气，后胀痛减轻。畏风寒，小腿酸痛，眠差，多梦，易醒，头昏沉，纳可，大便 3 ~ 8 日 1 行，质不干。舌红苔白，脉沉。隗老诊为虚劳，乃忧郁思虑，积思不解，所欲未遂等致，劳神过度，易使心失所养，脾失健运，心脾损伤，气血亏虚，久则形成虚劳。故治以逍遥散加减。

处方：当归 12g，白芍 24g，柴胡 12g，茯苓 12g，白术 12g，砂仁 12g，木香 12g，醋香附 9g，郁金 12g，麸炒枳壳 12g，党参 21g，甘草 3g，元胡 20g，川楝子 9g，黄芪 30g，7 剂，水煎至 400ml，早晚分服。

2014 年 3 月 17 日复诊：服药效可，现胃脘及右胁胀满，时有右胁下隐痛连及后背，嗳气缓解。纳少，食欲一般，眠差，眠浅多梦，大便 5 ~ 7 日 1 行，常无便意，质不干，小便调。舌尖红质暗，苔微黄，脉沉。原方加合欢花 12g、枳实 12g、川朴 12g、槟榔 15g，5 剂，水煎服。

按：虚劳又称虚损，是由于禀赋薄弱、后天失养及外感内伤等多种原因引起的，以脏腑功能衰退，气血阴阳亏损，日久不复为主要病机，以五脏虚证为主要临床表现的多种慢性虚弱证候的总称。《诸病源候论·虚劳病诸候》："夫虚劳者，五劳、六极、七伤是也。"《不居集·上集·卷十》："虚劳日久，诸药不效，而所赖以无恐者，胃气也。盖人之一身，以胃气为主，胃气旺则五脏受荫，水精四布，机运流通，饮食渐增，津液渐旺，以致充血生精，而复其真阴之不足。"隗老认为此患者忧思劳虑，伤及肝脾，一脏受病，累及他脏，气虚不能生血，血虚无以生气；气虚者，日久阳也渐衰；血虚者，日久阴也不足；阳损日久，累及于阴；阴虚日久，累及于阳。故治疗本病当从脾胃论治，治以逍遥散加减，以疏肝养血健脾。黄芪、绞股蓝、葛根益气健脾、养血生津，炮姜、杜仲温中健脾，炒枣仁、夜交藤宁心安神，元胡、川楝子、仙人头、苏梗理气止痛。

《知医必辨》曰："《内经》治肝有三法，辛以散之，酸以敛之，甘以缓之，后人立方，合三法为一方，谓之逍遥散，用柴胡为君，以为辛散，用白芍以酸敛，用炙草以为甘缓。因肝气必有肝火，又加丹皮、栀子，谓之加味逍遥散，再不应则束手无策矣。"逍遥散以五行传变立法，内寓"见肝之病，知肝传脾，当先实脾"之意，总体以肝脾为核心，以气血为基础，全方肝脾同调，气血并治，体用相兼，正邪相顾，刚柔相济，动静结合，疏养有度，疗效显著。

三、柴胡桂枝汤

柴胡桂枝汤出自张仲景的《伤寒论》第146条，曰："伤寒六七日，发热，微恶寒，肢节烦疼，微呕，心下支结，外证未去者，柴胡桂枝汤主之。"是治疗太阳和少阳并病的方剂，由小柴胡汤合桂枝汤各半量组成，主要用于太阳少阳合病引起的发热恶寒、肢体疼痛等症。其以小柴胡汤和解少阳，疏利肝胆气机，又旁顾脾胃，使气郁得达，火郁得发，枢机自利；以桂枝汤调和营卫、气血、脾胃和阴阳。因此不论外感内伤，只要切中病机，灵活加减运用，必有收效。

隗老喜用此方治疗腹泻型肠易激综合征。此病发病之本为脾气亏虚，肝气郁滞为致病之标，且病程日久，迁延难愈。针对本虚，柴胡桂枝汤有人参、甘草、大枣益气调中，顾护脾胃，桂枝和芍药外有调和营卫之功、内有调和气血之用，特点是调和中焦脾胃阴阳为主。脾虚甚者可酌情加茯苓、白术、山药、薏苡仁等健脾益气。针对标实有柴胡疏肝解郁、升阳理气，配以黄芩苦寒以清少阳之邪，生姜、半夏和胃降逆以开其气结，柴胡配生姜则肝脾之气升，黄芩和半夏使胆胃之气降，脾胃升降相宜功能正常则清浊得分、泄泻自止。针对久病或化火或成瘀，黄芩苦寒以清少阳之热，又有桂枝使苦寒之黄芩不伤胃、不遏血，并与柴胡配伍主入肝胆经，疏肝清热，治疗中焦升降失宜而出现少阳胆腑郁火。桂枝具有温补卫阳、通行血脉之功，和芍药调和气血阴阳，营卫和谐则经脉气血通畅。

病案举例

陈某某，女，42岁。以"腹痛伴腹泻3年余"来诊。患者3年前因夫妻吵架引发腹痛、腹泻，里急后重、排便后减轻，大便每日3~6次，不成形，有未消化食物，伴少量黏液。每遇工作紧张或劳累时上症加重，伴急躁易怒、腹胀、纳差、多梦。淡红舌，薄白苔，舌体胖大边有齿痕，脉弦细。结肠镜检查：黏膜无异常。中医诊断：泄泻，其证属肝郁脾虚，土虚木乘。治疗以健脾益气，疏肝解郁。方选柴胡桂枝汤加减。

处方：柴胡12g，黄芩9g，党参9g，桂枝12g，白芍20g，半夏9g，炒白术9g，茯苓 12g，炒白扁豆 15g，炒枳壳 12g，炙甘草 3g。7 剂，水煎服，每日 1 剂。

嘱患者避免不良情绪刺激，保持良好心情，注意饮食起居规律。1 周后复诊，腹痛、腹胀减轻，纳增，大便不成形，伴未消化食物。原方加焦三仙各 15g，继续服药 1 周。大便成形，日 2～3 次，继续服药 1 周以善后。

四、三四汤

三四汤方由柴胡、芍药、枳实、党参、白术、茯苓、郁金、鸡内金、金钱草、海金沙、生甘草组成，该方由四逆散、四君子汤合郁金、鸡内金、金钱草、海金沙组合而成。以四逆为君疏肝解郁，调和肝脾；以四君为臣，健脾益气；以四金为佐，健脾利胆解郁清热。四逆散中柴胡入少阳经，疏达少阳经气，配伍芍药、疏肝解郁、升发清阳，透热之时配伍芍药养血敛阴，使郁热透解而不伤阴；枳实行气破气，以增强疏畅气机之效。四君中党参健脾益气，脾气健则运化有常，白术、茯苓一燥湿一渗湿，并均可健运脾胃，苓术合用，则健脾祛湿之功益著。两方相须为用，主以疏肝辅以健脾，使肝气舒脾气健。郁金味辛、苦，性寒，有行气化瘀、利胆退黄、清心活血止痛之功；鸡内金健运脾胃；海金沙清热解毒，现代研究表明其具有较强的利胆、抗菌、排石作用；金钱草利水通淋、清热解毒、散瘀消肿，四金共奏健脾利胆、清热解毒之功。甘草调和诸药兼可清热解毒。诸药合用使肝气舒、脾气健，终使肝胆利。隗老常用此方治疗胆心综合征，临床疗效显著。临证加减：痰湿明显者，多在饮食不节过食油腻后发作，症见胆囊区及心前区闷胀疼痛，胆怯易惊，失眠多梦，此类患者多体型肥胖，血脂胆固醇异常，舌淡苔腻，脉虚，可加厚朴、豆蔻、木香、砂仁、菖蒲以化湿行气；湿热为主者，症见除胸痛、胸闷、胁痛外，可见烦躁易怒，口舌生疮，便干尿黄，舌红苔黄，脉弦数等，可加黄芩、黄连、山栀、茵陈、龙胆草清利肝胆湿热、泻心火以宁心；痰湿久病致瘀者，既往多有相关胆囊病史，慢性胆囊炎、胆囊结石等，胆病反复发作，胆邪上逆扰心而发病，症见右上腹疼痛难忍，疼痛连及肩背，左胸憋闷疼痛，舌质紫黯，脉结沉，可合丹参饮，川芎、鸡血藤、地龙、羌活等以活血祛瘀，行气止痛。

病案举例

艾某某，女，51 岁，2014 年 03 月 17 日初诊。主诉：反复胁痛 4 年余，加重伴胸痛 1 天。患者既往慢性胆囊炎病史 4 年余，高脂血症病史 2 年，否认冠心病病史。

胁痛胁胀反复发作。1 天前患者因琐事生气后出现胁痛胁胀，伴左胸掣痛，就诊于当地门诊，心电图：ST-T 改变，V_1-V_3 导联 ST 段水平下移约 0.1mV，T 波低平。予硝酸甘油舌下含服，疼痛无缓解，故就诊于我院。症见：胁痛胁胀，拒按，伴左胸掣痛，进食后加重，右背部隐痛不适，伴口干、口苦，无发热、寒战，无皮肤黄染；纳呆眠差，小便黄，大便调；舌红苔少微黄，脉弦沉。隗老诊为"胆心综合征"。

处方：柴胡 12g，芍药 9g，枳实 24g，白术 15g，茯苓 30g，郁金 12g，鸡内金 30g，金钱草 30g，生甘草 6g，川楝子 9g，元胡 20g，川连 10g。并嘱患者稳定情绪，3 剂后症状好转明显，继服 7 剂症状基本缓解。随访半年未再发病。

附　隗继武教授临证常用方剂

胃炎 1 号方

【方药】

清半夏 9g	黄芩 12g	黄连 9g	干姜 6g
党参 21g	白术 12g	茯苓 15g	砂仁 12g
木香 12g	陈皮 12g	吴茱萸 6g	焦山楂 12g
麸神曲 12g	炒麦芽 12g	甘草 3g	

【功效】寒热平调，消痞散结，健脾消食。

【主治】寒热互结之痞证。

【方解】方中以辛温之半夏为君，散结除痞，又善降逆止呕。臣以干姜之辛热以温中散寒，黄芩、黄连之苦寒以泄热开痞。以上四味相配伍，具有寒热平调、辛开苦降之效。然寒热互结，又缘于中虚失运，升降失常，然方中以人参、大枣甘温益气，以补脾虚，白术、茯苓、砂仁健脾渗湿，木香、陈皮理气健脾，吴茱萸辛散苦泄，散能散寒止痛，兼能疏肝解郁，降逆止呕，制酸止痛，以助半夏之功，焦三仙以促消化，助脾运，为佐药。甘草补脾和中、调和诸药。全方以半夏泻心汤为基础方加减，寒热互用以和其阴阳，苦辛并进以调其升降，补泻兼施以顾其虚实，使寒去热清，升降复常，则痞满可除，呕利自愈。

胃炎 2 号方

【方药】

麸炒苍术 12g	麸炒白术 12g	陈皮 12g	清半夏 9g
茯苓 15g	砂仁 12g	木香 12g	鸡内金 12g

| 黄连 9g | 白芷 12g | 焦山楂 12g | 麸神曲 12g |
| 炒麦芽 12g | 党参 21g | 厚朴 12g | 甘草 3g |

【功效】益气健脾，消食和胃，燥湿止泻。

【主治】脾胃虚弱，食滞内停证。

【方解】脾胃为仓廪之官，脾主运化水湿，脾虚运化失司水湿内停，故以白术、茯苓健脾燥湿共为君药。辅以党参益气健脾；脾虚纳运不及，食滞内停，故用焦三仙、鸡内金消食化滞，皆为臣药。佐以苍术燥湿健脾，木香、砂仁、陈皮、半夏、厚朴理气和胃，畅中消痞，且能防止补药滋腻碍脾；黄连苦寒，量少燥湿厚肠，防食积化热。白芷为足阳明胃经的引经药，且能燥湿；甘草调和药性，共为使药。本方以益气健脾药为主，加以消食，理气及少量苦寒之品组成，补消兼施，补而不滞，消不伤正，使脾运得健，饮食得消。

胃炎 3 号方

【方药】柴胡 12g	当归 12g	白芍 24g	茯苓 12g
白术 12g	薄荷 12g	砂仁 12g	木香 12g
焦山楂 12g	麸神曲 12g	炒麦芽 12g	醋香附 9g
郁金 12g	麸炒枳壳 12g	党参 21g	甘草 3g

【功效】疏肝解郁，养血健脾。

【主治】肝郁血虚脾弱证。

【方解】本方以逍遥散为基础方加减化裁而成。君以柴胡、香附、郁金疏肝解郁，使肝气得以条达。臣以当归甘辛苦温，养血和血；白芍酸苦微寒，养血敛阴，柔肝缓急；归、芍与柴胡同用，补肝体而助肝用，使血和则肝和，血充则肝柔；砂仁醒脾和胃，枳壳、木香行气宽中，除胀健脾。佐以党参、白术、茯苓、甘草健脾益气，既能实土以御木侮，且使营血生化有源；焦山楂、炒麦芽、麸神曲消食和胃健脾；薄荷少许，疏散郁遏之气，透达肝经郁热。使以甘草调和诸药。

胃炎 4 号方

【方药】黄芪 30g	桂枝 9g	白芍 24g	白术 12g
党参 21g	茯苓 15g	砂仁 12g	木香 12g
焦山楂 12g	麸神曲 12g	炒麦芽 12g	炮姜 6g

甘草 3g

【功用】补气健脾，温中行气，消食化滞，调和营卫。

【主治】脾胃气虚，营卫不和，饮食积滞证。

【方解】此方为黄芪桂枝五物汤与四君子汤加减变化而成，由于脾胃气虚，运化无力，致营卫气血俱虚，阳气不足，阴血滞涩。脾胃为后天之本，气血生化之源，脾胃气虚，受纳与健运乏力，则饮食减少；湿浊内生则大便稀溏，脾主肌肉，脾胃气虚，四肢肌肉无所禀受，故四肢乏力；阳气不足，阴血阻滞，则肌肤麻木不仁，脉微而涩；气血生化不足，血不足不荣于面，而见面色萎黄，身体消瘦；脾为肺之母，脾胃一虚，肺气先绝，故见气短，声音低微；舌淡苔白，脉虚弱，皆为气虚之象。方中黄芪甘微温，补气健脾，益卫固表，党参甘平，补脾肺气、补血生津共奏补气健脾之效为君药。白术益气健脾、燥湿利水，加强益气助运之力与茯苓健脾渗湿为臣药。桂枝散风寒而温经通痹调和营卫，托实表里，驱邪外出，芍药养血合营而通血痹，木香行气止痛健脾消食，砂仁化湿行气，温中止泻共为佐药。焦山楂酸甘、微温不热，消一切饮食积滞，长于消肉食油腻之积；神曲甘辛性温，消食健胃、和中止泻，长于化酒食陈腐之积；炒麦芽甘平，健胃消食，尤能促进淀粉性食物的消化；三者合用为焦三仙，消食和胃，除已停之积，为使药。炮姜温中止痛；甘草益气和中、调和诸药。

肠炎 1 号方

【方药】党参 21g   茯苓 18g   炒白术 15g   白扁豆 9g

陈皮 12g   炒山药 30g   莲子 12g   砂仁 12g

薏苡仁 30g   桔梗 12g   甘草 3g

【功效】健脾祛湿。

【主治】脾虚夹湿。

【方解】本方证是由脾胃虚弱，运化失司，湿浊内停所致。脾胃为后天之本，气血生化之源，主肌肉四肢百骸。脾胃虚弱，纳运乏力，故饮食不化；水谷不化，清浊不分，故见肠鸣泄泻；湿滞中焦，气机被阻，而见胸脘痞闷；脾失健运，则气血生化不足，肢体肌肤失于濡养，故四肢无力、形体消瘦、面色萎黄；舌淡，苔白腻，脉虚缓皆为脾虚湿盛之象。治宜补益脾胃，兼以渗湿止泻。方中以党参补脾益肺，白术、茯苓益气健脾渗湿，共为君药。山药补脾肺气，莲子健脾涩肠，白扁豆健脾化湿，薏苡仁健脾渗湿，均可资健脾止泻之力，共为臣药。更佐以砂仁醒脾和胃，行气化滞；桔梗宣肺利气，一者配砂仁调畅气机，治胸脘痞闷；二者开提肺气，以通调水道；三者以其舟楫之药，又能载药上行，培土生金，使全方兼有脾肺双补之功。甘草健脾和中，调和诸药，而为佐使。诸药相合，补脾与利湿并用，而以补脾为主，去湿止泻；补脾与补肺兼顾，仍以补脾为主，培土生金。故后世亦有称本方为脾肺双补之剂，用于肺脾气虚之久咳证。

本方是在四君子汤基础上加山药、莲子、白扁豆、薏苡仁、砂仁、桔梗而成。两方均有益气健脾之功，但四君子汤以补气为主，为治脾胃气虚的基础方；参苓白术散兼有渗湿行气作用，并有保肺之效，是治疗脾虚湿盛证及体现"培土生金"治法的常用方剂。《古今医鉴》所载参苓白术散，较本方多陈皮一味，适用于脾胃气虚兼有湿阻气滞者。化裁若兼里寒而腹痛者，加干姜、肉桂以温中祛寒止痛。

肠炎 2 号方

【方药】补骨脂 12g　　煨豆蔻 12g　　五味子 15g　　吴茱萸 3g
　　　　　炒白术 15g　　党参 15g　　　茯苓 21g　　　炒白芍 24g
　　　　　干姜 6g　　　　附子 6g　　　　焦山楂 12g　　麸神曲 12g
　　　　　炒麦芽 12g　　木香 12g　　　砂仁 12g　　　炙甘草 6g

【功用】温肾健脾，固肠止泻。

【主治】脾肾阳虚之泄泻。

【方解】本方由四神丸合四君子加减化裁而成。方中重用补骨脂、党参为君，补骨脂味苦性温，尤善补命门之火以补脾土，是治肾虚泄泻，壮火益土之要药；党参甘平性温，补益脾胃之气，兼有补血生津之效，为补脾养胃，健运中气之要药。臣之以辛温之肉豆蔻、砂仁、木香温中行气，涩肠止泻，导滞止痛；吴茱萸、附子、干姜温脾肾、回阳气、散阴寒；五味子、白芍收敛固涩止痛；炒白术健脾燥湿，助脾运化；茯苓渗利湿浊，使补而不滞。佐以焦三仙消食健脾，和胃消滞。炙甘草为使，甘温益气，调和诸药。全方以温肾健脾为主，兼有行气消导之效，尤宜肾阳不足，脾虚气滞之泄泻。

利胆排石汤

【方药】柴胡 12g　　　麸炒枳壳 15g　　醋香附 9g　　　木香 12g

白芍 30g	砂仁 12g	鸡内金 12g	海金沙 21g
金钱草 30g	郁金 12g	厚朴 12g	酒大黄 9g
焦山楂 12g	麸神曲 12g	炒麦芽 12g	炙甘草 3g

【功效】疏肝理气，利胆排石。

【主治】湿热内蕴，积久成石所致胆石证。

【方解】本方适用于湿热内蕴，积久成石所致胆石证。治以疏肝理气，利胆排石。方中柴胡、枳壳、木香，疏肝行气利胆，共为君药。金钱草、海金沙，除湿退黄，清热解毒；郁金、香附、芍药，理气解郁止痛，共为臣药。砂仁、厚朴、焦三仙化湿和胃除痞满；酒大黄泄热通便为佐药。甘草调和诸药为使。

益气活血汤

【方药】党参 24g	黄芪 45g	生白术 30g	茯苓 24g
生白芍 15g	芡实 12g	薏苡仁 18g	五倍子 6g
肉桂 3g	蜈蚣 1 条		

【功效】益气活血。

【主治】气滞血瘀证。

【方解】本方主要是在四君子汤的基础上衍化而得到的。方源自四君子汤，但又不拘泥于四君子汤，方中的党参和黄芪的用量较大，黄芪用量多数为60g，《本草汇言》言黄芪"补肺健脾"，《本草从新》言党参"补益中气，和脾胃"。因此，参、芪合用体现了益气健脾的作用。现代药理学研究表明白术和茯苓均有利尿作用，其次白术也能促进小肠蛋白质的合成作用，《本草通玄》谓白术"补脾胃之药，胜湿，除痰饮，消肿满，治湿痹"。《世斋医书》言"茯苓一味……可以行水，又可以行湿"。故白术配茯苓既可助参芪的益气健脾作用，又可渗湿利水，此二药一举两得。《神农本草经》言"白补赤散，白收赤散"，此用白芍不用赤芍，即体现白芍的补益和收敛作用。五倍子配生白芍，具有收敛水谷精微之用；再配上甘味的参芪，甘苦合化阴气，酸甘化阴的理念，上几味药体现了隗老用药之精妙和严谨。"久病入络"、"血不利则为水"，久病不但多虚，还可导致瘀血，故加用活血通络的丹参，以及搜风剔络的蜈蚣（用法：碾碎加入生鸡蛋中，煮熟后服用。既能够借助鸡蛋帮助患者补充蛋白，同时蜈蚣还能降低患者的蛋白尿。肾病综合征长期不愈的患者，多数有不同程度的阳虚，而且很多患者长期服用激素治疗，现代临床研究认为，激素治疗肾病综合征，就如同附桂温阳，回阳救逆之品，长期运用伤阴耗气。很多患者会产生水牛背，满月脸，颜面潮红的症候，隗老认为满月脸引起的潮红，是一种虚阳外浮的症候。因此，隗老针对这种症候，加上一味肉桂，既能温补肾阳，又能够引火归元。全方攻补兼施，以补为主；散收并用，以敛为主；益气活血，全方配伍精妙，临床收效甚捷。原发性肾病综合征是一种容易复发，治疗棘手的疾病，西医学一般的治疗方案，对激素敏感型的效果较好，对激素抵抗的患者，容易反复发作，经久难愈，容易引起难治性肾病综合征。隗老认为本病中脾肾亏虚为发病之本，痰瘀阻络为发病之标，因此在处方用药方面，都体现了温肾健脾、益气活血，并时时顾护脾胃，体现了脾胃为后天之本和利湿化浊的祛邪理念。扶正与祛邪兼顾，最终体现了治病必求于本的中医理念。

安肠愈疡汤

【方药】黄芪 15g　　白术 15g　　黄连 12g　　木香 9g

　　　　槟榔 15g　　当归 9g　　炒白芍 18g　　地榆炭 15g

　　　　薏苡仁 30g　仙鹤草 15g　防风 6g　　甘草 6g

【功效】健脾益气，清热解毒，燥肠化湿，理气活血。

【主治】补气活血，清热燥湿。

【方解】本方君药：薏苡仁、黄芪、白术，薏苡仁甘、淡，性凉，利水渗湿，健脾，生用清肺肠之热，消痈排脓；黄芪甘温，缓和，补气健脾，升阳举陷，托毒生肌，溃疡活动期气血虚弱，疮口难敛，用本品补气生血，有生肌敛疮之效；白术同黄芪，益气健脾，助脾胃之运化，其性苦温燥肠胃之湿邪。盖脾主运化，生化气血而为后天之本。脾气健运则化源充足，气血旺盛，四肢百骸得养，抗病力强；反之，脾虚失运，化源匮乏，气血无由以生，正气亏衰，不耐邪侵而患诸疾，溃疡性结肠炎在活动期或反复发作期，每有腹泻、黏液便、里急后重、大便不爽，纳呆，肢体困重疲倦，舌苔厚腻，脉弦或滑等湿热郁阻之证。隗老临证主张用清热祛湿，凉血解毒之法，以治其标。但同时又反对过用寒凉之品，以防过凉有碍湿之虞，且有伤脾之弊。此三药合用，益气健脾，燥肠化湿，帮助恢复脾胃运化之功。臣药：黄连、地榆炭、仙鹤草。黄连性苦寒，清热燥湿，泻火解毒，善去脾胃大肠之湿热，为治泻痢要药；地榆味苦性寒入血分，长于泄热凉血止血，味酸涩又能收敛止血，凉血涩肠而止痢，对于血痢不止者有良效，其性下降，尤宜治疗下焦便血之症，地榆炭止血效果更佳；仙鹤草苦涩，收敛止血，药性平和，大凡出血病证，无论寒热虚实，皆可应用，又可涩肠止泻止痢，兼能补虚，对于血痢及久病泻痢尤为适宜。佐药：木香、槟榔、当归、白芍。方中木香辛行苦降，善行大肠之滞气，为治湿热泻痢里急后重之要药；槟榔辅木香以行气；当归补血活血善治血虚兼有血瘀者；此三者相伍"调气则后重自除，行血则便脓自愈"。现代研究也表明，溃疡性结肠炎特别是病变局部存在血液循环高凝状态，即存在血瘀证，而且高血凝状态与 UC 的损伤程度成正比。活血化瘀药不仅能直接改善微循环，促进炎症的吸收和组织的修复，有助于溃疡愈合，还能通过影响免疫系统等方面，而达到增强抗炎和调节免疫功能的作用。所以隗老强调在健脾益气、清解化湿的同时佐以行气、活血祛瘀之品，也是必要之法。白芍柔肝缓急止痛，与木香、黄连相伍善治痢疾腹痛，加以防风，以其升清燥湿之性，可升举清阳。使药：甘草，补脾益气，缓急止痛，调和诸药。

生肌散（灌肠方剂）

【方药】败酱草 30g　　椿皮 30g　　　白及 30g　　　三七粉 3g
　　　　儿茶 9g　　　枯矾 6g

【功效】清热解毒，消痈排脓，去腐生肌。

【主治】肠痈腹痛。

【方解】君药：败酱草、椿皮。败酱草辛、苦，微寒，主治肠痈，清热解毒，消痈排脓，活血祛瘀止痛，为治疗肠痈腹痛首选药物；椿皮入大肠经能收涩止泻，清热燥湿，且有止血之效。二者共为君药，共奏清热燥湿，消痈排脓之功效。臣药：白及、三七。白及收敛止血，消肿生肌，并能促进疮口愈合；三七化瘀止血，活血定痛，此品入肝经血分，功善止血又能化瘀生新；二者相伍，活血祛瘀、敛溃生肌。四药针对主要病因——湿热，以及局部病理变化——痈疡而设，所以共施君臣之职。佐使：儿茶、枯矾。儿茶活血疗伤，止血生肌，收湿敛疮；白矾煅后燥湿，解毒，止泻，止血，二者共为佐使。全方药少力专，保留灌肠直达病所。隗老验方在针对慢性复发型或慢性持续型溃疡性结肠炎活动期患者的临床应用中，安肠愈疡汤内服健脾益气，清热解毒，燥肠化湿，理气活血，而局部生肌散灌肠可使药效直达病所，清热解毒，消痈排脓，去腐生肌。此治疗方案虚实并济，从整体角度内外合治。此治疗原则不仅契合病机，也体现了中医辨病与辨证相结合的治病原则，且在多年临床治疗过程中取得了很好的疗效。结合现代医学，UC虽然与全身免疫功能有关，但是病变以结肠局部的炎症、溃疡为特征，而且UC最常发生的部位是直肠和乙状结肠，所以隗老认为，内服中药可发挥整体调节功能，而局部灌肠可使药物直达病所，局部药物浓度高，起效快，可以加快病灶局部水肿、糜烂的消除，促进痈疡的愈合。

治顽固性便秘方

【方药】肉苁蓉 30g　　锁阳 15g　　　　补骨脂 15g　　乌药 12g

　　　　生白术 30g　　当归 15g　　　　太子参 15g　　熟地黄 24g

　　　　砂仁 12g　　　肉桂 6g

【功效】温肾健脾。

【主治】脾肾阳虚，致大肠传导失司。

【方解】《杂病源流犀烛》云："大便闭结，肾病也。"肾为精原所藏，先天之本，故为大肠之本。《证治汇补·卷八·下窍门》曰："肾主五液。故肾实则津液足而大便润。肾虚则津液竭而大便秘。虽有热燥、风燥、火燥、气血虚燥、阴结阳结之不同，要皆血虚所致，大约燥属肾，结属脾，须当分辨。"肾脏为水火之脏，主司二便，肾阳之温煦、气化，有助于大肠的传导功能，肾阴肾阳互根互用，因此肾阴不足也可导致便秘。肾阴不足，则大肠干涩，肠道失润，无水行舟，大便干结，便下困难；肾阳不足，则不能蒸化津液，大肠失于温煦而传输无力，阳气不通，阴津不行，故肠道难于传送，大便不通。故在治疗上隗老主张以益肾温肾阳，补益精血为主。常选用肉苁蓉、锁阳甘温润降，能温补精血而通便；肉苁蓉，以其味甘性温，和缓而从容，补肾气而无燥烈之弊；《诸病源候论·大便难候》指出："肾脏受邪，虚而不能制小便，则小便利，津液枯燥，肠胃干涩，故大便难。"肾开窍于前后二阴，故隗老临床亦常采用"缩小便而利大便"之法，选用益智仁、山药、乌药、芡实、金樱子等药以温肾祛寒，缩尿通便。《灵枢·口问》云："中气不足，溲便为之变。"

脾主升清，胃主降浊，两者相反相成，脾宜升则健，胃宜降则和。脾气升，则水谷精微得以输布；胃气降，则水谷及其糟粕得以下行。大肠的传导功能实际上有赖于脾之升清和胃之降浊功能。《素问·玉机真脏论》云："脾……不及则令人九窍不通。"脾（胃）为后天之本，气血生化之源，五行属土，为大肠之母。若脾胃虚弱，运化无力，化源不足至气血两亏，使大肠传送无力或津枯肠道失润，大便艰涩难下。《医宗必读》曰："老年津液干枯，妇人产后亡血及发汗利小便，病后血气未复，皆能秘结，法当补益气血，使津液生则便自通。"所以治以健脾益气为主，佐以养阴降胃。隗老喜重用生白术、山药、党参健脾益气，其中生白术为最关键一味，用量宜重，一般先用30g，而后可增至50～80g，亦有重用至120g。根据叶天士"阳明燥土，得阴自安"、"津液来复使之通降"论，配以麦冬、玄参、生地、石斛等药养阴益胃。同时为防甘凉濡润呆滞脾胃，可酌情选用芳香醒脾、开胃消食之药，如藿香、砂仁、地骷髅等。

自拟治口苦方

【方药】黄芪15g 太子参30g 生白术30g 干姜6g

    桂枝9g   陈皮6g   香附9g   郁金15g

    桔梗9g   枳壳12g   炙甘草6g

【功效】温中健脾，和胃利胆。

【主治】脾胃虚寒，胆气上逆之口苦。

【方解】本方由补中益气汤合理中汤加减化裁而成。随着生活节奏的加快、饮食结构的改变、心理和社会因素等多方面的影响，口苦作为一种自觉症状，越来越受到人们的重视。现代医学认为，引起口苦的原因很多，如有消化系统、呼吸系统、心血管系统疾病等，均可出现口苦症状，但治疗上往往束手无策。中医学中，口苦最早见于《黄帝内经》，并将之归于"胆瘅"，认为胆热、肝热是形成口苦的主要原因，胆火上炎是其主要病机。《素问·痿论》指出"肝气热，则胆泄口苦筋膜干"，《灵枢·邪气脏腑病形》指出"胆病者，善太息，口苦"，古代医家文献中论述口苦时亦多从火热病证论之，但隗老认为，口苦并非皆由热证所主，还可见于虚寒证，涉及肝、胆、脾、胃等脏腑。一切病症的原因皆在五脏六腑，《素问·六节脏象论》指出"凡十一脏，取决于胆也"。口苦的病机重点在胆气上逆，十一脏有病，波及胆，胆气上逆均可导致口苦。口苦未必尽由火热所致，不同的病机决定了不同的治法，失治、误治会引起变证、坏证。临床上遇到口苦患者，应做到整体审察，识脏腑、辨寒热、察虚实，实者泻之，虚者补之，勿犯虚虚实实之戒，遣方用药才能有效。隗老辨证为脾胃虚寒，胆气上逆，从益气温阳、疏肝健脾着手，宗《医宗金鉴》"用甘入脾，以益不实之脾"的用药原则，选用甘温益气之品，使脾运复健，中焦枢转正常，气机条畅，达到疏肝利胆之效，如此口苦可愈。

参考文献

[1] 刘青，周全海. 葛根的临床应用 [J]. 中国临床医生，2003，31（2）：55.

[2] 尹丽红，李艳枫，孟繁琳. 葛根的化学成分、药理作用和临床应用 [J]. 黑龙江医药，2010，23（3）：96.

[3]YamabeN，KangKS，MatsuoY，et al. Identification of antidiabetic effect of iridoid glycosides and low molecular weight polyphenol fractions of Corni Fructus，a constituent of Hachimi-jio-gan，in streptozotocin-induced diabetic rats[J]. Biological and Pharmaceutical Bulletin，2007，30（7）：1289-1296.

[4] Hsu JH，Wu YC，Liu IM，et al. Release of acetylcholine to raise insulin secretion in Wistar rats by oleanolic acid，one of the active principles contained in Cornus officinalis [J]. Neuroscience Letters，2006，404：112-116.

[5] 康大力，瞿融，朱维莉，等. 柴胡加龙骨牡蛎汤有效部位抗抑郁作用机制研究 [J]. 中国实验方剂学杂志，2011，17（1）：138-141.

[6] 黄大川，李祺福，李鹏，等. 牡蛎低分子活性物质对人肺腺癌 A549 细胞的生物学效应 [J]. 厦门大学学报：自然科学版，2002，41（5）：614-617.

[7] Yoshiyuki Kimura，Hiroji Ohminami，Hiromichi Okuda. Effects of extract of oysteron lipid metabolism in rats[J]. Journal Ethnopharmacology，1998，59（3）：117-123.

[8] 焦安钦. 隗继武教授治疗慢性胃炎的经验 [J]. 江苏中医药，2004，25（5）：9-10.

第四部分　医案医话

脾胃学说的发展

中医学历史悠久，源远流长，受不同时期文化气息、社会背景的影响形成了不同学说。脾胃学说是中医学理论的一个重要组成部分，是历代医家在《黄帝内经》关于脾胃解剖、生理、病理特点等理论基础上结合临床实际，逐渐形成的针对脾胃病及相关疾病的诊治包括理、法、方、药的一整套系统理论，其奠基、形成、发展、充实大致经历了三个阶段，现将这一学说的发展源流简述如下。

一、《黄帝内经》为脾胃学说的形成和发展奠定了理论基础

《黄帝内经》论述了脾胃的解剖形态、生理功能、脾胃病的病因病理、预防、治疗等基本理论，为脾胃学说的形成和发展奠定了理论基础。

（一）关于脾胃解剖形态

《黄帝内经》中即有关脾胃解剖形态的记载，如《素问·太阴阳明论》曰"脾与胃以膜相连耳"，《灵枢·肠胃》曰"胃长一尺六寸，胃纡曲屈。伸之，长二尺六寸，大一尺五寸，径五寸，大容三斗五升"，《灵枢·平人绝谷》"胃大一尺五寸，径五寸，长二尺六寸，横屈受水谷三斗五升，其中之谷，常留二斗，水一斗五升而满"等。可以看出，《黄帝内经》关于脾胃的描述是建立在原始解剖实践基础上的，如果没有实地解剖，没有精确度量，是不可能得出大致相符的长度、重量的。

（二）关于脾胃功能

1. **脾胃主水谷精微之运化**　《素问·灵兰秘典论》中"脾胃者，仓廪之官，五味出焉"是对脾胃功能的高度概括；《素问·经脉别论》则全面系统地描述了水谷精气的输布过程；《素问·五脏别论》亦有"胃者，水谷之海，六腑之大源也"明确地指出脾胃具有运化转输水谷精微的功能。

2. **脾胃为气血化生之源**　《灵枢·邪客》云："五谷入于胃也，其糟粕、津液、宗气分为三隧。故宗气积于胸中，出于喉咙，以贯心脉而行呼吸焉。营气者，泌其津液，注之于脉，化以为血，以荣四末，内注五藏六腑……卫气者，出其悍气之慓疾，

而先行于四末分肉皮肤之间而不休者也。"《灵枢·营卫生会》云："中焦亦并胃中，出上焦之后，此所受气者，泌糟粕，蒸津液，化其精微，上注于肺脉，乃化而为血，以奉生身，莫贵于此，故独得行于经隧，命曰营气。"总之，营、卫、气、血、津液都有赖于脾胃运化水谷精微。

3. 脾胃主肌肉而充养四肢百骸　《素问·阴阳应象大论》之"脾生肉"，《素问·平人气象论》之"脾藏肌肉之气也"，以及《素问·热论》之"阳明主肉，其脉挟鼻络于目"等，说明足阳明胃与足太阴脾一样，具有主司肌肉的功能。应当指出，"脾脉者土也，孤藏以灌四旁者也"，"四肢皆禀气于胃"，却又"必因于脾，乃得禀也"（《素问·太阴阳明论》）。肌肉丰腴、四肢健壮与脾胃健运密切相关。至于《灵枢·脉度》："脾气通于口，脾和则口能知五味矣"；《素问·阴阳应象大论》则直称"脾主口"等，则说明"口为脾窍"、唇为"脾之官"的道理。

（三）关于脾胃病的病因病机

1. 饮食不节　饮食不节主要包括饥饱不适及五味失调两个方面。首先"饮食自倍，肠胃乃伤"（《素问·痹论》）；"因而饱食，筋脉横解，肠澼为痔；因而大饮，则气逆"（《素问·生气通天论》）。另一方面"阴之所生，本在五味，阴之五宫，伤在五味。""味过于酸，肝气以津，脾气乃绝，味过于咸，大骨气劳，短肌，心气抑；味过于甘，心气喘满，色黑，肾气不衡；味过于苦，脾气不濡，胃气乃厚；味过于辛，筋脉沮弛，精神乃央"（《素问·生气通天论》）。因此"谨和五味，骨正筋柔，气血以流，腠理以密……长有天命"（《素问·生气通天论》）。

2. 情志所伤　《素问·阴阳应象大论》曰"思伤脾"，《灵枢·本神》曰"脾愁忧而不解则伤意，意伤则悗乱，四支不举，毛悴色夭，死于春"，七情五志实乃人之常情，但若五志过用，七情妄动，皆能为病。五志失调，皆可影响脾胃运化，导致脾胃病变。

3. 外邪所伤　脾为阴土，喜燥恶湿，以升为健，太阴湿气行令，每多伤脾。《素问·至真要大论》曰："诸湿肿满，皆属于脾"，"太阴之复，湿变乃举，体重中满，食饮不化，阴气上厥……"，"太阴之胜，火气内郁……胃满……少腹满……善注泄……头重，足胫胕肿，饮发于中，胕肿于上"。《素问·本病》曰："太阴不退位，而取寒暑不时，埃昏布作，湿令不去，民病四肢少力，食饮不下，泄注淋漓，足胫寒"，"太阴不迁正，即云雨失令，万物枯焦，当生不发，民病手足肢节肿满，大腹水肿，填臆不食，飧泄胁满，四肢不举"。以上说明异常气候常是脾胃病证的病因之一。

至于脾胃病证的发病机理，涉及寒热虚实等各个方面。《素问·脏气法时》："脾病者，身重善饥肉痿，足不收，行善瘛，脚下痛，虚则腹满肠鸣，飧泄食不化。"故腹满、飧泄、饮食不化为脾家虚实常见之证。如《素问·刺热篇》："脾热病者，先头重颊痛，烦心颜青，欲呕身热，热争则腰痛不可俯仰，腹满泄，两颔痛……"又："脾热病者鼻先赤。"《素问·调经论》："脾藏肉……形有余则腹胀，径溲不利，不足则四肢不用。"《灵枢·师传》："胃中热，则消谷，令人悬心善饥，脐以上皮热；胃中寒，则腹胀。"以及《灵枢·邪气藏府病形篇》"面热者，足阳明病"等。

（四）关于脾胃病治疗的论述

以刺灸治疗脾胃及其有关病证散见于各篇，如《素问·刺热篇》治脾热病以"刺足太阴阳明"。药物治疗方面，《黄帝内经》仅有的十三方中与脾胃病相关的竟有二：《灵枢·邪客》的半夏秫米汤（秫米一升，半夏五合），历来被视为治疗胃逆不和、不得眠的主方；《素问·奇病论》以兰草汤治脾瘅。经验之丰富乃至于已经上升到治则治法的水平，如《素问·藏气法时》："脾苦湿，急食苦以燥之"，"脾欲缓，急食甘以缓之，用苦泻之，甘补之"。《素问·阴阳应象大论》："中满者，泻之于内"、"其实者，散而泻之。"这些法则一直为后世所沿用，并以此为基础建立了完整的方药体系。

综上所述，无论脾胃的解剖、生理、病理，还是诊断、治疗与预防，《黄帝内经》的论述都颇具规模，为脾胃学说的产生和发展奠定了基础。必须指出，《黄帝内经》对脾胃的认识，虽然建立在原始解剖的基础之上，但主要是通过对于人体生理、病理变化及其外部征象的长期观察，通过原始医疗活动以及反复的临床实践，由观察研究脏腑的功能活动规律及其相互联系逐步形成的。所以，中医学所谓的"脾胃"不仅是解剖学概念，更主要的是具有生理、病理功能的概念，也是临床诊断学与治疗学的概念，因而是个多种功能的概念统一体，贯穿着整体观念与辨证论治精神。

二、《伤寒杂病论》奠定了脾胃学说的临床基础

《伤寒论》总结了脾胃病的一系列证治方药，概括了脾胃病寒热虚实的治法，把阳明病分为经证和腑证来论述，尤其对阳明腑实证论述较多，奠定了脾胃学说的临床

基础。

《伤寒论》脾胃学说的理论渊源于《内经》，并着重从病因病机、辨证纲领、治法方药、药后调护四个方面阐述了脾胃学说的丰富内容，从而为后世脾胃学说的形成和发展奠定了理论和临床基础。

（一）关于病因病机的论述

通观《伤寒论》脾胃病变，病因病机概括起来有：①外邪犯表：举凡太阳病之体痛呕逆，鼻鸣干呕，乃外邪侵犯胃腑，胃失和降之故。②合病并病：举凡太阳与阳明合病而致下利、呕逆，是太阳表邪不解，内迫胃肠，胃气失和，大肠传导失司使然。它如太阳与少阳合病之下利呕逆，其理亦然。③误治失治：因误治失治导致的脾胃病变内容更丰富，涉及面更广。如误下伤脾，邪迫阳明，可出现下利证，误汗损伤胃阳，可出现呕逆证，误下损伤脾胃，升降失调，寒热错杂可出现痞证等。④病邪直中：若素体阳旺，病邪直犯阳明，可形成胃家实之阳明病；脾气素虚，病邪直犯太阴，脾阳受损，又可导致"腹满而吐，食不下，自利益甚"之太阴病。此即所谓"实则阳明，虚则太阴"。⑤他经传来：举凡阳明病中之太阳阳明、少阳阳明，即由太阳、少阳转变而来。太阴病，既可由太阳病误下，中伤邪陷转变而来，亦可由阳明病清下太过，损伤脾阳而成。⑥自身演变：疾病的演变转归不外两端，一则向深层次演变。如少阴厥阴之下利清谷、呕逆等症，乃脾肾阳虚、阴寒之气上逆所致，表明病进；二是由阴转阳，脏病还腑，如"呕而发热者，小柴胡汤主之"，是厥阴转出少阳，表明病退。

（二）关于脾胃病六经辨证

在六经辨证中，涉及脾胃病变的条文约达 150 余条，且每经俱有，其用六经作为辨证纲领，可谓别具一格，匠心独运。其一般规律是：三阳经正盛邪实，多表现为热证实证，如阳明病就是典型的脾胃实热证；三阴经正虚邪微，多表现为虚寒证，如太阴病，少阴、厥阴之下利厥逆证等皆是典型的脾胃虚寒证，此乃言其常。然常中有变。举凡太阳病，有因误下损伤脾肾，续得下利清谷不止的四逆汤证；有误下表邪内陷，入里化热，下迫阳明，利遂不止之葛根芩连汤证；更有误下损伤脾胃，寒热杂致，虚实互见，升降失调之泻心汤证。又如阳明本胃家实，却有胃中虚冷，浊阴上逆，食谷欲吐之吴茱萸汤证；少阴本心肾阳衰、全身虚寒，却有肠腑燥实，灼伤真阴之三急下证；厥阴病亦有热利下重，下利脓血之白头翁汤证等，此则言其变。从而可以看出，仲景对脾胃病的辨治，从纵向看是以六经辨证为纲，从横向观则在各经病证中又列举诸多变证为目，纵横交错，纲举目张，示人常中有变，知常达变，常变结合，可谓仲景辨治脾胃病的一大特色。

（三）关于治法方药的论述

《伤寒论》载方113首，有96首与入脾胃大肠经的药相伍，共用药80余味，有48味药入脾胃大肠经，充分体现了仲景在方药的配伍和运用上，时时不忘顾护脾胃后天之本的学术思想。在治法上，由于脾胃病变的病因病机及临床表现极为复杂，故以脉证为凭依，据证立法，依法定方，灵活多变。概括起来有以下几种治法：

1. **八法的运用** 汗、吐、下、和、温、清、补、消八法，在脾胃病变中得到广泛运用，举凡伤寒中风之体痛呕逆、鼻鸣干呕，用麻黄、桂枝汤治疗，是汗法的运用；痰涎壅塞、食积停滞之心下满而烦、饥不能食，用瓜蒂散吐之，是吐法的运用；阳明病，经证用白虎，腑证用承气是清、下法的运用；少阳病之心烦喜呕、默默不欲饮食，予小柴胡汤治之，是和法的运用；太阴、少阴之下利厥逆，用理中四逆辈治疗，是温法的运用；汗后脾虚气滞，腹胀满，予厚朴生姜半夏甘草人参汤治之，是消法的运用；心脾不足、气血两虚之心中悸而烦，予小建中汤治疗，是补法的运用。

2. **表里同病的治法** 表里同病有三种不同的治法：一是先表后里的常法，用于表里俱实，邪实而正气不虚。如164条："伤寒大下后，复发汗，心下痞，恶寒者表未解也。不可攻痞，当先解表，表解乃可攻痞……"二是先里后表的变法，用于里证急里气虚。如91条："伤寒，医下之，续得下利清谷不止，身疼痛者，急当救里；后身疼痛，清便自调，急当救表……"三是表里同治，用于表里俱急，单救其表则里证不除，纯治其里，则表证不罢，必须双管齐下，采用表里兼治之法。如163条："太阳病，外证未除，而数下之，遂协热而利，利不止，心下痞鞭，表里不解者，桂枝人参汤主之。"

3. **同病异治** 由于导致脾胃病变的病因病机不同，临床表现有寒热虚实之异，故治法亦随之变化，如同为表里合邪的下利证，则有表里俱寒的桂枝人参汤证，表里俱热之葛根芩连汤证之别。同为下利脓血，则有脾肾阳虚、络脉不固之桃花汤和湿热郁滞、损伤络脉之白头翁汤之殊。

4. **异病同治** 如阳明病的食谷欲吐，少阴病的吐利、手足逆冷、烦躁欲死，厥阴病的干呕、吐涎沫、头痛等，其病虽异，然胃中虚冷，浊阴上逆之病机则一，病机同则治法同，故均用吴茱萸汤治之。

（四）药后调护

仲景重视脾胃的学术思想，还可从药后的调护上反映出来。举凡服桂枝汤后饮热粥一升余，一则助药力以益汗源，二则顾胃气以防伤正。三物白散方后说："以白饮和服……不利，进热粥一杯；利过不止，进冷粥一杯。"该方以进热粥增强泻下通腑作用，以进冷粥抑制泻下之力，同时巴豆对胃肠有强烈的刺激作用，下法又易损伤胃气，饮粥以顾护胃气，奇妙用法令人叹服。其他如服十枣汤"糜粥自养"此快利后借谷气养正气之意；服理中汤，宜饮热粥，以助药力，补养中脏之气。诸如此类无不彰显仲景重视脾胃的学术思想。

三、李东垣丰富发展了脾胃学说

唐宋金元时期，名医辈出，推动了脾胃学说的发展。李东垣又名李杲，字明之，晚年自号东垣老人。李东垣以《内经》、《伤寒论》为理论依据，系统地论证了脾胃在人体生理、病理、辨证和治疗中的重要意义，并加以创造性发展，提出了较为完整的脾胃学说，并总结出丰富的临床诊治经验。其代表性著作《脾胃论》的问世，标志着中医脾胃学说的形成。其主要理论要点有四，概述如下：

（一）脾胃为元气之本，升降之枢

李杲认为，脾胃是元气之本。他认为"真气又名元气，乃先身生之精气，非胃气不能滋之"，"元气、谷气、荣气、清气、卫气、生发诸阳上升之气，此六者，皆饮食入胃，谷气上行，胃气之异名，其实一也"。元气是健康之本，元气之盛衰全在脾胃，"养生当实元气"，而欲实元气，当调脾胃。他将一年之中春夏之气升浮、秋冬之气沉降、长夏属土居中央等规律类比人身，认为脾胃是人体精气升降的枢纽。假若脾胃受到损伤，将出现两种不同的升降失常的病变，即"损伤脾，真气下溜，或下泄而久不能升，是有秋冬而无春夏，乃生长之用，陷于殒杀之气，而百病皆起；或久升而不降，亦病焉"。

（二）内伤脾胃，百病由生

李杲在其脾胃元气论的基础上，提出"百病皆由脾胃衰而生也"的重要观点。这是因为脾胃内伤，不能生化气血，气血不足，则五脏六腑失养，内不足以维持身心的活动，外不足以抗御病邪的侵袭，引起疾病的发生。他指出脾胃内伤的病因主要有饮食不节、劳役过度、情志内伤、感受时邪等。

（三）火与元气不两立

李杲还详细阐发了脾胃内伤后的病机变化，他提出"阴火"的概念，并立足脾胃升降，探讨了阴火与元气之间的消长变化。脾胃气虚，元气不足，清阳不升，则谷气下流，阴火上乘；反之脾胃之气充足，元气充沛，则阴火自降。这种升降失常是导致多种病证的根本病机。他认为，这种阴火是"元气之贼"，"火与元气不两立，一胜则一负"。

（四）甘温除热与益气升阳法的提出

如前所论，李杲以脾胃内伤为发病之由，脾胃气虚、升降失司、元气与阴火不两立为主要病机，升发脾阳也就顺理成章地成为其治疗所本。他创制了"甘温除热"和"升阳散火"两大治法。根据《黄帝内经》"劳者温之，损者益之"的原则，用人参、黄芪、白术、甘草等甘温药以补中；根据"陷者举之"之意，用升麻、柴胡、葛根等以升阳，佐甘寒之品以泻阴火，使阴火敛降下行，以解决火与元气不两立的矛盾。在这样的组方思想指导下，其创立的"补中益气汤"和"升阳散火汤"等方剂，对中医方剂学的贡献和后世医家的影响很大。

李东垣脾胃学说的重要意义在于：不仅形成了一套完备的诊治脾胃病的理法方药体系，而且将脾胃病的辨治提高到高于其他四脏四腑的层面，并把这种独重脾胃的思想贯彻到他所有的临床实践当中。伤寒、痈疽、妇人、眼目诸科病证的治疗均贯彻这一思想。如用圣愈汤治疮疡"血多而心烦不安"，用升麻汤治疗圆翳内障，神圣复气汤治妇人阴痛、白带等。也正基于此，才可以说李东垣独重脾胃学术思想的形成标志着中医脾胃学说的形成。李东垣之后，王好古关注了脾胃内伤、阴火炽盛的另一面——脾胃虚寒之阴证，论治阴证，多有阐发。罗天益则强调脾胃为饮食所伤有饮伤、食伤之不同，为劳倦所伤有虚寒、虚热之辨，注重三焦辨证，反对滥用下法。二人从不同角度丰富了李东垣脾胃学说的内容。

"脾胃论"创立以后，虽然得到不少人的赞同，但也有一些人反对。由于前人有"肾为先天"、"脾为后天"之说，故有人主张先天的肾更重于后天的脾，认为"补脾不如补肾"。赵献可在《医贯》中说："饮食入胃，犹水谷在釜中，非火不熟，脾能化食，全借少阳相火之无形者，在下焦蒸腐，始能运化也。"但在实践中许多医家用事实阐述了脾胃学说的精辟，张景岳曾说过："水谷之海本赖先天为之主，而精血之海又赖后天为之资，凡先天有不足者，但得后天培养之力，亦可居其强半。"清代石寿棠之《医原》则具体阐述了这个论点："胎元薄弱先天不足者，人不得而主之，又恃调摄后天，以补先天之不足。若是者，胃气不尤重哉？重胃气非即所以重肾气哉？"这些论述充实了脾胃在人身重要性的理论。李东垣的脾胃学说认为阴火旺是由于脾胃元气虚，提出"火与元气不两立，一胜则一负"的观点，法当"升阳泻火"，解决"火"与"元气"的矛盾。李氏在系统地阐述饮食伤胃、劳倦伤脾、证似外感的内伤诸证时，指出朝饥暮饱、饮食失节、寒温不适、劳倦过度的内伤证应用小陷胸汤、大小承气汤、茵陈蒿汤等伤寒诸方。患者胃气亏虚又受药伤，势必促使病情向坏的方面转化；而李氏注重"内外伤辨"，因为疑似之间，必须细致地加以分析，使之不蹈"实实虚虚"之错。李东垣行医达50余年，著作颇多，集中反映其主要医学理念的除《脾胃论》外，还有《内外伤辨惑论》。该书虽是辨析外伤和内伤的症状区别，但突出的是要辨明内伤不同于外伤的症状特征，归结脾胃内伤诸证的正确认识。

脾胃学说的重要意义

应用脾胃学说理论，可以指导治疗许多疾病，就近几年不完全统计，大约有 150 多种病（包括内外妇儿各种常见病及疑难病），可收到较好的疗效。由此可见，在临床上调理脾胃较中医其他治法应用更广泛。

一、脾胃为后天之本

这一论点创始于金元时代的李东垣，源于《内经》"人以胃气为本"。脾胃是气血生化之源，五脏六腑、四肢百骸、肌肉经络无不赖此而濡养。明代医家李中梓曰："后天之本在于脾，谷入于胃，洒陈于六腑而气至，和调于五脏而血生，人资之以为生者也。"《内经》提出"有胃气则生，无胃气则死"，"得谷者昌，失谷者亡"。以上都以饮食营养正常为有"胃气"，胃气为养生之主。张景岳也提出："凡先天有不足者，但得后天培养之力，则补先天之功，亦可居其强半。"这一切都说明脾胃对饮食营养的正常纳化，不仅是人身热能动力的源泉，而且是提高和巩固疗效，增加抗病能力和促进机体康复的重要因素，是维持生命活动的重要条件。

二、脾胃在五脏中占主导地位

脾胃与其他脏腑关系密切，在正常生理活动中起着重要作用。《内经》云："五脏皆禀气于胃，胃者五脏之本也"，"脾为孤脏，中央土以灌四旁者也"，病后"五脏不足调于胃"。张景岳论脾胃："善治脾者，能调五脏，治脾胃使食进胃强，即能安五脏也"；"若脾胃受伤，则他脏将无以受气而俱病"。从临床上看，脾胃有病可以影响他脏，如脾虚不能濡养肺，称土不生金，治疗应培土生金；脾虚不能运化水湿，可使水湿泛滥，称土不制水。治疗应健脾利湿。此外他脏有病可引起脾胃失调，如肝旺则克脾，治疗应舒肝健脾和胃，所以，脾胃在五脏中显得十分重要。

三、中医一切病后调理都着眼于脾胃

古人云："形气不足者，调于甘药"；"上下俱损者，当建其中"；"浆粥入胃则虚者活"。浆粥能顾护胃气，养营补阴。健运脾胃，使脾气得振，以利正胜邪祛。调脾胃充实后天，水谷入胃，气血生化之源旺盛，以利他脏之病的恢复，即"脾胃安则五脏自安"。危重之证，在治疗中时时顾护胃气应视为当务之急。胃气在机体自身调节、疾病向愈、健康恢复中，占重要地位。

四、口服给药，脾胃为第一关

药物口服，通过脾胃运化吸收，达到病所，发挥疗效。故服药之先，首先要考虑脾胃能否"胜药"，即胃气如何，胃气盛才能达到目的，胃气败则百病难治。张仲景在处方用药中，非常注意顾护胃气，如桂枝汤辅以热粥，白虎汤用粳米，十枣汤用大枣，小柴胡汤用人参等，其目的都是为了扶助胃气，以保证药效更好地发挥。

脾胃病临证纲要

一、脾胃的生理和病理

1. 脾胃的生理 脾与胃以膜相连，位居中焦，属土，互为表里，为仓廪之官。脾统血主肌肉，主四肢，开窍于口，喜燥恶湿，其气宜升，主运化水湿；胃喜润恶燥，其气宜降，主受纳腐熟水谷，二者关系密切，相辅相成，相互为用。只有升降相宜，燥湿相济，纳运配合，才能使水谷的消化吸收及转输正常进行，清阳得升，浊阴得降，以发挥其益气、生血、统血、滋养脏腑百脉的生理功能。

2. 脾胃的病理 主要表现在纳运失调，升降反作，燥湿不济，化生统摄失职等几个方面。古人云："实则阳明，虚则太阴"；"胃为燥土，脾为湿土"。说明胃病多实多燥，脾病多虚多湿。胃的病理变化易出现胃中燥热，胃气上逆等，多见恶心、呕吐、嗳气、口渴诸症；而脾病则易出现脾虚湿盛和脾不统血的虚证，如水肿、泻泄、痰饮和崩漏、便血等。脾胃失调可引起他脏失调而出现兼症，引起多种疾病，故李东垣曰："内伤脾胃，百病由生。"

二、脾胃病的病因

1. 外因 生活不慎，感受外界六淫之邪，邪气乘虚而入，暑、燥、火邪可导致胃热，寒湿之邪易导致脾虚，出现运化失常的病证。

2. 内因

（1）饮食生冷，饥饱无度而伤脾胃，所谓"饮食自倍，脾胃乃伤"是也。

（2）情志所伤，如忧愁思虑伤脾，或恼怒气郁伤肝，肝气失疏，横逆犯胃，胃失和降，脾虚失运而病。

（3）禀赋不足，素体虚弱或病后失调，出现中气不足、阳气衰微之虚证。

《素问·评热病论》云："邪之所凑，其气必虚。"外因是变化的条件，内因是变化的根据，外因通过内因起作用。

三、脾胃病的辨证治疗

（一）治疗大法

《内经》提出了脾胃病的治疗原则："脾恶湿，急食苦以燥之"；"脾欲缓，食甘以缓之"；"用苦泻之，甘补之"；"治痿独取阳明"；"中满者泻之于内"；"其实者散而泻之"。《伤寒论》中提出温中用理中汤，清中用白虎汤，泻中用承气汤，补中用建中汤。《脾胃论》中列举了60多个脾胃病方证。随着历史的发展，后世医家治疗脾胃病的方法演变出更多。如对纳运失常者分为：能纳不能化者，其治在脾；能化不能纳者，其治在胃；既不能纳也不能化者说明脾胃俱病，当统治。治脾必开胃，治脾必调阴阳，即扶脾阳益胃阴。

（二）针对病因病机的治法

1. **运化失常** 运化失常者，症见食后胀满不适，或食后思睡，或胀满时减，舌苔白腻脉濡滑，治宜健脾燥湿，用平胃散加减。重者可见水肿，当健脾利水，用五苓散、五皮饮加减。泄泻应健脾利湿，急性腹泻可用胃苓汤淡渗利水，慢性腹泻可用参苓白术散健脾化湿。

2. **胃受纳失常** 胃气虚者，症见食欲不振，纳食不香，口淡无味，舌淡苔薄白，脉虚弱，宜健中益气，四君汤加减；若知饥而不能食，舌红无苔，脉细数，为胃阴不足，治宜滋养胃阴，用叶氏养胃汤加减；胃中积食，症见呕吐酸腐，嗳气食臭，恶食，胃脘胀满，舌苔厚腻，脉弦实，治宜消食导滞，保和丸加减。

3. **升降反作** 脾主升清，运化水谷精微，如脾气不升，不能运化水谷精微，导致营养不良，精气不足，可发生中气不足，症见神疲体倦，乏力纳呆，肌肉瘦削，治宜健脾益气，四君子汤加减；气虚下陷而致内脏下垂（常见胃下垂、脱肛、子宫脱垂等），或久泻久痢，肌肉无力等，治宜补中益气升阳，用补中益气汤加减；若清阳不升，浊阴不降，清浊混淆，滞于中焦，可导致霍乱吐泻，治宜燥湿健脾，和胃降逆。如属寒霍乱，症见暴起呕吐，下利清稀如米泔水，不甚臭秽，四肢清冷，舌苔白腻，脉濡弱，治宜散寒燥湿，芳香化浊，藿香正气散加减；如属热霍乱，症见吐泻骤作，头痛发热，口渴胸闷，心烦，小便黄赤，吐下皆有腐臭味，舌苔黄腻，脉濡数，治宜清热化湿，升清降浊，蚕矢汤加减。胃主降，胃气下行才能降浊，排泄糟粕，如胃气不降，则下窍不通，大便闭阻，胃气上逆则发生呕吐、嗳气呃逆、吐血等，多属实证，治宜和胃降逆通下，用泻心汤或承气汤加减。

4. 燥湿不济 脾为湿土，喜燥恶湿，脾虚湿盛可出现胸脘痞满，纳呆肢困，嗜睡，舌苔白腻，脉濡滑，治宜健脾燥湿，用平胃散加减；胃为燥土，喜润恶燥，燥热之邪易伤胃，可致胃中燥热，症见口渴欲饮，多食善饥，消瘦，治宜清胃泻火，养阴生津，用消渴方加减；腑气不通，产生便秘，治宜泻热通腑，用承气汤加减。湿与热合可引起痢疾（即湿热痢），症见下痢赤白，肛门灼热，小便短赤，舌苔微黄腻，脉滑数，治宜清热利湿，调气行血，方用芍药汤加减。黄疸（阳黄）亦属湿热蕴结，有热重、湿重之分。热重者可见黄色鲜明，发热口渴，不欲食，小便短少黄赤，大便秘结，舌苔黄厚腻，脉弦数，治宜清热利湿，疏肝利胆，佐以泻下，茵陈蒿汤加减；湿重者则见黄色晦暗，头重身困，胸脘痞满，腹胀便溏，舌苔微黄，脉弦滑，治宜利湿化浊，佐以清热，茵陈五苓散加减。

5. 生化、统摄失职 脾胃气虚（脾胃合病），纳运无力，水谷精微化生减少，营血不足，出现面色萎黄，头晕目眩，心悸，倦怠，纳呆，女性可见血枯经闭，治宜健脾益气，归脾汤加减；脾不统血可出现便血，常伴有面色萎黄，血色暗淡，四肢不温，舌淡苔薄白，脉沉细无力，治宜健脾温中，黄土汤加减；崩漏属气虚下陷，用独参汤或补中益气汤加减。

（三）常见脾胃病证治

1. 常见脾病 "脾为湿土，得阳始运"。脾病多湿、多虚、多寒，治疗应用温性药，分甘温（党参、白术、黄芪）和辛温（附子、干姜）两大类。

（1）脾气虚：神疲、少气、懒言，语言低微，四肢乏力，食欲不振，腹胀大便稀，舌质淡有齿印，苔薄白，脉虚大无力。治宜健脾补气，腹泻不明显者用香砂六君子汤。方中党参、白术、炙甘草健脾益气，陈皮、半夏、茯苓燥湿化痰降逆，木香、砂仁行气健胃助消化。若大便稀、次数多者，用参苓白术散加减。方中党参、白术、茯苓、山药、扁豆、薏米、莲子肉健脾燥湿止泻，陈皮、砂仁调气行滞，桔梗开提肺气，调理肺与大肠功能。

（2）脾阳虚：面色萎黄，腹胀冷痛，四肢不温，畏寒，大便稀溏，舌质淡，苔薄白，脉沉细。治宜温中健脾，理中汤加减。方中干姜温脾阳，党参、白术、炙甘草健脾益气。

（3）脾气下陷：脘腹坠胀，食欲不振，食后胃脘痞闷胀满加重，或久泻久痢，或见崩漏带下，舌体瘦小，舌淡苔薄白，脉虚弱，治宜补中益气升阳，用补中益气汤加减。方中柴胡、升麻升举阳气，黄芪、白术、党参、炙甘草、陈皮补中益气健脾，当归养血和血。如气虚下陷，内脏下垂重者，重用健脾益气药，加枳壳、砂仁以健胃醒脾；若久泻久痢加黄连、诃子。

（4）脾虚湿盛：肢体浮肿，四肢不温，小便短少，大便溏泻，舌质淡体胖，苔白腻，脉沉细。治宜温阳健脾利水，用五苓散合五皮饮加减。方中茯苓、猪苓、泽泻淡渗利湿，桂枝、白术温阳健脾，桑皮、陈皮、生姜皮、大腹皮、茯苓皮健脾行气利水祛湿。

2. 常见胃病　"胃为燥土，得阴自安"。临床上，胃燥热证多见，一般用寒性药物治疗，药物分为苦寒药（如黄芩、黄连等，清泻胃火实证）和甘寒药（如沙参、麦冬等，用于胃阴不足证）。

（1）胃中燥热：口渴欲饮，多食善饥，肌肉消瘦，大便干，舌苦黄，脉数。治宜清胃养阴生津，用消渴方加减。方中花粉、生地生津止渴，黄连清胃热。大便干可加大黄泻火通便。

（2）胃火炽盛：口渴喜冷饮，胃脘灼热疼痛，口臭、牙龈肿痛，或见大便干，尿黄赤，舌质红，苔黄厚，脉滑数。治宜清胃泻火，用清胃散或玉女煎加减。方中黄连清泻心胃之火，生地、丹皮凉血清热，当归活血。胃为多气多血之腑，胃热血分亦热，故佐以凉血活血之品。升麻升胃中清阳，为阳明经引经药，又有清热解毒之功。若大便干加大黄、黄连以清热通腑，取泻心汤之意。根据临床观察，由于人们的生活水平提高，多食膏粱厚味，致使湿热内生，引起以上诸症者多见，故泻心汤为清胃肠湿热积滞常用方。

（3）胃阴不足：唇燥口干，胃脘隐痛，干哕呃逆，食难下咽，大便干结，舌质红无苔，脉细数，治宜滋养胃阴，用益胃汤加减。生地、沙参、麦冬、玉竹、冰糖甘寒养阴，胃痛者加白芍、甘草，酸甘化阴，缓急止痛；大便秘结者，加增液承气汤（生地、元参、麦冬、大黄、芒硝）养阴通便降气。

（4）胃中停食：胃脘胀满或痛，厌食、呕吐酸腐，或吐不消化食物，嗳气食臭，吐泻后胃脘较舒，舌苔厚腻，脉滑。治宜和胃消食导滞，方用保和丸加减。方中焦楂消肉食油脂之积；神曲除陈腐之积，又能解酒毒；莱菔子消面食之积，宽胸下气；陈皮、半夏、茯苓和胃降逆化浊止呕；连翘清热散结。

（5）寒邪客胃：胃脘冷痛，呕吐清水，喜热饮，舌苔薄白，脉迟，治宜温中散寒，用良附丸加减。方中良姜温胃散寒，香附理气止痛。

（6）瘀血停胃：胃脘刺痛，食后痛甚，拒按，或吐血便黑，舌质紫黯或有瘀斑，脉涩。治宜活血化瘀，丹参饮合失笑散加减。方中丹参、蒲黄、灵脂活血化瘀止痛，檀香、砂仁理气和胃。出血重者可加三七、白及，以增强止血作用。

3. 脾胃合病 系寒热互结，升降失调，症见口干欲饮口苦，心下痞满隐痛，纳减，嗳气恶心，甚则呕吐或腹胀泄泻，舌苔黄厚腻，脉弦细。治宜健脾和胃，用半夏泻心汤加减。方中黄芩、黄连苦降清热以和阳，半夏、干姜辛开散痞以和阴，党参、炙甘草、大枣补脾和中，共奏健脾和胃之功。

（四）脾病兼他脏病证治

1. 脾与心二脏与血的关系密切 脾气素虚，长期过度思虑，劳伤心脾，而致心血不足，出现面色萎黄，食少倦怠神疲，心悸，健忘，失眠，舌淡苔薄白，脉细弱无力，治宜补益心脾，用归脾汤加减。方中党参、黄芪、白术、炙甘草健脾补气，木香、当归、茯苓健脾养血，远志、酸枣仁、桂圆肉养血安神，生姜、大枣调和营卫。

2. 脾与肺二脏与气的关系密切 由脾虚而致肺气不足，出现咳嗽、吐痰、胸闷、气短或久咳不愈，肌肉瘦削，少气懒言，倦怠乏力，舌苔薄白，脉虚弱者，治宜健脾燥湿化痰，用六君子汤加减。方中陈皮、半夏、茯苓等燥湿化痰，党参、白术、甘草健脾补气。

3. 脾与肾二脏是先后天关系 脾阳虚久往往导致肾阳不足，出现大便稀溏或完谷不化，或五更泄泻，形寒肢冷，下肢浮肿，舌淡苔薄白，脉沉细。治宜温补脾肾，用理中汤合四神丸加减。方中党参、白术、炙甘草健脾补气，干姜温脾阳，补骨脂、吴茱萸温肾，肉豆蔻、五味子固涩止泻敛阴。若水肿明显者，宜健脾温肾利水，用真武汤合五皮饮加减。

4. 脾与肝是乘克关系 肝主疏泄，性喜条达舒畅，恶抑郁，疏泄功能正常与否与脾的运化功能有密切关系。郁怒伤肝，肝气郁结，疏泄失常，肝气横逆犯胃出现肝脾不和或肝胃不和，此种情况临床比较多见。肝脾不和，症见食欲不振，脘腹胀痛，肠鸣便稀，矢气则舒，情志抑郁，善太息，舌苔薄白，脉弦缓，治宜抑肝扶脾，用柴芍六君子汤合痛泻要方；肝胃不和，症见食欲不振，胃痛胀满，连及两胁，恶心呕吐，嗳气则舒，烦躁易怒，舌苔薄黄，脉弦微数，治宜舒肝和胃，用柴胡疏肝散合左金丸加减。五脏的功能是相辅相成的，其病理变化也是相互影响的，因此在临证时应在整体观念的指导下，进行辨证施治，通过治疗达到：①统权五脏，即生心营，养肺气，柔肝血，填肾精。②斡旋升降，使脾阳得升，胃气得降，清阳出上窍，浊阴出下窍。③调脾和胃阴阳，调节润燥，刚柔相济，功能正常。

（五）治疗脾胃病应注意的问题

1. 注意饮食调养　《内经》提出"以纳谷为宝，以水谷为养，米菜为助"，提倡饮食的营养性和多样性。饮食要"热无灼灼，寒无沧沧，寒温适中"。通过饮食调养，促进胃气恢复。

2. "治中焦如衡，非平不安"　处方用药要时时顾护胃气，如应用承气汤时中病即止，亦不能因病虚而过于滋补。参芪补气易气滞，应加理气药；熟地滋腻碍胃，应配砂仁；胃中燥热用苦寒泻火药易损伤胃阳，可适当配伍温性药，如左金丸内黄连与吴茱萸配伍即是此意；温燥药易伤胃阴，如附子、干姜、肉桂不可大剂量常用；香燥理气药虽能理气止痛健胃，但易耗气伤阴，如需长期应用可选用较缓和的佛手、香橼、甘松之类。要做到"不损胃，不破气，不滋腻"。

3. 经常保持精神愉快，心情舒畅　前人告诫："十剂之功，废于一怒"，可见调情志的重要性。

以上对脾胃学说的形成、脾胃的生理病理、常见脾胃病的辨证论治及脾胃病的调摄等问题，做了提纲挈领的介绍，以期对脾胃病的临床治疗和专题研究有所裨益。

探究《脾胃论》及医案分析

李东垣是金元四大家之一。他的医案散见于《东垣试效方》、《兰室秘藏》、《脾胃论》中。虽存世不多，但吉光片羽，弥觉珍贵，足资后学揣摩。据笔者领悟，试分述如下。

一、论治多本于《内经》

李东垣学有渊源，其深厚根底实基于《内经》、《难经》等。治病每"以《内经》断之"，或于辨明病证后，"历谓《难》、《素》诸经之旨，以明其证之无差"。此类案例比比皆是。

一妇人重身五、六月，冬至日因祭祀哭恸，口吸风寒，忽病心痛不可忍，浑身冷气欲绝，求治于东垣。李诊后曰：此乃客寒犯胃，故胃脘当心而痛。急与麻黄、草豆蔻、半夏、干姜、炙甘草、益智仁之类治之。或曰：半夏有小毒，重身妇人服之可乎？李曰：可。又曰：不可而用之何如？李曰：乃有故而用也。麻黄、半夏、干姜之辛热，以散风寒尚不能收全功，何暇损胎乎？《内经》云：妇人重身，毒之何如？岐伯曰：有故无损，亦无损也。大积大聚，其可犯也，衰其大半而止，过则死矣。投之病良愈，而胎亦无损。

半夏本是妊娠禁药，东垣照用不忌，全在审因明证，经旨存胸，方能有胆有识。

一人年七旬，病体热麻，股膝无力，饮食有汗，妄喜笑，善饥，痰涎不利，舌强难言，声嘎不鸣。李诊脉，左手洪大而有力，是邪热客于经络之中也。二臂外有数瘢，问其故，对以燃香所致。李曰：君病皆由此也。人身经脉，手之三阳，从手表上行于头，加以火邪，阳并于阳，势甚炽焉。故邪热妄行，流散于周身而为热麻；热伤元气，则沉重无力；热泄卫气则多汗；心火盛则妄喜笑；脾胃热则消谷善饥；肺金衰则声不鸣。《内经》云：热淫所胜，治以苦寒，佐以苦甘，以甘泻之，以酸收之。用黄柏、知母之苦寒为君，以泻火邪，壮筋骨，又肾欲坚，急食苦以坚之；黄芪、生甘草之甘寒，泻热补表，五味子酸，止汗补肺气之不足，以为臣；炙甘草、当归之甘辛，和血润燥，升、柴之苦平，行少阳阳明二经自地升天，以苦发之者也，以为佐；

又缪刺四肢，以泻诸阳之本，使十二经络相接而泄火邪，不旬日而愈。

于此可见东垣论病，多本《内经》，简明精当，能循流探源，察标求本，不但知其然，又能发其所以然之故。用药亦遵经旨，以药性气味，配合脏腑经络，丝丝入扣而切合病情。

东垣能发皇古义，曲悟旁通，而不拘于寻章摘句，套用经文。一人病小便不利，医用甘淡渗湿之药皆不效。李氏精思默究，始从《内经》"膀胱者，州都之官，津液藏焉，气化则能出矣"，悟得前医用渗泄之药而病益甚，是气不化也。启玄子云：无阳则阴无以生，无阴则阳无以化。甘淡气薄皆阳药，独阳无阴，欲化得乎？乃以群阴之剂投之，不再服而愈。

李东垣在其师张元素"古方今病，不相能也"观点的影响下，提倡因证设方，灵活权变。其《脾胃论》专列"分经随病制方"、"脾胃虚弱随时为病随病制方"等篇，彰明此义。其治一人，病解之后，汗出不止，不因袭敛止汗定法，而用诸般风药祛风胜湿，配合甘寒泻热，煎服即愈；又尝打破"痢无止法"的陈规，以"诃子皮散"（御米壳、橘皮、炮姜、煨诃子）温涩固脱，治疗一老仆之赤白脓痢，皆是认病制方，随证应变，不拘成法之佳案。足见前人谓东垣"一洗世医胶柱鼓瑟、刻舟觅剑之弊"，诚非过誉之词。

二、擅长补中升阳

脾胃是元气之本，又是升降运动的枢纽。脾胃气虚，升降失常，则诸病由生。这是李东垣学术思想的基本观点。李氏所言升降，偏重强调升发一面。认为只有谷气上腾，脾气升发，元气才能充沛而生机盎然；反之谷气不升，脾气下流，元气势必亏乏而酿致病变。因此他论治疾病，十分推崇补中升阳一法。如：

东垣治一妇麻木，诊得六脉俱中得弦洪缓相合，按之无力。其证闭目则浑身麻木，昼减而夜甚，觉而开目则麻木渐退，久则绝止，身体皆重，时有痰嗽，觉胸中常似有痰而不利，时烦躁，气短促而喘，肌肤充盛，饮食不减，大小便如常。李氏认为，麻木为风，皆以为然，然如久坐而起，亦有麻木。经云：开目则阳道行，阳气遍布周身，闭目则阳道闭而不行，如昼夜之分。以此知其阳衰而阴旺也，非风邪，乃气不行。遂处"补气升阳和中汤"（生甘草、酒黄柏、白茯苓、泽泻、升麻、柴胡、苍术、草豆蔻仁、橘皮、当归身、白术、白芍药、人参、佛耳草、炙甘草、黄芪）升阳助气益血，微泻阴火与湿，通行经脉，调其阴阳而愈。

本案麻木乃气不行，而气之不行，是因阳气虚衰不能升发，湿邪停滞之故，所以以补中升阳为治疗重点，而佐以祛湿调经。稍配黄柏，是针对"经脉中阴火乘其阳分"出现的烦躁见证，以泻阴火，而助阳气升发。

李氏运用补中升阳法得心应手，所治病症十分广泛。除麻木外，还常用于内伤发热、便秘、泄泻、崩漏、疮疡、翳障等病症。

无论在病因、病机还是治疗上，东垣都十分重视整体对局部病变的影响。对各科病症多从整体出发，重于调理脾胃，或整体综合治疗，以冀恢复本身元气，使气血升降通畅，达到治愈局部疾病的目的。如：

枢判白文举，素有脾胃虚损及黄疸、目疾等病。后目疾复作，时医以"泻肝散"（内有大黄、牵牛子等）苦寒利下，重虚肺胃，不啻标实不去，反致本虚愈甚，加之适当暑雨之际，素有黄证之人，所以增剧。当调补脾胃肺之本脏为主，兼泻外经中之湿热。乃制"清神益气汤"（茯苓、升麻、泽泻、苍术、防风、生姜、青皮、橘皮、生甘草、白芍药、白术、人参、黄柏、麦门冬、五味子）主之而愈。

三、精究君臣佐使

组方遣药精究配伍，是李东垣医案的另一大特色。《脾胃论》有"君臣佐使法"专篇，论述制方法则，并以仲景小建中汤为示范，就其配伍组方意义及加减运用做了详尽分析和阐发。后世评东垣用药"如韩信将兵，多多益善"，但观其所组之方"君臣佐使，相制相用，条理井然"。如：

顺德安抚张耘夫，年四十余，病消渴，舌上赤裂，饮水无度，小便数多。李氏诊曰：消渴为病，燥热之气胜也。热则伤气，气伤则无润，折热补气，非甘寒之剂不能。遂处"生津甘露饮子"治之。其方以人参、石膏、甘草甘寒为君；黄柏、知母、山栀苦寒泻热补水为臣，以当归、麦冬、白葵、兰香、连翘、杏仁、白芷、全蝎辛寒和血润燥为佐；升麻、柴胡、藿香反佐以取之；重用桔梗为舟楫，使浮而不下。以此治疗旬日良愈。古人消渴，多传疮疡以成不救之疾，此既效，也不传疮疡，以寿考终。后以此方治消渴诸症皆验（《卫生宝鉴》）。

综观是方，用药虽繁多，但多而不杂，繁而不乱，君臣佐使，条理井然，故收效甚佳。

东垣时亦采用药少量重，精专制胜的方法，然即使如此，也不废配伍法度。如上文所举治疗赤白脓痢之"诃子皮散"，四药体现了"温补涩收"四法，配伍极为精当，与"寒滑气泄不固"之病机恰合。又如其创制的"当归补血汤"，药仅黄芪、当归两味，但黄芪用至一两而五倍于当归，诚有深意。

四、辨证别脉细致入微

李东垣治病功夫，除"明经"外，主要于"识证"、"别脉"有很深的造诣。尝谓："不别脉，则无以察病邪之所在、气血之虚实；不识证，则不能必其病之主名以疗之。"其所著《内外伤辨惑论》，详论辨证心法，对阴证阳证和外感内伤的脉象及一系列证候，做了至为深微的鉴别。李氏在具体病证的诊疗中，每能凭借细致入微的辨证，明确病因病位，使治疗有的放矢，李氏辨证还精于以经络部位分布为据。其治大头瘟活人无数的"普济消毒饮"，即根据"身半以上，天之气也"之理，不用承气汤诛伐无过，而用泻火升阳、散肿消毒法，使清阳升于高巅，浊邪不能复踞其位，收到了较好效验。又治魏夫人目翳暴生，从下而起，其色绿，瞳痛不可忍。东垣曰：翳从下而上，病从阳明来也。后入阳明之药为使，兼视所不调之经脉治之，疾遂不作。考《灵枢·论疾诊尺》曰："诊目痛，赤脉从上下者，太阳病；从下上者，阳明病。"可推知东垣此辨，实触类旁通，善悟经旨而得。于此亦略见其循经辨证特色。

东垣对脉象十分重视，"每治人之疾，先诊其脉"。把辨脉视为明证的重要环节。

一参政年近七十，春间病颜面郁赤，若饮酒状，痰稠黏，时眩晕，如在风云中，又加目视不明。李氏凭其两寸脉洪大，尺弦细无力，即确知为上热下寒。后依此用刺法治愈。在寒热真假疑似难辨之际，东垣常借其指下功力，辨白决疑，去伪存真。兹举二例，以窥一斑。

冯内翰叔献之侄栎，童年十六，病伤寒，目赤而烦渴，脉七八至，医以"承气汤"下之，已煮药而东垣适从外来。冯告之当用承气。东垣切脉大骇，曰：几杀此儿。彼以诸数为热，诸迟为寒，今脉七八至，是热极也，殊不知《素问·至真要大论》云：脉从而病反者，其诊何如？岐伯曰：脉至而从，按之不鼓，诸阳皆然。此阴盛格阳于外，非热也。乃急持姜、附，从热因寒用之法处治。药味就而病者爪甲变清（青），顿服八两，汗寻出而愈。

中书公年三十三岁，病脚膝痿弱，脐下尻臀皆冷，阴汗臊臭，精滑不固。某医主以"鹿茸圆",十旬不减。东垣辨其脉,沉数而有力,乃曰:公饮醇酒,以膏粱滋火于内,逼阴于外,医见其证,盖不知阳强阴不能密,以致肤革冷而溢泄,以为内实有寒,投以热剂,欲泻其阴而补其阳,真所谓实实虚虚也。其不增剧者为幸矣,复何获效欤?即处以"滋肾圆"大苦寒之剂,制之以急,寒因热用,引入下焦,适其病所,泻命门相火之胜,再服而愈。

　　以上两案,一为"阴盛格阳",一为"阳盛拒阴",两相对照,颇可玩味,亦曲尽东垣别脉辨证之妙也。

舌诊在脾胃病辨证中的重要作用

舌诊，即通过观察舌象以了解人体生理功能和病理变化，是中医临床"望闻问切"四诊之——望诊的重要组成部分。舌诊具有悠久的历史，早在《黄帝内经》中就有望舌诊病的记载，如《素问·刺热》曰："肺热病者，先淅然厥起毫毛，恶风寒，舌上黄"，指出表邪传里，肺胃热盛，舌苔变黄的转化规律；《灵枢·经脉》曰："唇青、舌卷、卵缩，则筋先死"等。中医理论认为舌与脏腑有着密切的联系，五脏六腑通过"经络"都与舌相连通，脏腑精气上营于舌，其病变亦可从舌象变化反映出来。所以观察舌象的变化，可以测知体内脏腑的病变，寻其病因，详究病机，对症下药，处方治之。

一、舌与脾胃的关系

舌诊在脾胃病中有着特殊的意义。中医理论认为舌与胃的关系极为密切，自古就有"舌为胃之镜""舌为脾之外候"之说，舌苔乃胃气蒸化谷气上承于舌而生成，故舌象对脾胃病的诊疗价值尤为重大。舌是由横纹肌组成的肌性器官，血脉丰富，有赖于气血的濡养和津液的滋润。脾胃为后天之本，气血生化之源，舌体的形质和舌色与气血的盈亏和运行状态有关；舌苔和舌体的润燥与津液的多少有关。津液的生成、输布与脾胃有密切关系。脾胃功能正常，津液的生成、输布才能正常。前人认为"舌苔由胃中生气所现，而胃气由心脾发生。故无病之人常有薄苔，是胃中之生气，如地上之微草也"，脾胃有病，产生湿、痰、瘀，在复杂的病理变化下湿热熏蒸引起舌象的变化。

二、舌诊的方法

舌诊主要观察舌体（舌质）和舌苔两个方面的变化。舌质主要由肌肉和丰富的血管神经构成，望舌体（舌质）包括舌的颜色变化、形、质、荣、枯、老、嫩、胖、瘦等和动态是否灵活，以及舌下脉络的观察，以候脏腑虚实、气血盛衰。舌苔是附着于舌体表面的一层薄的苔状物，主要由丝状乳头、脱落细胞、黏液以及食物残渣等混合构成。望舌苔包括诊察苔质的厚薄、润燥和苔色白、黄、褐变化情况，以分析病邪的深浅，邪正的消长。舌体和舌苔必须综合分析，才能对病情全面了解。

望舌时姿势要正确，一般采取坐位，光线明亮，便于观察。伸舌时要自然地将舌伸出口外，舌体放松，舌面平展，舌尖略向下，口尽量张大（但不要过分用力），使舌体充分暴露，如伸舌过分用力，舌体紧张、蜷曲，都会影响舌的气血运行而引起舌色改变或舌干湿度的改变。望舌一般先看舌尖，再看舌中、舌侧，最后看舌根部，同时看舌体（舌质）的色质和舌苔的厚薄、颜色等。

正常舌象的特征是：舌色淡红鲜明，舌质滋润，舌体大小适中，柔软灵活，舌苔均匀，薄白而润，简称淡红舌，薄白苔。

三、论舌诊古今

中医文献中关于舌诊的资料非常丰富，成书于秦汉时期的《黄帝内经》中即有关于舌诊之记载，如《素问·刺热》："肺热病者，先淅然厥起毫毛，恶风寒，舌上黄，身热"；《灵枢·经脉》："厥阴者，肝脉也……而脉络于舌本也。故脉弗荣则筋急，筋急则引舌与卵，故唇青舌卷卵缩，则筋先死"等，内容虽不多，但涉及范围较大，为后世把舌诊作为中医主要诊断方法奠定了一定的基础。而后东汉名医张仲景对舌诊有了更加深入广泛的应用，并根据舌象作为辨证依据之一制订治疗法则及处方，如"阳明病，胁下硬满，不大便而呕，舌上白苔者，可与小柴胡汤"，"病者腹满，按之不痛为虚，痛者为实，可下之，舌黄未下者，下之黄自去"。而后，舌诊随着祖国医学的进步而亦有所发展。至元代有《敖氏伤寒金镜录》、明代有《伤寒观舌心法》等舌诊专书出现，集当时舌诊研究之大成。清代温病四大家之一叶天士所著《温热论》对热性病舌诊辨证，内容丰富，成为温病诊断上的重要依据。至近代《辨舌指南》以现代医学之解剖、生理、组织学知识来阐明舌诊之原理，并把历代医家论舌之精华集于一书，成为研究舌诊最重要的参考文献。总之，舌诊被历代医家重视，为诊断疾病的重要依据而广泛应用于临床各科。

四、据舌象以区分病邪性质

脾胃之病，临床上多表现为虚实夹杂之证，且多本虚标实。虚为脾胃虚弱，多体现在舌体上；实为寒、热、湿、积食、气滞、血瘀之邪，多表现在舌质与舌苔上。在脾胃病的临床诊治中，对舌苔色与质的观察，是进行辨证论治的重点。苔之厚薄消长反映了胃气的盛衰，苔之颜色反映病邪的寒热，苔之润燥反映机体津液的盈亏，苔之有根无根反映胃气的有无等。临床中发现，脾胃病见黄厚腻苔时，多为脾胃湿热中阻，或痰浊壅遏，升降失调；见苔白厚但干燥者，多为脾胃津液损伤，津不上承，多见于热甚伤阴之重症；见苔薄白而水滑者，多为脾肾阳虚，寒湿痰饮内停；见苔白而腐时，多为食积痰浊，致胃中腐浊邪气上蒸而成；见舌边尖红绛色甚至变紫色为痰浊血瘀；舌红少苔或无苔，提示胃气、胃阴不足；舌苔光剥，舌质淡为气阴两虚；舌面光滑如镜是为镜面舌，提示胃阴枯竭，胃气大伤，是病情危重之象。

五、观舌象以判断邪正盛衰

舌体与苔的变化在脾胃病辨证中常反映脾气的盛衰和胃气的强弱，对临床辨治脾胃病具有指导意义。诚如清代医家俞根初所云："观舌本，舌以候元气的盛衰，苔以察病证之浅深。"说明正气盛衰能明显地反映于舌象。正常的舌象提示人体脏腑功能正常，气血津液充盈，胃气旺盛。一般而言，有神、有胃气之舌象多提示正气尚充；无神、无胃气之舌象则表明人体内已竭，胃气衰败，预后不良。舌苔由薄苔变为厚苔为病进，说明正气渐虚，邪气渐盛，预示病情发展不良；厚苔变为薄苔，或舌面有新苔生成为病退，说明正气恢复，邪气削弱，正气渐渐抵抗邪气，疾病向愈。

值得注意的是，舌苔的变化常以渐变为佳，若舌苔突然变厚，提示邪气极盛，迅速入里；厚苔骤然消退为正气大衰，正不胜邪或胃气暴绝之征象。

六、观舌判断病势进退与疾病转归

疾病的进退除了观察临床症状之外，舌象往往也会出现相应的变化，因此，动态观察脾胃病患者舌象的改变，有助于判断病势进退与疾病转归。如《辨舌指南》云："舌苔有由白变黄，由黄变黑者，顺症也；有由白而灰，由灰而白，不由灰转黑者，此谓之里陷者，逆症也！"脾胃病患者见薄白苔，说明病初起，病轻浅，胃气未伤；如舌苔逐渐由薄变厚，颜色由白变微黄，舌边舌尖由淡红变红，说明病情加重，热象显现；舌苔由黄变棕、由棕变黑而且干燥少津，舌边尖变深红，提示热象壅盛。若舌苔由全苔转为剥落甚至镜面舌，舌质赤紫，乃脾胃之气濒临衰败，阴阳互不为根，预后每每不良。

七、通过舌诊判断病位深浅

疾病是不断发展变化的，随着邪气的逐渐加深，舌象也会随之改变，如《辨舌指南》云："辨舌质可决五脏之虚实，视舌苔可察六淫之深浅。"临床中，不同舌象常提示病位深浅不同，故治疗脾胃病时常观舌象以判病位，如邪在卫分，舌苔薄白；邪在气分，舌苔白厚而干或见黄苔，舌色红；邪在营分，则舌绛；邪在血分，舌色深红，紫绛或紫黯，舌枯少苔或无苔。

八、据舌象指导临床用药

辨舌用药在《伤寒杂病论》、《外感温热篇》等古代经典文献中多有记载，说明舌诊在临证诊疗中确有参考价值。通过观察舌象，判断疾病的属性，综合分析，进而指导临床遣方用药，但脾胃病多寒热错杂，虚实夹杂，故隗老在看重舌诊的同时，仍不忘四诊合参，综合分析，辨证施治。如舌质淡，苔薄白，或边有齿痕者，多为脾胃气虚或虚寒之证，当以补益脾气，温中散寒，常用黄芪、白术益气健脾，小茴香、山柰温中散寒；舌苔滑腻者，多为湿邪困脾，常用茯苓、薏苡仁健脾利湿，砂仁、白豆蔻醒脾化湿；若舌苔黄腻伴口中异味，多为浊气停胃，常用藿香、佩兰芳香化浊；舌红苔白而腐，伴嗳腐吞酸者，多为食滞胃脘，常以鸡内金、炒三仙消食理气；舌质偏红多提示体有热象，常以蒲公英、黄连清热泻火；若舌质偏暗，边有瘀点瘀斑，多为久病血瘀，常以丹参、当归活血化瘀；若舌有裂纹，苔少或无苔，提示胃阴亏虚，常以石斛、沙参滋养胃阴。

九、舌诊与现代医学

随着现代科学技术的迅猛发展，人们对于祖国医学的认识不断提高，对中医科学化的研究也不断深入。目前对于舌诊的研究已经由传统医学的肉眼直接观察逐渐深入到了现代医学技术的细胞、亚细胞水平，诸如血流动力学、微循环、生物化学、微量元素分析等现代化科学手段也被广泛应用于舌诊的研究之中。这些研究均致力使中医舌诊更加规范化、科学化，使舌诊在临床上更好地体现其应用价值以及优越性。

十、现代医学对舌象的研究

当人体气血调和，脾胃之气充盛，血液循环通畅时，舌象表现为色淡红，苔薄白。当人体气血失调，血液循环发生障碍时，舌上微循环也发生变化，舌象便会随之发生相应的改变。研究发现，慢性胃炎患者较正常人更容易出现舌体微循环障碍；舌苔黄腻与炎症细胞浸润关系密切；胃脘痛证属瘀血停滞者舌象以及微循环检测发现其舌色多暗红，血流明显加快并且出现瘀血；胖大舌、齿痕舌主要是由于舌体组织水肿，淋巴组织回流障碍，结缔组织增生，舌黏膜变厚等原因造成等。

十一、舌诊与幽门螺杆菌

众所周知，幽门螺杆菌（Hp）感染是脾胃病发病机制中的重要原因，Hp 感染的脾胃病患者胃镜下胃黏膜相对粗糙，失去光泽，有散在的炎性改变。研究表明，舌诊与 Hp 感染亦存在一定的联系。研究表明，Hp 感染的患者出现黄苔者大大超出非 Hp 感染者，慢性胃炎活动期患者 Hp 感染加重，多为黄苔，而且随着炎症的不断加重苔色不断加深。

十二、舌诊与胃镜

随着纤维胃镜的广泛应用，医生可以在微观下观察胃黏膜的种种变化，使人们对于胃黏膜有了更直观与科学的认识，从而指导临床诊断与治疗。然而有学者研究表明，观察胃黏膜的损伤改变经常容易受到诸如患者年龄、胃内压力、室内温度、胃镜材质，以及检查者对颜色的敏感性等因素的影响。而祖国医学认为舌为胃之镜，舌乃胃黏膜之外在表象，其病理改变往往与舌象相一致。以慢性胃炎为例，其不同阶段的舌象变化及胃镜检查具有一定的规律。有研究对比了 620 例慢性胃炎患者的胃黏膜和舌苔，发现病情轻的患者胃镜下胃黏膜充血水肿，病变表现轻浅，以薄白苔为主；病情偏重的患者胃黏膜损伤多为糜烂或伴有胆汁反流，此时多见厚腻苔；正气不足的患者，胃镜下多表现为胃黏膜萎缩，色泽灰暗，血管透见，呈颗粒或结节僵硬感，病理检查多见肠上皮化生和中重度不典型增生，此时常可见到剥落苔，甚至少苔或无苔。

传统的舌诊缺乏一定的客观性、科学性，随着现代科学技术的迅猛发展以及人们对祖国医学的不断继承发展，目前许多研究如舌象与胃黏膜相关性，舌象与 Hp 感染相关性等已取得了一定的研究成果。这些成果使中医舌诊逐步走向科学化，我们应该注重应用舌诊以及中医的整体辨证观念，灵活应用舌诊更加科学地辨证和辨病，把宏观的中医辨证和微观的现代医学辨证相结合，以达到准确诊治的目的。

十三、通过舌诊辨证论治

下面举例说明中医如何通过"舌诊",进行辨证施治。

◇例1

舌象:舌体瘦小,舌苔薄白,舌质淡紫。

临床表现:上腹部隐痛、痛处不移,喜按,食欲不振,泛吐清水,畏寒喜暖,四肢倦怠,大便溏薄,脉虚弱。胃镜下胃窦部黏膜灰白色,黏膜变薄,有小血管网显露。

胃镜诊断:萎缩性胃炎(胃窦部),Hp(-)。

中医辨证:脾胃虚寒。

治则:健脾温中,和胃止痛。

方药:黄芪健中汤加减。

◇例2

舌象:舌体胖大,舌苔黄厚微腻,舌根部灰黑色,舌质暗红,舌边、尖稍紫黯。

临床表现:上腹部灼痛,脘腹痞闷,纳呆呕恶,肢体困重,大便黏滞不爽。脉弦滑。胃镜见胃窦部黏膜水肿,粗糙不光滑,呈苍白色,黏膜下血管透见。

胃镜诊断:萎缩性胃炎(胃窦部)。

中医辨证:脾胃湿热夹痰浊。

治则:燥湿化痰,清热,理气和胃。

方药:黄连温胆汤加减。

◇例3

舌象:舌苔薄白而干,舌前部剥苔,舌质红,少津。

临床表现:胃脘隐痛,饥不欲食,上腹部痞闷不舒,口燥咽干,大便干,脉细而数。胃镜见胃窦部黏膜变薄,呈苍白色,表面失去润泽,黏膜下小血管网透见。

胃镜诊断:萎缩性胃炎(胃窦部),Hp(-)。

中医辨证:胃阴虚证。

治则:滋阴益胃,和中止痛。

方药:一贯煎合芍药甘草汤加减。

以上3例患者,胃镜诊断均为"萎缩性胃炎",而且都在胃窦部,但是舌象表现截然不同，其他临床表现症状亦不同，中医根据望、闻、问、切四诊搜集临床依据，按中医理论综合分析，辨证施治，3 例萎缩性胃炎证型不同，故治则方药亦不同，这就是中医望舌诊病辨证施治的实质内涵。

舌诊是中医诊断学的一件瑰宝，是获取人体信息及认识疾病的路径，是中医辨证和疗效判断以及指导用药的重要依据。长期以来舌诊受到许多临床以及科研人员的广泛关注。临床上可以灵活应用舌象判断邪正盛衰、分析病位深浅、辨别病邪性质、推断病势进退，以及指导临床处方用药。在诊治脾胃疾病方面，舌诊更有其特色及优越性。随着社会进步和科学发展，舌诊正逐步成为一项独特的诊病方法，对于问之无声、闻之无息、脉无可依、症无可参的疑难杂症，唯有舌诊凭验，其科学依据也一直被现代医学、生理学所证实，毋庸置疑。中医舌诊在"司外揣内"推断思维的基础上，构建了别阴阳、辨脏腑、论虚实、定治则的独特理论体系。这种无损伤无痛苦的诊察方法在辨证求因及审因论治中起着重要作用。尽管当今科技日新月异，临证之时，望舌质、观舌苔等检查手段仍是中医工作者诊断疾病行之有效的方法。

脾胃病舌质变化规律的计算机分析

中医舌诊是中医四诊中望诊的一部分，是中医诊法的特色之一，中医诊断疾病的一种独特方法，是辨识证候的重要依据之一，具有悠久的历史。临床上对于各种疾病，都常结合辨舌来决定诊断和治疗。早在《黄帝内经》中就有望舌诊病的记载，《灵枢·本脏》曰："视其外应，以知其内脏，则知所病矣。"通过舌诊可以知虚实，辨五脏六腑之虚实、气血盛衰；辨性质，通过形态、舌质色泽、舌苔等，可以辨别邪气的性质，知晓邪气的进退深浅。由此可见，舌象如同一面脏腑的镜子，能较为客观地反映气血盛衰、津液盈亏、病位浅深、疗效预后等，成为医生诊病的重要依据，对于准确辨证、判断转归和预后、处方用药等均具有重要意义。

20 世纪 80 年代起，计算机和信息技术的大量应用为舌诊客观化、定量化研究提供了技术上的支持。隗老在调研同类研究基础上，借用显微镜及计算机图像处理技术，从微观层次上观察舌质变化规律，发现常见消化系统疾病及中医所辨证候之间均存在显著差异。

一、设计原理

1. **软、硬件组成**　硬件部分由光学显微镜、彩色摄像机、解码器、386 以上计算机、真彩色图像处理卡、视频监示器、打印机、鼠标器等组成。软件部分除微机本身工作所需的系统软件和高级语言 Fortran 4.0 配备的编译、连接、库文件及 C 语言软件外，还包括真彩色图像卡的基本操作软件、基本图像处理软件（Video Image Processing System）。

2. **工作流程**　临床直接对患者进行采样。用显微镜对患者舌质进行扫描选择，被选中的图像经彩色摄像机摄取后，将每一个像素分解成红（R）、绿（G）、蓝（B）3 基色，由解码器输至彩色图像卡，经 A/D 转换器转变成数字信号存入 R、G、B 3 幅舌象帧存体中。帧存体内的图像数据将通过查找表送到 RGB 3 路 D/A 转换器，以实现真彩色图像显示、图像叠加、遮挡、放大、实时运算等操作，建立患者舌象库、知识库，进行系统分析。

3. 计算机对舌质颜色的定量检测 舌质颜色由舌蕈状乳头的分布密度、每个蕈状乳头血管袢的分布面积及血管袢的颜色决定。计算机对颜色的描述，是基于任何颜色都可以用红、绿、蓝 3 种基色按一定比例合成，反之，任何颜色又可分解为红、绿、蓝 3 种基色这一原理。因而对任一颜色的测量，可简化为对其呈现的红、绿、蓝 3 种基色的强弱度及相互间的比例的测量。故可通过计算机检测蕈状乳头的分布密度、血管袢的分布面积及其红、绿、蓝 3 基色，代替人眼对舌质颜色进行定量分析。

4. 计算机对脾胃疾病的分类 所谓计算机分类，就是利用计算机代替医生对常见脾胃疾病做出分析和判断。对大量已知脾胃疾病的舌质进行计算机定量测量，经统计处理，找到各种常见脾胃疾病舌质的数量特征，编制程序，使计算机将临床采集的待分类脾胃疾病的舌质数据与上述典型数据进行比较，自动判断出疾病的类别。

二、临床检测方法

在固定的标准内光源照射下，通过连接在一起的高分辨率彩色摄像机与显微镜，将肉眼所见舌体放大 10 倍，于患者舌尖及左右舌边处取直径为 0.5 厘米的圆形区域，计数蕈状乳头的个数，求得蕈状乳头的分布密度。再从中任取 10 个蕈状乳头放大 130 倍，对每个蕈状乳头的血管袢进行计算机图像扫描，求得其直径及红、绿、蓝 3 基色的平均值。最后以各均值呈蕈状乳头分布密度作为检测结果。

三、临床资料

检测对象分成健康组（对照组）和发病组两部分。健康组由健康大学生 16 人组成，其中男性 15 人，女性 1 人；年龄 18 ～ 20 岁。发病组由 120 例脾胃病患者组成。其中男性 66 例，女性 54 例；年龄最小者 9 岁，最大者 75 岁，平均 39 岁。职业包括工人、干部、知识分子及大中学生。发病组按中医辨证（由 4 名中医主任医师共同认定）分成脾胃气虚、脾胃湿热、脾胃虚寒、肝胃郁热、肝气犯胃 5 组；按西医辨病（以胃纤维内窥镜检查为准）分成萎缩性胃炎、十二指肠球部溃疡、浅表性胃炎 3 组。

四、结果与讨论

采用单因素方差分析法对实验数据进行统计处理，结果见表 1。

表1　常见消化系统疾病微观舌象变化（$\bar{x} \pm s$）

	健康对照组 16 例	萎缩性胃炎（8 例）	十二指肠球部溃疡（11 例）	浅表性胃炎（28 例）
舌尖部	W 187.67 ± 26.58	184.38 ± 25.89	180.18 ± 34.88	157.93 ± 38.77
	R 163.8 ± 9.46	157.25 ± 10.96	148.55 ± 13.57	152 ± 9.15
	G 157.0 ± 8.92	151.25 ± 14.06	158.55 ± 11.34	155.04 ± 9.22
	B 138.5 ± 9.49	137.13 ± 8.72	145.0 ± 10.1	143.05 ± 9.96
舌左侧	W 178.27 ± 26.56	170.50 ± 46.54	182.18 ± 31.87	164 ± 45.7
	R 163.33 ± 9.01	155 ± 9.86	151.45 ± 9.80	150.18 ± 10.63
	G 150.07 ± 10.1	152.63 ± 10.50	151.64 ± 12.96	155.86 ± 18.14
	B 131.80 ± 9.14	145.50 ± 11.40	144.45 ± 8.98	143.93 ± 13.35
舌右侧	W 165.07 ± 32.00	177.88 ± 36.39	197.64 ± 37.74	166.46 ± 51.39
	R 166.13 ± 6.79	160.38 ± 4.78	146.36 ± 9.42	148.18 ± 10.40
	G 157.27 ± 9.71	154.38 ± 12.75	150.36 ± 10.49	152.29 ± 14.91
	B 138.8 ± 11.70	142 ± 11.65	145.91 ± 9.01	142.02 ± 12.51

　　从统计结果得出胃镜检查确诊的 3 种消化系统疾病及对照组之间均存在显著或非常显著差异。其中萎缩性胃炎的舌体左侧蓝基色明显高于对照组；十二指肠球部溃疡之舌尖及左右两侧的红基色明显低于正常组（舌尖、左侧为甚），左侧蓝基色明显高于对照组；浅表性胃炎之舌尖及左右两侧的红基色均显著低于正常组，左侧蓝基色非常明显高于正常组；萎缩性胃炎之舌右侧红基色非常显著地高于十二指肠球部溃疡及浅表性胃炎组。

　　依据这些结果可将 3 种常见消化系统疾病及正常组明确区分开来。当左侧蓝基色低于 130.58 时，即为正常舌质；当舌尖红基色高于 162.12 时，或左侧红基色高于 161.25，或右侧红基色高于 158.58，即为萎缩性胃炎；当舌尖蕈状乳头的直径大于 196.7 时，即为十二指肠球部溃疡；不满足上述条件的是浅表性胃炎。中医所辨 5 种脾胃证候组及正常对照组多存在显著或非常显著的差异（脾胃湿热组例外）。其中肝胃郁热组舌体左右两侧的红基色均明显低于正常组；肝气犯胃组舌尖及左右两侧的红基色均明显低于正常组（右侧更显著），舌体右侧的蓝基色高于正常组；脾胃虚寒组的舌尖、舌体左右两侧的红基色均明显低于正常组（舌尖更显著），脾胃气虚组舌尖红基色低于正常组；肝胃郁热组的舌体右侧绿基色明显低于脾胃湿热组。

　　依据这些差异可将脾胃病 5 种常见证候与正常组区分开来（脾胃湿热组与对照组尚不能区分）。在舌尖红基色小于 154.41 的前提下，当左侧红基色小于 154.32 或右侧红基色小于 159.34 时，若左侧蓝基色大于 140.94，则为肝气犯胃，否则为脾胃虚寒；当左侧红基色大于 154.32 或右侧红基色大于 159.34 时，为脾胃气虚；若舌尖红基色大于 164.85，则当左侧红基色大于 165.19 或右侧红基色大于 162.14 时，为正常或脾胃湿热，否则为肝胃郁热。

表 2　常见消化系统疾病微观舌质变化（$\bar{x} \pm s$）

	对照组（16 例）	脾胃气虚（8 例）	脾胃湿热（7 例）	脾胃虚寒（12 例）	肝胃郁热（19 例）	肝气犯胃（39 例）
舌尖部	W 187.67 ± 26.58	158.88 ± 32.02	173.71 ± 40.23	205.58 ± 47.74	169.11 ± 43.04	174.33 ± 39.34
	R 163.87 ± 9.46	147.5 ± 10.62	155 ± 13.27	147.87 ± 15.6	156 ± 12.14	153.69 ± 11.16
	G 157.4 ± 8.92	152.13 ± 17.08	159.71 ± 14.24	150.58 ± 15.85	153.58 ± 8.67	153.04 ± 13.32
	B 138.53 ± 9.49	140 ± 12.72	144.43 ± 10.37	140.08 ± 12.49	139.95 ± 10.56	142.08 ± 13.2
舌左侧	W 178.27 ± 26.56	168.88 ± 47.76	174.71 ± 32.75	183.33 ± 46.98	172.11 ± 45.26	171.95 ± 43.2
	R 163.33 ± 9.01	152.38 ± 10.47	154 ± 5.32	149.08 ± 7.03	152.68 ± 12.51	154.79 ± 13.03
	G 150.09 ± 10.1	155.5 ± 12.98	155.29 ± 14	152.08 ± 17.34	147.79 ± 12.65	158.92 ± 22.47
	B 131.80 ± 9.14	148.13 ± 17.1	143.86 ± 12.93	145.5 ± 11.98	135.37 ± 12.89	143.28 ± 18.67
舌右侧	W 165.07 ± 32	172.25 ± 43.21	166.43 ± 39.28	196.5 ± 28.78	179.47 ± 34.65	180.62 ± 45.1
	R 166.13 ± 6.79	152.5 ± 20.05	156 ± 13.78	153.17 ± 11.51	151.32 ± 10.82	153.33 ± 11.79
	G 157.27 ± 9.71	152.38 ± 18.07	164.14 ± 21.44	151.08 ± 13.06	145.74 ± 9.03	154.64 ± 13.06
	B 138.8 ± 11.7	139.38 ± 18.55	150 ± 14.96	141.33 ± 18.27	138.16 ± 12.89	142.08 ± 13.05

表 3　常见消化系统疾病微观舌质组间比较

	舌尖部				舌左侧				舌右侧			
	W	R	G	B	W	R	G	B	W	R	G	B
对照组与萎缩性胃炎组								*				
对照组与十二指肠球部溃疡组		**				*		*		**		
对照组与浅表性胃炎组	*	**					**		**		**	

续表

	舌尖部				舌左侧				舌右侧			
	W	R	G	B	W	R	G	B	W	R	G	B
萎缩性胃炎组与十二指肠球部溃疡组										**		
萎缩性胃炎组与浅表性胃炎组									**			
十二指肠球部溃疡组与浅表性胃炎组												

注：＊：P<0.05，＊＊：P<0.01。

表4　常见脾胃证候微观舌质组间比较

	舌尖部				舌左侧				舌右侧			
	W	R	G	B	W	R	G	B	W	R	G	B
对照组与肝胃郁热组						*				**		
对照组与脾胃湿热组												
对照组与肝气犯胃组		*				*		*		**		
萎缩性胃炎组与脾胃虚寒组		**				*				*		
萎缩性胃炎组与脾胃气虚组		*										
十二指肠球部溃疡组与脾胃湿热组												*

注：＊：P<0.05，＊＊：P<0.01。

五、前景分析

隗老借用计算机图像处理及显微放大技术对舌质颜色进行红（R）、绿（G）、蓝（B）三基色的平均值定量检测，发现胃镜检查确诊的3种消化系统疾病（萎缩性胃炎、十二指肠球部溃疡、浅表性胃炎）舌色与正常对照组之间均存在显著或非常显著差异。依据这些结果可将3种常见消化系统疾病及正常组明确区分开来。借用计算机图像处理及显微放大技术，从微观层次观察舌质变化规律，发现常见脾胃病中医证候之间舌质变化均存在显著差异。其中肝气犯胃组、脾胃虚寒组舌尖及左右两侧的红基色均明显低于正常组；肝胃郁热组舌体左右两侧的红基色均明显低于正常组；脾胃气虚组舌尖红基色低于正常组；肝气犯胃组舌体右侧的蓝基色高于正常组；肝胃郁热组的舌体右侧绿基色明显低于脾胃湿热组。此舌象检测仪器的临床运用可以较客观记录舌象资料。

依据上述实验结果编制的微观舌质计算机自动诊断软件用于脾胃病的诊断和证候的辨识，据初步临床统计，诊断符合率为61.25%。这一比例虽然不高，但相对于中医临床辨证，应该是可喜的成果。中医临床辨证资料的采集是通过望、闻、问、切四诊合参进行的，辨舌只是其中的部分内容。且随着实验条件的不断改善和实验手段的不断革新，必将使该比例进一步提高，并能推广到其他系统疾病。预测我们研制的微观舌象计算机自动诊断系统应具有广阔的临床应用前景、良好的社会效益和经济效益。

"和"法的应用

和法，亦称和解法，是中医的治疗大法之一，清·程钟龄将其归纳入"医门八法"之中。和法在脾胃病诊治中应用甚广。因"和"字含义广泛，历代医家对和法的认识也有不同，且和法不像"医门八法"中其他治法如汗法、补法、清法等，容易从字面上明了其义。隗老指出，深刻理解和法的内涵并在临床诊治中准确地使用，对切中脾胃病的病机，提高临床疗效具有重要的意义。

一、脾胃病脏腑失和的病机及主要表现

1. **寒热错杂**　在脾胃病的病变过程中，寒热失调为其重要的病理变化。《灵枢·师传》中云："胃中热，则消谷令人悬心善饥，脐以上皮热；肠中热，则出黄如糜，脐以下皮寒；胃中寒，则腹胀；肠中寒，则肠鸣泄泻。胃中寒，肠中热，则胀而泄；胃中热，肠中寒，则疾饥，小腹胀痛。"指出胃肠寒热及寒热错杂均可导致多种病症。脾胃病中寒热证的出现，既可由六淫、七情、饮食、劳倦等因素导致，也可由寒热相互转化而致，或由治疗偏颇而生，如《伤寒论》中的"泻心汤"证即多由热病误汗、误下而致寒热错杂。临床上，脾胃病之寒热错杂证实不少见，慢性脾胃病者尤多。如素体脾阳不振之人，或因情志不遂，气郁化火，或因过食辛辣炙煿，或因过服甘温辛燥之药，而致胃热胃火炽盛，既有胃脘嘈杂、灼热疼痛，嗳气吞酸，口干咽燥，舌红等胃热、胃火之证，又有纳差、稍食即胀，腹部喜温喜按，大便溏泻等脾气（阳）虚弱之证，表现为上热下寒。再有复发性口疮一病，既有口舌反复生疮，热痛喜凉等心胃积热证，又见舌胖苔白，少气、纳差等脾虚证，形成上热下寒、上实下虚错杂的证候。而对于寒热错杂证，徒清热则易伤中阳，纯温中则易助热为患，因此须寒温兼顾，和而调之。如半夏泻心汤、乌梅丸、干姜黄芩黄连人参汤、黄芩汤、黄连汤、栀子干姜汤、附子大黄汤、左金丸、连苏饮等均为寒热并用之剂。

2. **升降失调**　脾升清，胃降浊（包括大小肠），二者既是矛盾的，但又是协调的，从而构成一种动态的平衡，任何一方功能发生障碍，都可能导致升降失常。明·周慎斋《慎斋遗书》云："胃气为中土之阳，脾为中土之阴。脾不得胃气之阳则多下陷，胃不得脾气之阴则无转运。"清·黄元御《四圣心源》曰："脾升胃降，则在

中气。中气者，脾胃旋转之枢"，"中气旺则胃降而喜纳，脾升而喜磨。水谷腐熟精气滋生"，"脾喜刚燥，胃喜柔润，燥湿调停，在乎中气，中气旺则阴阳和平，燥湿相得"。临床上脾胃升降失调十分常见，其主要表现为升降不及、升降反作等病证，如胃气不降，则糟粕不能下传，而出现脘腹胀满、疼痛、心下硬满、嗳气、嘈杂、便秘等症；胃气不降反升，则可见呕吐、呃逆、嗳气、反胃、吐血等症；脾气不升，不能运化精微，从而出现痞满、腹胀、困倦乏力、腹泻、消瘦等症；脾气不升反降，则中气下陷，可出现脱肛、内脏下垂、大便滑脱不禁、便血、久痢等症。临床上脾不升，胃不降之症常可同时出现，如嗳气、脘腹胀满、食少纳差、便溏等，对于此证，则应补脾升清与和胃降浊同调之。李东垣所创立的补中益气汤、补脾胃泻阴火升阳汤、升阳益胃汤、调中益气汤等汤方，寒温并用、通补同施，升清阳，降阴火，和调脾胃气机，从而达到调和阴阳、祛除疾病的作用。

3. 虚实夹杂 胃属阳明，多气多血，为六腑之一，"六腑传化物而不藏，故实而不能满"，其病多实；脾为太阴，以阳为用，系属五脏，"五脏藏精气而不泻，故满而不能实"，其病多虚。《素问·太阴阳明论》中即有"阳道实，阴道虚"之论，后世医家则有"实则阳明，虚则太阴"之说。虽云如此，但临床所见脾胃病的纯实证和纯虚证并不多，特别是当今，随着人们生活水平的提高和医药卫生条件的改善，过去因为生活艰难、营养不良或疾病得不到及时救治而致的虚损性脾胃病业已鲜见，而因饮食不节、劳逸过度、寒温失调、情志不遂而致的虚实夹杂证甚多。一般来说，脾胃病初期多以实证为主，随着病情的发展，脾气受损，在病机上逐渐发生转化，而出现虚实夹杂的病理表现。如许多慢性脾胃病，如胃痛、呕吐、噎膈、泄泻、痢疾、腹痛等，多存在着由实转虚、虚实夹杂的病理特征。而当出现脾胃虚弱时，也可因纳运失司而生痰、生饮、生癖、生郁等，形成由虚致实、虚实夹杂的证候。

对于脾胃病虚实夹杂证，其治疗不宜单用攻法或补法，而宜用和法，统筹兼顾，补偏救弊，以令和平，如清·章虚谷云："然纯虚者，补之尚易；纯实者，攻之不难。无如纯虚纯实之证少，而虚实错杂之证多也。正虚夹邪，执用补法，则锢其邪；执用攻法，则正气脱。不知此理，动手即乖。"如厚朴半夏生姜甘草人参汤、旋覆代赭汤、枳实理中汤、橘皮竹茹汤、枳实消痞丸、健脾丸、桂枝加大黄汤等均为攻补兼施之方。

4. 寒湿、湿热互裹 脾为阴土，喜燥恶湿，明·吴昆《医方考·脾胃门》中云：“脾胃喜甘而恶苦，喜香而恶秽，喜燥而恶湿，喜利而恶滞。”湿邪最易侵困脾土，同气相感也。湿为阴邪，易伤脾阳，若寒湿外入，或素体阳虚、湿邪内生，或因误治伤及脾阳均可造成寒湿互裹，侵害脾土；若外感暑湿，或内湿郁而化热，或因误治伤饮助热，则可出现湿热内蕴之证。湿邪最易困扰三焦、影响气化、阻滞气机，造成清阳不升，浊阴不降，或清浊相混，气化不利等病症。如胸闷脘痞、头痛身重、纳谷不馨、呕恶泄泻等，如《温病条辨》云：“湿郁三焦，升降失司，脘连腹胀，大便不爽……”湿性黏滞，湿邪久羁伤及脾胃，也可造成脾胃虚弱，从而又见有虚实夹杂，寒温并见。

治疗湿邪困脾之证，不可单用汗、下、温、清、滋补等法，而宜用和法。《温病条辨》云湿温“汗之则神昏耳聋，甚则目暝不欲言；下之则洞泄；润之则病深不去”，“徒清热则湿不退，徒去湿则热愈炽”。临证治疗湿阻中焦、脾胃失和之病证多用和法，如分消走泄、三焦并治等，处方用药常为寒温、辛燥、苦甘、通补、升降等并用，如新加香薷饮、三仁汤、蒿芩清胆汤、藿朴夏苓汤、连朴饮、黄连温胆汤、加减正气散、黄芩滑石汤等。

5. 肝脾（胃）不和　《素问·宝命全形论》云：“土得木而达。”脾胃之运化，有赖肝的疏泄、胆的和降。肝属木，木性喜条达而恶抑郁。肝（胆）失疏泄，肝气郁结，气机不畅，除可导致本经自病，如症见胸胁不舒，善太息，急躁、心烦，眠差等，又可因木气乘土，脾胃气机失调，气血失和而出现如胃痛或嘈杂、嗳气吞酸、脘腹胀满、食欲不振，肠鸣腹泻等脾胃病病症，形成肝脾（胃）同病。《素问·六元正纪大论》曰：“木郁之发，民病胃脘当心而痛。”清·沈金鳌《杂病源流犀烛》曰：“胃痛，邪干胃脘病也……惟肝气相乘为尤甚，以木性暴，正克是也。”均是指由于肝木失疏，克犯脾胃所致的病症。另肝胆的疏泄功能的正常发挥，也依赖脾胃纳化功能的健旺。若脾胃气机升降失调，或脾胃虚弱，失其健运，痰浊、积滞、瘀血内生，也可影响肝胆疏泄功能发挥。如清·吴达《医学求是》中云：“肝木由脾土而升，胆木由胃土而降，脾土湿则清气不升，胃土逆则浊阴不降。”

肝脾（胃）不和而为病者，宜用和法，肝脾同调，甚至心肝脾同治。如用疏肝和胃、抑木扶土、疏土达木、调和肝脾（胃）。对于由肝郁脾虚所致的气血两虚或癥瘕积聚等病，也应采用健脾养肝和扶正祛邪的方法加以调治。四逆散、柴胡疏肝散、逍遥散、越鞠丸、痛泻要方、芍药甘草汤、蒿芩清胆汤等均为肝脾同调的方剂。另对于肝胆之病，在还未明显殃及脾胃时，也应本着"见肝之病，知肝传脾，当先实脾"的原则而予以肝脾同调。

二、和法的临床应用

1. 通补兼施法　所谓通补兼施，即是在疏达脾胃气机之法中加入补益脾胃之品，或在补益脾胃之中加以通调之药，以使行中有补，补中有通，散中有收，敛中有达，通不伤正，补不壅滞。使之既体现"六腑以通为用"的治疗原则，又符合治疗内伤杂病"但当时时保护胃气"的原则。

本法适用于慢性反复发作性脾胃病，如慢性胃炎、消化性溃疡等，以气机壅滞为主，可用香附、乌药、陈皮、木香、砂仁、青皮、藿香等疏达气机，加太子参、白术、荷叶、白扁豆等品益气健脾。为防温燥辛香之药有耗气伤阴或化燥生火之虞，可酌加如沙参、石斛、连翘、焦栀子等养阴清热之品，或适量加入如芍药、乌梅、木瓜、五味子等酸甘化阴之物，以达到静与动、散与收、燥与润的动态平衡。若证以脾胃虚弱为主，可用四君子汤、理中汤、补中益气汤等方，酌加青皮、陈皮、砂仁、半夏、枳壳、苏梗等理气之品，以使补而不塞；也可用香砂六君子汤、六安煎等具有通补兼施的方药。

对于反复发作的口疮的治疗，既要法遵"疮疡多由火热生"和"诸痛痒疮，皆属于心"之理，予以滋阴降火、清热解毒之治，又要结合"脾主肌肉"，脾"其华在唇"和"久病必虚"等理论，加以健脾益气，生肌托补之用。如在用黄连解毒汤、清胃散、甘露消毒饮、知柏地黄丸等清其实热、虚火、湿热的同时，加入生黄芪、生白术、薏苡仁、砂仁、扁豆、荷叶、石斛等，健脾益气、滋阴生津、扶正祛邪。治疗证属胃热脾虚之复发性口疮，可用三才封髓丹、清胃散合四君子汤化裁；若为脾虚湿热，多用甘露消毒饮、四君子汤合方化裁治疗，升降同调、补泻兼施。

又如老年或妇人产后便秘，多既有腑气不通，糟粕内聚之邪实表现，又有气虚、血虚、阳虚等虚损征象，故治疗中也应通补兼施、升降同调。若气虚便秘者可用补中益气汤加麻仁丸，益气通腑；血虚便秘者可用四物汤加生、熟首乌、黑芝麻、生白术合麻仁丸，益气养血、润肠通便；阳虚便秘者，用《备急千金要方》之温脾汤加减，益气温中、理气开秘；气阴两虚便秘者，用《温病条辨》之新加黄龙汤加减，益气养阴、通腑开结。

2. 辛开苦降法 辛开苦降法即是将具有开郁、散结作用的辛味药和具有清热降火、降气坚阴的苦味药联合使用，以达到开郁散结、理气降火（清热）、升清降浊、调和气机作用。该法在脾胃病治疗中应用颇广，如在胃食管反流病、慢性胃炎、消化性溃疡、功能性胃肠病、慢性肝胆疾病治疗中每多用之。其代表方为张仲景之"半夏泻心汤"（含其类方）。除此，如小陷胸汤、吴茱萸汤、乌梅丸、干姜黄芩黄连人参汤、左金丸、连苏饮、连朴汤、栀子干姜汤、升阳散火汤等也寓有辛开苦降之理。

胃痞（《伤寒论》中称"心下痞"），是脾胃病最常见的病症之一，虽有寒热虚实之分，其基本病机即是胃气壅滞、升降失调。治疗胃痞，医家多本者"辛散之"、"苦降之"、"温通之"、"寒清之"之理，取辛开苦降之法，开结散痞、升清降浊。且辛温中加以苦寒可防辛散太过而伤气阴，苦寒中配以辛温，则可防苦寒伤阳之害，且方中又多有护卫和中之品，因此最能体现和法的本义。在治疗"胃痞"病症中，半夏泻心汤、小陷胸汤、左金丸合方化裁，多取得良效。

3. 和调气血法 临床上慢性脾胃病患者多表现为气血同病，但有先后、轻重、主次的不同，因此，是调气抑或调血，或气血同调，孰主孰次、孰重孰轻，寒调抑或温调，亦当辨之精详，以平为期。中医理论认为，凡病"初病在气，久病入络"。

临证中，隗老常从病程、症状特征、阴阳偏盛等方面判断，治有先后，方有不同。一般来说，初病或病程短者，或症状以胀满为甚者，或病情时轻时重，且和情志、劳逸关系密切者，以调气为主，稍加理血之品，如用逍遥散、越鞠丸、柴胡疏肝散、四逆散等，方中虽以理气为主，但又有当归、芍药、川芎等理血之品。若病程已久，或病势顽固，或症以疼痛为显，且受寒、劳累后加重者，则又当理血为先，轻者可用丹参饮、芍药甘草汤、金铃子散等合方化裁，重者可用血府逐瘀汤、拈痛散等方加减。寒凝血滞者当加附子、桂枝、乌药、干姜、蜀椒等温通之品；阴虚者加沙参、麦冬、石斛、白芍等物润养之；气血阴阳亏损者，虽有补气、补血、补阴、补阳之法，但彼此之间不可截然割裂，也应根据"阳化气，阴成形"及"阴阳互根"的理论，从整体观出发，统筹兼顾，综合调理。临床中，桂枝汤及其类方，如小建中汤、黄芪建中汤、当归建中汤、桂枝加芍药汤、桂枝新加汤等常用于脾胃病阴阳气血不和证的治疗。

4. 分消走泄法 此法主要用于湿邪阻滞中焦或湿蒙三焦而致的气机升降失调出现的脾胃病症。湿邪致病常表现为三焦不畅、虚实夹杂、升降失调、寒热并见，因此给治疗也带来困难，稍有不慎，则顾此失彼。前人在治疗湿邪内阻为病时有"勿汗、勿泻、勿滋补"之诫，如《景岳全书·湿证》中云："湿热之病，宜清宜利，热去湿亦去也；寒湿之病，宜燥宜温，非温不能燥也，知斯二者而湿无余义矣。"《温病条辨》云："湿热发表、攻里，两不可施，误认伤寒，必转坏证，徒清热则湿不退，徒去湿则热愈炽。"而宜用清利、温燥、淡渗、健脾等法合而治之，此亦属和法范畴。如清代名医薛生白在治疗湿温病中，就多用分消走泄法，薛氏善用辛温之厚朴、半夏、草果、苍术等品燥湿温中，宣通被遏之阳气；用栀子、黄连、连翘、黄芩等苦寒，清热解毒降火；用杏仁、白豆蔻、佩兰等宣畅三焦气机；用茯苓、滑石等淡渗利湿，使湿热之邪从小便而去。以茯苓、薏苡仁、谷麦芽、大豆黄卷、扁豆、莲子芯等健脾开胃，宣上、畅中、渗下，分消走泄，调畅被湿邪郁阻的气机，恢复脾胃功能。吴鞠通在《温病条辨》中的湿温病论治中，也是多采用三焦并治、升降同调的和法，其书中的许多方剂如加减正气散、三仁汤、藿朴夏苓汤、连朴饮、杏仁滑石汤、冬地三黄汤、宣清导浊汤等都将辛开苦降、分消走泄、宣清导浊等法合而为用，以畅气机、祛湿邪、和脾胃。

5. 调和肝脾（胃）法　该法主要用于肝胃不和或肝脾不和的治疗。《丹溪心法》云："气血冲和，万病不生，一有怫郁，诸病生焉。故人身诸病，多生于郁。"肝主疏泄，肝藏魂，故郁多责之于肝。"土得木而达"，肝气郁结，疏泄失调，必影响脾胃的运化功能，而形成肝脾（胃）同病。如临床上常见因情志不遂，肝气郁结，造成胃气不降，或怒气伤肝，或肝郁化火而横逆犯胃；肝气横逆乘脾，导致脾失健运、清阳不升；肝郁脾虚，脾虚生痰，痰气交阻。肝失疏泄，可造成脾胃不和，但脾胃功能失司也可影响肝胆之疏泄，而出现"土壅木郁"的反侮证候。

临床但凡见有土木不和者，大多用和法治之。若肝胃不和治宜疏肝理气、和胃降逆。"肝苦急，宜用辛散之、酸收之、甘缓之、苦泻之"，故处方用药多为辛酸甘苦之味相互配伍。临证可选逍遥散、柴胡疏肝散、越鞠丸、四逆散等方化裁。"气滞则血瘀"，故在疏肝和胃方中常需加入活血通络之品，如当归、川芎、元胡、莪术、泽兰等。若有肝胃郁热，可用丹栀逍遥散、柴胡疏肝散合左金丸等；若证见有肝胃阴伤，则可用四逆散或逍遥散合一贯煎或沙参麦冬汤，疏肝理气、清热养阴；肝强脾弱、木乘脾土，治宜抑木扶土，临证可选柴胡疏肝散或痛泻要方合芍药甘草汤，或半夏生姜泻心汤合芍药甘草汤调和肝脾；气郁痰阻应治以理气开郁，降逆化痰，用药多为辛散温苦，可用半夏厚朴汤、苓桂术甘汤、橘皮竹茹汤、半夏天麻白术汤等加减化裁。临床尚可见有胆胃不和及胆胃同病者，治在和降，可用大柴胡汤、小柴胡汤、四逆散、柴胡疏肝散、逍遥散等，合黄连温胆汤、蒿芩清胆汤，疏肝利胆、降逆和胃。

6. **调和胆胃法** "胆者，中精之府"，具有藏与泄的双重作用，且与肝之疏泄、脾之运化、胃之消谷、肠之化物密切相关。隗老认为情志不调、饮食不节等因素皆可导致胆气郁滞、胆火内燔、湿热蕴胆等，致精汁不得内守，横逆犯胃而致胆胃不和。临床以痛、胀、嘈、嗳为主，治宜清胆和胃、理气通降，常以温胆汤、蒿芩清胆汤加减。

7. **调和脾胃法** 脾胃不和（包含肠胃不和）临床也十分常见，特别是在功能性胃肠病，如功能性消化不良、肠易激综合征、胃肠或胆囊术后综合征等中多有见之。其证候表现有升降失和、胃实脾虚、胃热脾寒等。正如清·吴达《医学求是》中云："中气为升降之源，脾胃为升降之枢轴。"《伤寒论》中有大、小柴胡汤，半夏生姜甘草泻心汤、黄芩加半夏生姜汤等方证描述，既见有心下痞硬，或噫气，或呕吐或心烦等胃气不降症状，又见有肠鸣下利，或下利不止、少气等脾不升清表现，张仲景用苦辛通降、扶正祛邪，疏达气机，调和阴阳。胃热脾（肠）寒证临床表现为既有胃脘灼热或疼痛，泛酸嘈杂，心烦，口干咽苦等胃中积热的症状，又有受寒饮冷症状加重，腹部喜暖恶寒，大便溏泻等中阳不振等表现，其治疗应寒温并用、通补兼施。张仲景之乌梅丸、干姜黄芩黄连人参汤、半夏泻心汤、附子泻心汤等都有清上温下，和调脾胃阴阳之意，可选择化裁用之。临床尚可见到脾（胃）虚肠热之证，尤其是在炎性肠病，如溃疡性结肠炎、克罗恩病和慢性痢疾中较多，其表现为既有腹痛腹泻，大便黏滞不爽，或夹有黏液、脓血、肛门灼热等肠中湿热积滞之证，又有脘腹痞满、纳差，少气乏力，神靡体倦，脉气虚弱等脾虚见证，其治疗徒用清热化湿恐其伤及脾胃之气，益气健中又恐敛邪不去，当以清化合温补为一体而和调之，可用乌梅丸、干姜黄芩黄连人参汤、葛根芩连汤、加减正气散等加减或合方治疗。五味异功散合葛根芩连汤加白头翁、苦参、焦楂曲、藿香梗、荷叶梗等，健脾升清，清热利湿；若有脓血，加仙鹤草、炒地榆、侧柏炭等；脾阳不振者加干姜、乌药或炮附子，寒温并施。

和法为中医八法之一，具有和解、调和作用，充分体现了中医特色，是中医治则治法的精髓之一。由于脾胃特殊的生理病理过程，使其相关疾病往往表现为寒热互见、虚实错杂，故和法在治疗脾胃病中有着广泛的应用，并获得显著的疗效。隗老认为治疗脾胃病要以和为主，以通为辅，调寒热，和气血，兼顾各脏，整体调节。特别是随着时代的发展，环境污染加重等诸多因素，使致病因素日趋复杂，治疗亦朝着整体性的"和谐"回归，这些都使得和法重新被重视。和法具有西医西药无可替代的特色和优势，必将有广阔的应用前景。

临床应用调升降法的体会

中医学认为，人体的生理活动及维持其动态平衡离不开气机的正常升降，而气机升降学说中脾胃升降理论尤为重要。脾胃是气机升降的枢纽，是维持机体相对平衡的重要调节机制。脾胃病的发生与气机升降之间有着重要的关系。隗老数十年来致力脾胃病研究，对运用升降理论治疗脾胃病积累了丰富经验，兹简介如下。

一、升降理论的起源与发展

升降理论是中医学理论的重要组成部分，是阴阳学说在气机的动态消长转化过程中的具体运用。升，谓上升，是升其清阳之气；降，谓下降，是降其浊阴之气。升和降，是对立的两个方面，既互相对立又互相联结，既互相制约又互相依赖。升降出入，是人体气化功能的基本形式，是脏腑经络、阴阳气血矛盾运动的基本过程。隗老指出，深入探讨升降理论，不仅具有理论意义，并对指导临床辨证、分析病因病机、制订治法和组方选药具有重要意义，有助于提高临床疗效。

1. **传统认识** 升降理论源远流长，其最初的论述见于《内经》。《内经》对升降理论的阐述体现在 3 个方面：用升降理论阐述人体的生命活动，用升降失常解释机体病理变化，用升降理论制订治病原则。《素问·六微旨大论》曰："气之升降，天地之更用也"，"非出入，则无以生长壮老已；非升降，则无以生长化收藏"，"反常则灾害至矣"。说明升降是天地变化的规律，同样也是人体生命赖以存在的基本条件。脏腑、经络、器官是气机升降出入的场所，正是由于脏腑不断地升清降浊、吐故纳新，机体才能正常进行新陈代谢，从而维持人体的生命活动。倘若升降失常，气血乖违，则阴阳失衡，百病由生。《素问·生气通天论》曰："大怒则形气绝，而血菀于上，使人薄厥。"说明严重的升降失常，还可危及生命。《素问·至真要大论》曰："高者抑之，下者举之"，"郁者达之"，"疏其气血，令其调达，而致和平"。则是针对升降失常所致病证而制订的治疗法则，使升降有序，阴阳和调，病证自愈。《内经》的精辟理论为后世医家根据升降失常治病奠定了坚实的基础。

2. **后世的发展** 《内经》奠定了气机升降理论的基础，至汉代张仲景在《伤寒论》中继承了《内经》的气机升降理论，并将其运用于疾病的辨证、传变规律、病理变化、确立治则、组方用药等方面。如《伤寒论》中有："病如桂枝汤，头不痛，项不强，寸脉微浮，胸中痞硬，气上冲咽喉不得息者，此胸中有寒也，当吐之，宜瓜蒂散。"此即"其高者，因而越之"之理。金元时期，名医辈出，对升降理论各抒己见，从不同角度充实了升降理论的内容。特别是金元四大家进一步充实了气机升降理论。如李东垣治病主张升发脾阳，朱丹溪以升降法治郁病，张子和以吐法论升降，张元素以升降浮沉论用药。明清时期很多医家亦推崇气机升降学说，使升降理论更趋完善。

二、脾胃为升降之枢

1. 脾胃升降的生理功能 脾胃共居中焦，以膜相连，一脏一腑，互为表里，为后天之本。脾为气血生化之源，主运化；胃为水谷之海，主受纳、能磨谷。脾性主升，升则为阳，才能将水谷精微上输于心肺，并在心肺作用下布散于全身；胃性主降，降则为阴，才能正常受纳、腐熟水谷，推动糟粕下行排出体外。如《脾胃论》所言："盖胃为水谷之海，饮食入胃，而精气先输脾归肺，上行春夏之令，以滋养周身，乃清气为天者也。升已而下输膀胱，行秋冬之令，为传化糟粕转味而出，乃浊阴为地者也。"两者一阴一阳，一脏一腑，升清降浊，共同完成对饮食物的消化吸收及传输。同时脾胃升降还主持着肝、心、肺、肾四脏的升降。肝主升，"肝气宜升，然非脾气之上行，则肝气不升"，说明肝之升有赖于脾之升。反之，脾胃的升降功能也有赖于肝胆之气的升发、疏泄才能生生不已，此所谓肝和脾升，胆和胃降。肺主降，肺与大肠相表里，肺之降有赖于大肠之通降，胃腑降则大肠之气通畅，故肺之降也有赖于胃之降。心在上焦，属火，心火必依脾胃枢机下降之势下温肾水；肾在下焦，属水，肾水须赖脾胃枢机上升之趋上滋心火，制约心阳，这样心肾之间才能阴阳相和，水火相济。

2. 脾胃升降的病理变化 隗老认为，概括脾胃病的病因病机，不论是饮食失调、外邪入侵、七情所伤等，最终导致的都是脾胃升降失调，清阳之气不能输布，后天之精不能归藏，饮食水谷无法摄入，糟粕无法排出，从而导致各种脾胃病的发生，继而变生他症。脾胃升降的功能失调，临床上以脾升不及、脾虚下陷、胃降不及和胃气上逆多见。若脾不升清，则失其运化功能，气血生化无源，水湿停滞中焦，可出现神疲乏力、头目眩晕、肢困体倦、脘胀纳呆等症。脾气不升，中气下陷，更见脘腹坠胀、泄泻、脱肛、内脏下坠等。胃不降浊，则浊汁不能及时下传肠腑，留滞中州变生他病。胃中气滞则可见脘痛、胀满、纳差、便秘等，胃气上逆则可见嗳气、呃逆、反胃、恶心、呕吐等。隗老认为，脾升胃降是相对的，脾既病，胃不能独行津液，胃既病，脾无所察受，脾胃为病常相互影响，故临床健脾与和胃常相兼为用，但须分清标本主次。脾胃气机升降失调，还可致痰、饮、水、湿等病理产物形成或进一步堆积，如《医门法津》所言："痰饮之患，未有不从胃起者也。"同时，脾胃运纳升降的运动一旦遭到破坏，也将波及其他脏腑，心、肺、肝、肾均将受其影响。

三、运用升降理论治疗脾胃病

治脾必知其欲升，治胃必知其欲降。隗老认为，升清、降浊为脾胃病治疗的重要大法，就升与降的关系而言，一般以降为基础及前提，同时两者相辅相成，升中有降，降中寓升。

1. **降** 胃以降为和，不降则滞，反升则逆，降的功能失常，则气机壅滞，水反为湿，谷反为滞，形成气滞、食积、湿阻、血瘀、火郁等病理因素。临床上胃肠道疾病多以气滞最为普遍，胃中气滞则见胃脘痛胀、痞满等；气滞而上逆，则见嗳气、呃逆、恶心，重者呕吐等。

降法主要有降气和通腑两类，因腑行不通，气滞往往成为重要的致病因素，故以降气为主。同时胃中气机是否调畅，与肝的疏泄功能密切相关。《血证论》指出，"木之性主于疏泄，食气入胃，全赖肝木之气疏泄之，而水谷乃化"，故降气药常与理气药同用，如枳壳、青皮、陈皮、佛手、檀香等。对于胃气上逆者，可配以柿蒂、法半夏、煅赭石、旋覆花、丁香等。同时肺的通降，对于通腑和降亦有促进作用，"大肠所以能传导者，以其为肺之腑，腑气下达，故能传导，是以理大便，必须调肺气也"。临床上亦用降肺气法治疗呕吐，如旋覆代赭汤就是用旋覆花降肺气而止呕。

降法还包括化湿、降火、消食、化瘀等。湿、火、食、瘀常相兼为病，如湿郁可化热，形成湿热互结；湿邪还易与食滞互生互长，日久不通，还可致瘀。故运用化湿法时应注意配伍清热、消滞及活血化瘀之品，同时可适当配伍养阴药以防温燥伤阴。

2. **升** 脾体阴而用阳，喜燥恶湿，得燥而升，以升为健。脾不升清，则气血生化无源，水湿积聚中焦，可致神疲乏力、头晕、食少便溏、肛门脱坠等症。

升法主要有补气升阳及升阳举陷，由于清阳不升，脾易生湿，故适当配用祛风胜湿法，也属升法范畴。气虚则无力升阳，补气升阳重在补益脾气，临床常用黄芪、党参、白术、甘草、山药、茯苓等；气虚日久常兼气陷，故常在补气中佐以升阳举陷，配升麻、柴胡、荷叶等；祛风胜湿常用羌活、防风、藁本等。临床采用升降之法治疗疾病时应注重辨证，审证求因，对证治疗。如《脾胃论·饮食劳倦所伤始为热中论》认为，胃气虚下陷所致的阴火上冲，忌用苦寒药损伤脾胃，当以补中益气汤治疗，以黄芪、甘草、人参配伍升麻、柴胡补气升阳，甘温除热，则阴火得降，而病可愈。升降虽为矛盾的两法，但两者相辅相成。胃降而脾得以升，脾升而胃得以降。升降并用，升中寓降，降中有升，两者相伍，可提高疗效。如脾虚又兼气滞者，以人参、黄芪补气为主，可配伍枳壳、木香以理气。如胃阴不足，兼有气滞者，可于滋阴养胃中加入调升降之品，如木蝴蝶配佛手，苦杏仁配青皮等。如越鞠丸中苍术为阳明经药，燥湿运脾，开发水谷之气；香附是阴血中行气药，下气解郁。两者配合，一升一降，可散其郁、和其中，而致气血冲和。

四、调理脾胃气机升降的现代临床应用

《临证指南医案》云："脾胃为病，最详东垣，当升降法中求之。"可见诊疗脾胃之病时注意恢复其升降功能的重要性。隗老指出，随着中医学术研究的不断深入，脾胃功能与人体免疫学说关系密切，一些疑难杂症的诊疗通过调理脾升胃降的功能，往往获得较好的临床疗效，大大拓宽了脾胃学说的应用范围。

1. **胃肠动力障碍性疾病**　胃肠动力障碍不只是消化道功能性疾病，许多器质性疾病也与本病（主要是动力低下）有关，例如十二指肠溃疡常伴有肠胃反流，萎缩性胃炎常伴有胃排空延迟，糖尿病胃壁神经退化变性导致糖尿病性胃轻瘫。胃肠动力与脾胃气机相关，由脾胃的升降运动产生的消化运动就是胃肠运动的功能，其升降失常导致气机阻滞与西医胃肠动力障碍的病理特征是一致的。促进胃肠动力要从调整脾胃气机来实现。

2. **中风**　中风病属中医学"大厥"、"薄厥"、"仆击"范畴，与气机逆乱、清浊相干、升降失调关系密切。与中风发病相关的因素多达140多个，致病因子作用于机体，使其脏腑受损，升降逆乱，气血津液运行不循常道而致清阳不升，浊邪上扰，发为中风。此外，从深层次的角度来分析，李东垣的"正气自虚致中学说"，刘河间的"五志化火学说"，朱丹溪的"痰热生风论"，张景岳的"损伤五脏真阴观"等诸家所论，无不以气机失调、清浊相干、上扰清窍为中心，成为中风病急性期突出的关

键病机。脾胃为一身气机升降的枢纽，且中风发病过程中痰的产生、气虚的形成大多与脾胃有关，故急性期治疗应调理脾胃升降之机，中风恢复期治疗宜益气健脾，以绝生痰之源。

3. 糖尿病 糖尿病属中医学"消渴"、"消瘅"范畴。传统观点认为，其发病机制是阴虚燥热，与肺脾肾三脏相关，主张"三消论治"。近年来，在突破传统三消论治观点上又提出了气阴不足、脾气虚、阴阳两虚、瘀血、痰湿、肝郁等病因病机新论，在治疗上发展了活血化瘀、祛湿、化痰等疗法。糖尿病的形成与中焦脾胃升降失司有密切关系，导致水谷积滞，郁久化热，发为消渴。此外，糖尿病的发生发展也与脾胃直接相关，故治疗上以益气运脾、和胃养阴为基本大法，复脾胃升降则津液自生。

除了内科病症之外，脾胃气机升降理论还被广泛应用于外科、妇科和儿科，为提高相关疾病的临床疗效发挥了作用。

五、病案举隅

病案 1

患者张某，女，60 岁，2013 年 8 月 9 日初诊。主诉：上腹痞胀 1 年，加重伴呃逆、嗳气 2 个月。病史：患者 1 年来上腹部痞胀不适，食后尤甚，甚则隐痛、嘈杂。屡经诊治，症状时轻时重。近两个月来胃脘痞胀尤甚，引及两胁，尤以嗳气、呃逆间作，白昼连声不已，食欲不振，口苦而干，但饮水不多，大便干结难解。经多次诊查，谓慢性胃炎，服药效果不显，仍然终日嗳气，影响生活，性情急躁，心烦欠寐。舌质微红，苔薄黄腻，舌根尤著而厚腻，脉小弦。查体：剑突下轻度压痛，胃镜检查示：慢性浅表性胃炎，中度，胃窦小弯黏膜糜烂、充血。

临床分析：患者主症为胃脘痞胀，食后尤甚而嗳气连声，病位主要在胃，诊断为胃痞。病史较久，虚实夹杂。观其嗳气、呃逆连声，主要是胃气上逆不降，治当和胃行气降逆为主。口苦而干，舌质微红、舌苔黄腻，饮水不多，恐胃中兼有湿热，热重于湿。气滞兼热，热扰胃气，和降失司，故需清其胃热，降其胃逆，消其胃痞，和其胃气。宜苦以清降，稍佐化湿，并参以辛通，方选半夏泻心汤加减。处方：姜半夏 9g，黄芩 9g，黄连 3g，橘皮 9g，姜竹茹 9g、刀豆壳 30g，柿蒂 15g，浙贝母 9g，麸炒薏苡仁 30g，蒲公英 20g，干姜 3g，太子参 15g，甘草 3g。每日 1 剂，煎 2 次，频频饮服。

服上方 2 剂，嗳气、呃逆即见减少，5 剂后基本控制，心下痞胀亦已减轻，食欲好转，饮食亦渐增，口苦明显改善，大便亦较通畅。鉴于病情已经明显好转，舌苔黄腻已退大半，又拟一方以清养和胃。处方：太子参 15g，麦冬 15g，炒白芍 12g，黄芩 6g，浙贝母 12g，蒲公英 15g，陈皮 6g，法半夏 6g，醋鸡内金 6g，白及 5g，甘草 3g，谷芽 30g。

上方先服 14 剂，每日 1 剂。后症状消失，改为每 2 或 3 日服 1 剂，以巩固疗效。前后共治疗 3 个月，症状消失，腹无压痛，舌苔脉象亦全部正常。复查胃镜示：轻度浅表性胃炎，胃窦小弯部未见糜烂。药停后安，随访 1 年，症状未复发。

按：患者脘痞、嗳气、呃逆，并有口苦、食欲不振等症，按其上腹剑突下轻度压痛，似张仲景所述"心下痞"。嗳气、呃逆并见，均由于胃气上逆，古称"噫"，兼有口苦、苔薄黄腻、舌苔微红、大便干结等症，证属胃中有热。此热乃由气滞所生，治法宜苦辛通降，宣通气机，降其胃气，清其胃热。方以半夏泻心汤加减，方中黄芩、黄连、蒲公英、浙贝母均属清热药；半夏、橘皮、竹茹、刀豆壳、柿蒂降胃气之上逆；薏苡仁化湿渗利散结；太子参清养胃气；干姜辛通；甘草清热而调和诸药。频频饮服，使效果更好发挥。经治后症已改善，调整处方，以太子参、麦冬以养胃气、胃津，配白芍、甘草以酸甘化阴，续用黄芩、蒲公英、浙贝母清胃热，陈皮、法半夏、醋鸡内金、谷芽理气和胃以助运化，更加白及护膜，善后调治。

病案 2

万某，男，63 岁，2014 年 3 月初诊。胃脘胀满不适，呃逆，反复发作 3 年，曾服吗丁啉（多潘立酮片）等药，症状无明显改善，伴口干、口苦，便溏，日 3 次。舌苔中黄腻，脉弦滑。胃镜提示：慢性浅表性胃炎。辨为升降失调、寒热错杂所致的"胃痞病"，治以辛开苦降，消满除痞，调和胃肠。处方：姜半夏 9g，黄连 6g，黄芩 9g，炮姜 6g，太子参 30g，厚朴 9g，枳壳 12g，旋覆花 12g（包煎），苏梗 12g，薄荷 6g，茯苓 30g，大枣 5 枚，甘草 6g。

二诊：上方连服 10 剂，脘胀、呃逆、口干、口苦、便溏诸症明显好转，但舌苔腐腻，脉弦滑。患者舌苔腐腻，提示湿浊内阻，水谷不化，饮食停滞。故在前方的基础上减大枣之滋腻，加藿香、佩兰各 12g，芳香化湿，赭石之降浊气 24g，焦三仙各 15g 消食和胃。

三诊：服用上方 7 剂后，诸症悉除，效不更方，为便于服用给予颗粒剂巩固疗效，治疗 2 个月告愈，随访 2 年，症状未见反复。

病案 3

徐某，女，45 岁，2013 年 10 月初诊。腹痛腹泻数年，大便次数多，前干后黏冻，色白。饮食稍有不适即腹泻，肛门坠胀，舌质暗红，苔薄白，脉细。2 月前结肠镜检查示：混合痔。肝胆脾胰腺彩超示：胆囊息肉。辨为脾胃虚弱，肝气横逆，寒热错杂之泄泻病。治以健脾益气，疏肝理气，调和寒热。方用痛泻要方合半夏泻心汤加减：法半夏 9g，川黄连 6g，黄芩 6g，太子参 15g，炮姜 6g，陈皮 9g，白芍 18g，白术 15g，防风 9g，广木香 9g，青皮 9g，甘草 6g。

二诊：连服上方 7 剂后，腹泻停止，偶有腹痛，舌质淡，苔薄白，脉缓。干姜辛热，炮姜苦涩温，炮姜温里作用弱于干姜。患者腹泻停止，但感腹痛，表明寒气较重，炮姜易干姜 6g。

三诊：连服上方 7 剂后，腹痛停止，但服热牛奶后腹泻，睡眠欠佳，嘱继服初诊方 7 剂。

四诊：诸症已愈，进日常饮食，未再复发。未处方，嘱忌生冷、油腻、辛辣、刺激食物。

按：病案 2，陡老认为，胃痞一证，临床证候多样，多表现为胃失和降和中焦气滞。但无论是胃失和降，还是中焦气滞，都属于脾胃升降失调范畴，其治疗的关键是恢复脾胃的升降功能。故用姜半夏、炮姜、黄芩、黄连辛开苦降，太子参、甘草、大枣补益脾胃，厚朴、苏梗、枳壳、薄荷，疏肝理气宽中，旋覆花、代赭石和胃降气，茯苓健脾渗湿，藿香、佩兰芳香化湿，焦三仙化食和中。脾病与胃病互相关联，升降相因，但是，临床脾胃同病升降失调时，多各有侧重。若主要表现为脾不升者，以调脾为主，辅以降胃；若主要表现为胃不降者，以降胃为主，辅以调脾。在现代医学中，关于功能性胃肠病的临床研究也发现，功能性消化不良与肠易激综合征症状也多有重叠。升已而降，降已而升，如环无端。升与降相互依存，有升则必有降。由病案 3 可知，人体是一个有机整体，脏腑组织之间，生理上相互依存、制约，病理上相互影响、传变。一脏（腑）发病，必然波及它脏（腑），甚至数脏（腑）同病。是故，肝郁导致脾、胃、心、肺、肾等脏腑功能失调的病理变化，是其必然。临床时以"脏腑相传"、"气机升降"学说为理论指导，论治肝胃病变，使气机升降平衡，肝胃功能协调，从而达到审证求因、治病求本的目的。

对《脾胃论》升阳益胃法的发挥运用

隗继武教授是全国知名名老中医，学贯中西，临证经验颇丰，尤以诊治脾胃病闻名，他一生精研《内经》，其学术思想以东垣《脾胃论》为渊源，治有特色，论多阐发。在临床实践中，深受升阳益胃汤启迪，对升阳益胃法颇有发挥，其"升阳八法"在脾胃病及杂病治疗中运用自如，效如桴鼓。笔者有幸跟师临诊，亲聆教诲，获益匪浅，现将隗教授运用升阳益胃法的学术渊源、辨治思路及方法总结如下。

一、升阳益胃法的概述

东垣在《脾胃论·肺之脾胃虚论》中指出"脾胃虚则肺最受病"，既可见"倦怠嗜卧，四肢不收"，又"兼见肺病，洒淅畏寒，惨惨不乐，面色恶而不和"，乃阳气不伸之故，并首创升阳益胃汤，隗老认为此方方义首在升阳，用柴胡、防风、羌活、独活升阳以燥湿，湿去阳气得升，且"肝木郁于脾土"，治脾胃之病，勿忘疏肝理气，应以疏运为法，上药味辛性达，能调达肝气，以助脾气升发，即"土得木而达"之理。次在益胃，以茯苓、白术、半夏、陈皮健脾除湿，化痰助运。脾胃一虚，肺气先绝，故佐以黄芪、人参、炙甘草甘温补肺，芍药和营，收肺气之散，并节制柴、防、羌、独之燥性。脾胃既虚则升降失职、气机中阻，痰湿内蕴日久必生郁热，故以黄连清泄郁热，泽泻导引湿热下行。全方共 14 味药，集"升、益、补、清、利"为一体，以祛风升阳之品佐以甘温补益之药，寓补于升，并辅以清泄下行之品，使补而不滞，升降相合，共奏升阳益胃、补脾益肺、清热利湿之效。隗老常言此法辨证关键在于脾胃虚弱，邪气滞留中焦，阻遏一身阳气而致清阳不升，浊阴不降，郁热内生中阻，即"阳气不伸"之证。

二、升阳八法的学术渊源、辨治思路

1. **升阳健脾法** 《脾胃论》中此法主治"肺之脾胃虚"证，为升阳益胃法基本大法，以升阳益胃汤原方加减，以脾胃虚证，又"兼见肺病"为特点，本证的病机关键在于：①脾胃虚弱程度较重，"倦怠嗜卧，四肢不收"，并且"由脾胃虚弱，不能生肺"，导致肺气亦虚，且由于阳气阻遏，营卫不和，皮毛不能御寒，出现"洒淅畏寒"、"体重节痛"等卫阳不伸之证。②郁热邪滞重，清阳无力升举致郁热内生，不仅表现为肌肤的"湿热少退"，也存在胃热痰湿壅滞之胃胀中满，食欲不振，大便或溏稀或黏滞，舌苔厚腻等证，为又一辨证要点。

陇老在临床上多将此法用于肺脾气虚、湿热壅滞、阳气不伸之证，若气虚较重，症见气弱气短者，加用人参；自汗者加黄芪；恶寒重加桂枝助阳化气以温通经脉；腹满者去甘草，加厚朴；肌热不甚，不能食而渴者，加葛根；四肢烦热重，则重用升达助阳剂，如柴胡、防风、羌活、独活、葛根、升麻；中满脉数加黄连、黄柏；燥热呃逆者，加黄柏、知母。

2. **升阳除湿法**　《脾胃论·调理脾胃治验》阐述了升阳除湿法的主证主方，云："治脾胃虚弱，不思饮食，肠鸣腹痛，泄泻无度，小便黄，四肢困倦，主升阳除湿汤。"本法为调治清气不升、湿郁成泄之大法，《内经》曾云"湿胜则濡泄"，"风胜湿"，张仲景《伤寒论》中有"太阳与阳明合病，必自下利，葛根汤主之"，首阐"开太阳以和阳明"之法，东垣《脾胃论》曾云"下者举之，得阳气升腾而愈"，"湿寒之盛，当助风以平之"。陇老认为，脾虚湿胜、清阳下陷者可用健脾益气法配以升阳法升清降浊，使用升阳之品治疗泄泻符合《内经》"下病上取"的经义。升阳除湿汤方中以柴胡、升麻助清阳上升而止泻，羌活、防风、苍术祛风以胜湿，猪苓、泽泻渗湿止泻，"治湿不利小便非其治也"，陈皮、半夏行气燥湿、消痞导滞，麦芽、神曲消食化积，益智仁温补脾肾，收涩止泻，甘草调和诸药，姜枣调和营卫。方中祛风之品颇多，风药性味辛香通达，既能胜湿而少刚温燥烈之弊，且升机体陷下之清气，能调达肝气，舒启肺机，开肺肠壅滞之气，即"风能胜湿""陷者举之"之法。久泄阴伤重者，使用这类风药常佐用木瓜、乌梅之类以防耗伤肝阴。

临床上陇老对于腹泻较轻者，去益智仁，单用升阳、健脾之品亦效，若脾虚重者，兼见口渴、肌热等症，可仿"七味白术散"之意，重用四君子健脾补气以固其本，葛根直入阳明，升清止渴止泻，解肌退热，加藿香芳香化浊利湿，木香理气。临床上陇老也常用此法治疗水肿。

3. **升阳散火法**　《脾胃论》云此法主证为"男子妇人四肢发热，肌热，筋痹热，骨髓中热，发困，热如燎，扪之烙手"，病因多由脾胃虚弱，气血乏源，阴血不足则阴虚火旺，阳气失去阴血的依存而浮越于上，而阴火灼伤中焦脾胃，上焦心肺，使脾精不能充分输布，四肢脏腑不能得到营养，渐成内伤之病。或贪食寒凉之品，阳气阻遏于中焦，而成内热，无论是血虚生热或是阳郁生热，本病均以脾虚内伤为基本病机。根据"火郁发之"的治则，以升阳散火汤为主方，以升阳之风药兼以补益脾土之品。方中柴胡发越少阳郁火，升麻、葛根发越阳明之火，羌活、防风发越太阳之火，独活发少阴之火，诸药升阳散火，火散则热退，有散则有收，生甘草、白芍酸甘化阴，以复阴火耗伤的津液，有散则有补，人参、炙甘草甘温补中以治标，此方集升阳泻火与甘温补中为一体，散中有收。若因寒凉郁遏脾胃阳气，热郁宜发，此方更适宜，若以血虚为重，则加四物汤，温燥之品宜减。

此法之证当以肌热为辨证要点，卫阳被遏，阳气不能发散所致，但当明辨病因，隗老认为肌热病因当分"阳火"、"阴火"，"阳火"者常汗出蒸蒸而热，白天重，治当清之泄之，而本证之"阴火"为自觉发热，夜间热重。辨证另一关键在于有无脾虚，阴火的本质在于"气虚有火"，当有不能食，神疲乏力、少气懒言、面色无华、舌淡苔白、脉弱等，即东垣"升阳散火法"与"甘温除热法"相合为用，《内经》云"阳气者，烦劳则张"，"阴阳俱不足，补阳则阴竭，泻阴则阳脱，如是者可将以甘药，可饮以至剂"，"形不足者温之以气"。故隗老认为甘温建中之品必不可少，配合升、柴之升提之力，一则升举下陷之清气以归脾胃，二则升少阳相火之气以上煦心肺，则虚可补之，郁可散之，阴火自除。

4. **升阳补气法** 辨证以中气下陷、清气不升、气虚发热、湿困脾阳为要，典型的临床表现为四肢无力、困倦少食、不耐劳累、动则气短、四肢烦满、身体困重、小腹坠胀、久泻脱肛、脏器脱垂等。湿气重则"四肢烦满，肢节疼烦，难以屈伸，身体沉重，烦心不安，四肢懒倦，口失滋味，腹难舒伸"，"胸满短气，膈咽部不通，或痰中稠黏，口中泛沫，食入反出，耳鸣耳聋，目中流火，视物昏花，不得安卧"。调中益气汤为升阳补气法之主方，方中人参、黄芪、炙甘草益气，苍术运脾燥湿，升麻、柴胡升阳，木香、陈皮导气。此方即补中益气汤去白术加苍术治里湿兼治表湿，去当归之柔润，加木香以和中利气。诸药合用使清升浊降，中焦枢机运转则疾病自除，共奏健脾除湿、升阳举陷之功。

5. **升阳治痹法** 经云"四肢为脾之外候"，脾病则"倦怠嗜卧，四肢不收"，"今脾不能为胃行其津液，四肢不得禀水谷气，气日以衰，脉道不利，筋骨肌肉，皆无气以生，故不用焉"，可见只有脾胃功能正常，清阳才能实四肢。痹者不通也，东垣云："肩背痛，不可回顾，此太阳气郁不行，以风药散之。"痹症病因虽重在风、寒、湿邪，但关键病机仍在于阳气受到阻遏，清气不行，《伤寒论》中仲景对于"身体疼烦，不能自转侧"之轻证选用桂枝附子汤，"骨节疼烦，掣痛不可屈伸，汗出短气，小便不利，恶风不能去衣或身微肿"之重证选用甘草附子汤，方中桂枝走太阳经，宣汗以畅经气。

隗老常用羌活胜湿汤加减治疗痹症，取得满意疗效，方中羌活、独活、防风升阳气，祛风湿，利关节；藁本祛风除湿，发汗止痛；川芎活血止痛；蔓荆子治头风疼痛；炙甘草调和诸药，共奏升阳除痹之效，并随证加减。

6. 升阳固卫法　太阳主体表，主筋脉，敷布最广，阳气最胜，"太阳主外"为人体之藩篱，统营卫，卫阳与营阴是否协调，主要责之卫阳的盛衰及运行是否畅达，"卫气者，所以温分肉，充皮肤，肥腠理，司开合"，卫阳或亢或衰或郁皆致病，在临床可表现为上恶寒或发热、汗出或无汗、恶风、易外感、四肢不充、身痛、项强，或营卫失和之皮肤病症等。隗老常引"阳气者，卫外而为固也"、"肺金受邪，由脾胃虚弱，不能生肺，乃所生受病也"、"热则气泄"解释升阳固卫之法，此法不同于单纯的补土生金法，此法适用于脾胃元气先伤，湿热困阻，阳气郁于肌表，卫外功能不能正常发挥之证，为脾虚与阳郁俱重，方以清暑益气汤加减，方中黄芪、人参建补中土，升麻、葛根、防风善解肌热，以风胜湿，苍术、白术、泽泻燥湿利湿，青皮、陈皮消食理气，炙甘草调和诸药，并随证加减。

7. 升阳通窍法　《内经》云："耳鸣、耳聋，九窍不利，肠胃之所生也"，"胃虚则五脏、六腑、十二经、十五脉、四肢皆不得营运之气，百病生焉"。东垣在脾胃论中专有"脾胃虚则九窍不通论"，论中阐述"经言阳不胜其阴，则五脏气争，九窍不通，脾不及则令人九窍不通，名曰重强"。隗老认为脾胃虚弱，则脏腑经络、四肢百骸皆得不到营养，百病由生，九窍得不到濡养就会产生耳鸣、耳聋、目花、鼻塞、眩晕等九窍不利的表现，并且脾为至阴，胃为阳明，上应天地，脾受胃禀，蒸腾五谷，升清气而上，"清阳出上窍"、清阳实四肢，清阳发腠理，皆言阳气通于天之生理现象，若脾胃受损，谷气下流，湿从下行，下填九窍之源，使上不能通于天，则九窍为之不利。隗老以益气聪明汤加减，人参、黄芪、甘草甘温以补脾胃，升麻、葛根、蔓荆子轻扬升发，助清阳上升，上行头目，白芍敛肝阴和血，黄柏泄火实肾水，盖目为肝窍，耳为肾窍。中气既足，清阳上升，则九窍通利，耳聪目明。临床上不仅用于指导治疗耳鸣、耳聋、目花、鼻塞、眩晕等清窍不利证，也常用于五官科疾病、功能性眩晕的诊疗。

8. **升阳清神法** 《素问》云："心者，君主之关，神明出焉。"《灵枢·邪客》云："心者，五脏六腑之大主，精神之所舍也。"故神之主在心。《灵枢·本神》云："所以任物者谓之心。"隗老根据临床经验总结，"百病生于气也"凡七情过激，皆损伤元气，内伤则五脏六腑无所养，阴火内生，灼伤心阴，扰乱心神，使心无所养，而人的生命活动都有赖于血脉的滋养和心阳对血脉的推动作用。心阳能鼓舞推动人的精神活动，使人思维敏捷、精神振奋，神采奕奕。心失濡养表现为心烦而乱、失眠多梦、怔忡、恶呕、满闷不安、心情沮丧、思维迟钝、记忆减退、疲乏无力、情绪低落等心神损伤，动摇不安之症。东垣曾云："善治斯疾者，唯在调和脾胃，使心无凝滞"，"盖胃中元气得舒展之故也"。治当舒展胃中元气以调心神，"少阳为枢"，隗老通过升达郁滞的少阳以舒展胃气，兼调补中土，常用逍遥散加减方，方中柴胡、葛根行气解郁，使阳气条达，枢机启运，胃气得展，当归、白芍、川芎养血和血活血，白术、茯苓、茯神健脾益气，煨生姜温胃和中、辛散达郁，并常加夜交藤养血通络安神，远志、石菖蒲安神涤痰，若阳亢加龙骨、牡蛎收敛浮越的阳气，心阳不足则加桂枝、甘草温阳行气。《素问·生气通天论》云："阳气者，精则养神，柔则养筋。"升阳助阳使清气得升，心神得养，则神明自清。

三、小结

隗老向来推崇李东垣重视脾胃的学术思想，因脾胃为后天之本，疾病从脾论治多获佳效。临证见脾胃虚弱，阳气不伸为主证者，多采用升阳益胃法，并在其基础上衍化，在辨证的基础上，着重"健脾"、"除湿"、"泻火"、"升举"、"通痹"、"固卫"、"通窍"、"安神"，隗老创制的"升阳八法"，名虽不同，但始终没有离开"益气、升阳"立方原则，大大拓展了此法在脾胃病及内伤杂病中的应用。《素问·五常政大论》云："阴精所奉其人寿，阳精所降其人夭。"隗老窥其奥而阐其微，补脾土而益阴精，升清阳以应天，并以此立法，成为其学术的一大特色。

谈寒热错杂证的诊治经验

寒热错杂是脾胃病的最常见证型，也是临床诊治的难点。隗老在诊治脾胃病寒热错杂证方面积累了丰富的临床经验。现介绍如下。

一、多因致病，脾胃失调为基础病机

治疗脾胃病，"必伏其所主，而先其所因"，在掌握病因的基础上，明确病位，进而分析病机。脾胃同处中焦，脾主升、主运化，藏精气而不泻；胃主降、主受纳腐熟，传化物而不藏。脾胃功能与机体升降出入密切相关，也最易受到六淫、饮食、情志的影响，所谓"饮食失节，寒温不适，脾胃乃伤"（《脾胃论》）。外感寒邪、暑邪可经口鼻而入直犯脾胃，饮食生冷、过食辛辣亦伤及脾胃，故脾胃常首当其冲，易寒易热。又脾舍意，在志为思，思虑伤脾，或肝郁克脾，或素体脾胃不足，均可造成脾胃虚弱，而运化失司又易滞而为害，临床常多因致病、因加而发。脾胃病常因内伤饮食、外感六淫、情志失调、素体不足而生，累及脾、胃、肝、大肠等多脏腑，造成脾失健运、胃失和降、肝失调达、大肠传导失司，从而导致寒热错杂、虚实互见的证候。其中，多因致病为病因特点，脾胃易寒易热为产生寒热错杂证的病理基础。

二、脾虚夹湿，寒热错杂为常见证型

隗老指出，辨治脾胃病应首辨其寒热虚实，进而辨其脏腑。凡口渴引饮、喜冷饮食、小便短赤、大便干结、脉数者，多属热证；口不渴或渴喜热饮、四末不温、小便清长、大便溏薄、脉迟，多属寒证；痛而拒按者为实，痛而喜按者为虚。然临证时，纯热、纯寒、纯虚、纯实均极少见，脾虚夹湿、寒热错杂为脾胃病的最常见证型。今时之人或食饮不节，或妄用泻剂，或思虑多疑，日久耗伤脾气，脾失健运，水湿停滞，化生痰湿，故脾虚夹湿为基本病机。病及太阴、阳明，常发生寒化、热化。《素问·刺志论》云："气实者，热也。气虚者，寒也。"脾气虚者多易寒化，而成脾虚寒之证，出现怕食生冷、受凉则下利清谷、胃痛喜暖喜按等症。胃气壅滞，郁而化热，发生在脾虚夹湿基础上，则成湿热相合、如油入面、难解难分的局面。

临证在脾虚的基础上，寒化、热化常同时存在，而病位有在脾、胃、肝、肠之别。脾寒胃热者，症见气短、肢厥、恶食生冷、牙龈红肿疼痛、舌淡边有齿痕、苔薄黄微腻；胃热肠寒者，出现口中异味、口舌生疮与受凉则肠鸣便溏共见之症；脾胃虚寒、大肠湿热者，则表现为饮食生冷则胃脘绞痛、大便干或黏腻臭秽而不畅、舌边有齿痕、苔根黄厚腻之候。此外，脾胃虚寒、肝经有热而见口干口苦、喜热饮者，临证亦属常见。

三、寒热并用，攻补兼施为治疗原则

对于寒热错杂证，应遵守寒热并用的治疗总则，如《医碥》所言："寒热并用者，因其人有寒热之邪夹杂于内，不得不用寒热夹杂之剂。"在组方中，隗老善加减应用古方，如生姜泻心汤、四妙合良附丸等。若胁痛者，配以金铃子散，川楝子、延胡索二味寒温并用；上热下寒之腹痛者，可予乌梅丸，寒热并举，攻补兼施；病久者选择丸剂，以峻药缓图为故；寒热参半兼湿者，可选平胃散燥湿运脾和胃。

四、以平为期，气血同治为用药特点

隗老强调"治中焦如衡，非平不安"（《温病条辨》），脾胃病的治疗要"无问其病，以平为期"（《素问·三部九候论》）。一方面，对寒热错杂之证，无论寒多热少、热多寒少、寒热各半，都需寒热并用，攻补兼施，而致和平，切不可纯热纯寒，顾此失彼，致宿疾未除而新病又起。另外，用药时尽量选择平和之品，以平调为主。如对反酸一症，多用知母、贝母、乌贼骨、煅瓦楞子，兼便秘者改用生龙牡，临床疗效甚佳。对脾虚夹湿者，健脾慎用参、芪，以防其滋腻碍胃助邪，而选用炒山药、茯苓、白术、白扁豆、薏苡仁等，或配以砂仁醒脾；对胃阴虚而兼两胁胀满者，行气不宜伤阴，可予佛手、香橼皮、玫瑰花等理气舒肝。此外，治疗脾胃病亦需重视气、血、水三者相互关系。脾气失运，水湿内停，日久必及血分，故对病久、舌质黯有瘀象者，隗老常佐以赤芍、牡丹皮、川芎、丹参等活血药，每获良效。

五、病案举隅

1. 寒热错杂厌食案

周某某，男，4岁半。因厌食1月余，于2000年11月26日初诊。其母诉患儿自1岁多以来，即偏嗜肉类，很少吃蔬菜，近1个多月厌食少食，大便臭秽，进食冰

棒等冷饮后常出现腹痛，舌质淡红，苔薄滑稍黄，指纹紫滞。拟平胃散合保和丸加胡黄连：陈皮、法夏各 8g，厚朴、神曲、焦山楂、炒麦芽、炒莱菔子各 10g，炒枳实、苍术、连翘、甘草各 5g，胡黄连 1.5g。服药 5 剂，诸症大减，食纳已增，大便已不甚臭，守方出入，再进 5 剂，诸症悉除，唯活动较多则易疲倦、出汗，舌淡红，苔薄白，脉细。改用六君子汤加芪、防，以益气固表，健脾助食。

按：胃主受纳饮食，脾主运化水谷，脾胃健则纳运正常，食有度则脾胃不伤。若脾胃本虚，或饮食不节，寒温不适，则积滞厌食诸病生矣。魏老认为，厌食因脾虚者，当以补脾为主，消食为辅；厌食因饮食伤者，乃中有停积，胃气不行，理当行气消积，积去滞消，方才议补；而伤食之因，有寒、有热，并多有寒热错杂者。其寒者非热不散，其热者得寒乃解，其寒热错杂者，则宜寒温并用。

脾主运化水谷，若"饮食失节，寒温不适，则脾胃乃伤"（李东垣《脾胃论》），此例患儿素来偏嗜肉食，以致食滞胃脘，故出现厌食、大便臭秽诸症；大便臭秽，进食冷饮后则腹痛，苔薄滑而黄，显系寒热错杂，故用平胃散、保和丸，再加胡黄连。所处方药，以温散为主，苦寒为佐，则寒热错杂之厌食乃除。但病邪虽去，中气未复，尤其小儿脾常不足，故消导之后，继以六君子之属健脾益气。

2. 寒热错杂呕吐案

文某某，女，23 岁。因经常干呕 5 年，于 2000 年 10 月 8 日求诊。诉近 5 年来经常干呕，进食生冷食物则呕吐，近两个月每日均反胃，进生冷或辛辣食物均呕吐，伴胃脘胀痛，不思饮食，口中微苦，舌红，苔薄黄，脉滑而弦。曾在西医院做纤维胃镜检查，诊断为"胆汁反流性胃炎"。拟四逆散加藿朴黄连温胆汤：柴胡、白芍、藿香、苏梗、陈皮、竹茹各 10g，厚朴、茯苓、枳实各 15g，法夏 20g、甘草 6g、黄连 3g。7 剂，水煎服。

2000 年 11 月 7 日二诊：药后即未出现呕吐，胃脘胀痛亦大减，唯晨起干呕吐酸，大便偏溏，苔薄黄，脉细滑。再拟苏连藿朴温胆汤加减：苏叶、藿香、陈皮、法夏各 10g，煅瓦楞子、厚朴、茯苓、枳实各 15g，竹茹 20g、黄连 4g、甘草 6g。再进 7 剂，药后干呕吐酸均显著减轻，改用香砂六君子汤 7 剂以善后。随访年余，呕吐一直未发。

按：呕吐有虚、实、寒、热之分，然临床每多虚实夹杂、寒热错杂之证，治当攻补兼施、寒温并用，魏老每以苏叶黄连汤、左金丸之类，以寒温并调，疗效显著。

此例患者病初进生冷食物则呕吐，渐至进生冷辛辣食物均出现呕吐，表明初为寒郁中脘，渐渐郁而化热，成为寒热夹杂之证，胃脘胀痛，不思饮食，口苦，苔薄黄，脉滑，为痰湿郁热之象，故以苏叶、藿香、陈皮、法夏、厚朴、茯苓、枳实等温化痰饮，佐以竹茹、黄连清化痰热，煅瓦楞子制酸，藿香、法夏、竹茹止呕，甘草调和诸药，如此辛温之中稍佐以苦寒，既燥湿降逆，又清化痰热，因而效如桴鼓。

3. 寒热错杂腹痛案

王某某，男，53岁。因脘腹胀痛10个月，加重3天，于2000年7月9日来诊。诉脘腹胀痛10个多月，遇冷则胀痛加重，痛重于胀，近3天来疼痛加重，胀痛上引胸胁，背亦作胀，嗳气，口稍苦，舌稍红，苔薄黄腻，脉弦滑数。10个月前曾行胆囊切除术，有慢性胰腺炎病史。拟柴胡疏肝汤合小陷胸汤、颠倒木金散加减：黄连3g、炒瓜蒌壳8g，法夏、柴胡、白芍、陈皮、制香附、川芎片、姜黄、郁金各10g，枳实、乌药各15g，广香8g，甘草6g，药后痛止，患者将此方连进20剂。

2000年8月20日二诊：诸症悉减，舌苔黄，脉弦细。守上方化裁：黄连2g，炒瓜蒌壳、法夏、柴胡、白芍、陈皮、制香附、川芎片、姜黄、厚朴各10g，枳实、郁金、神曲各15g，广香8g，甘草6g。再进20剂，诸症基本消失。

按：凡气、血、痰、水、虫、食积、风冷，皆可致腹痛，临诊时当察其证候，循其病因，辨证施治。隗老认为，凡腹痛日久者，多有寒热错杂，治宜寒温并用，如《名医杂著》所云："治心腹久痛，须于温散药内，加苦寒、咸寒之药，温治其标，寒治其本也。"

此例患者乃气滞痰郁之证，其腹痛日久，已有痰气郁结化热之象，如口苦，舌偏红，苔薄黄腻，脉弦滑数等，属寒热错杂之证，故以柴胡、陈皮、香附、川芎、姜黄、乌药、广香等大队温散药内，佐以小陷胸汤之苦寒，标本同治，故疗效满意。

4. 寒热错杂痞胀案

肖某某，女，29岁。因脘腹痞胀反复4年余，服诸理气药不效，于2000年9月23日来诊。诉近4年来脘腹痞胀不适，每因感冒、劳累等加重，时恶心呕逆，伴脐周隐痛，肠鸣，大便溏而不爽，每日1次，舌淡红，苔薄微黄，脉左弦数右细数。拟半夏泻心汤加味：黄连、干姜各5g，党参、法夏、黄芩、大枣各10g，厚朴15g，甘草、广香各6g，生姜2片，7剂。

2000年9月30日二诊：脘腹胀痛减轻，仍偶有轻微恶心，口中多清水痰涎，舌淡红，苔白腻，脉滑，再拟半夏泻心汤加味：黄连、黄芩各3g，党参、大枣各10g，厚朴15g，法夏20g，茯苓30g，干姜、甘草、广香各6g，生姜2片，15剂。

2001年10月14日三诊：脘腹痞胀及腹痛大减，口中清涎减少，有时肠鸣，大便有不消化食物，舌淡红，苔薄白，脉细滑。仍守上方加减：黄连4g，黄芩、甘草、广香各6g，党参、厚朴、茯苓各15g，法夏、砂仁、大枣各10g，干姜5g、生姜3片，10剂。后因他病来诊，诉药后脘腹痞胀一直未发。

按：痞胀一症，系胃脘痞闷而兼有腹中作胀，痞为无形，病在心下胃脘，胀乃有形，病在腹中。痞胀有因中气虚弱，不能运化精微所致者；有因饮食痰积，填塞中焦所致者；有因肝胃气滞，郁结不开所致者；有因肝胆湿热，内蕴乘脾所致者；亦有因虚实相兼，寒热错杂所致者。隗老认为，痞胀治法，不可过用气药疏利、导下，只宜上下分消其气，如果有内实之证，方可疏导；若虚实夹杂者，宜补虚为主，佐以祛邪；寒热错杂者，当温中健脾为主，稍佐苦寒清热。

此例患者脘腹痞胀不适，每因感冒、劳累等加重，属脾虚可知；恶心呕逆清水痰涎，乃为胃中有寒饮；脐周隐痛，肠鸣，大便溏而不爽，苔薄微黄，为肠中湿滞而有化热之象；脘腹痞胀，脉左弦数右细数，则为脾虚肝郁之征。综合诸症，属虚实相兼、寒热错杂之痞胀，故隗老以半夏泻心汤加味治之。方中干姜、党参、法夏、大枣、厚朴、甘草、广香、生姜诸药相伍，温中健脾，化饮消痞，黄连、黄芩与厚朴、广香并用，导滞清肠。纵观诸药，以温胃健脾为主，兼散结消滞，甘温、辛香，佐以苦寒清热，故其效大验。

5. 寒热错杂泄泻案

欧阳某某，男，65岁。因便溏泻不愈5年于2001年4月7日初诊。患者便溏不爽反复发作已5年，曾服藿香正气丸、保济丸、黄连素片等，疗效均不满意。现大便溏泻，每日3～4次，便中夹有白色黏液，排便不爽，伴左下腹痛，腹胀明显，嗳气、矢气则舒，舌红，苔薄黄，脉数。原有胃溃疡、慢性结肠炎及痛风病史。拟连朴饮加味：黄连5g、厚朴30g、广香6g，槟榔、法夏、石菖蒲、乌药各10g，官桂皮3g，7剂。

2001年4月14日二诊：大便已成形，大便中有少许黏液，大腹仍胀，矢气则舒，舌稍红，苔薄，脉数。改拟木香导滞丸化裁：广香6g，厚朴、茯苓各15g，槟榔、枳实、黄芩、神曲、炒白术、泽泻各10g，生大黄2g、黄连4g，7剂。

2001年4月21日三诊：腹泻腹胀已止，改治痛风。

按：泄泻有虚实寒热之别，大抵热者多实，寒者多虚。隗老认为，泄泻之本，无不由于脾胃，脾强者易愈，脾弱者难已，其久治不效者，多虚实相兼、寒热夹杂之证，如《时方妙用》所云："久泻诸药不效，有脏热肠寒、脏寒肠热之辨"，治宜虚实兼顾，寒温并用，则久泻之痼疾有向愈之时。

此例患者大便溏泻，每日3～4次，便中夹有白色黏液，为寒湿下趋肠道，排便不爽，左下腹痛，腹胀明显，嗳气、矢气则舒，舌红，苔薄黄，脉数，乃寒湿久郁而有化热之象，属寒热错杂之泄泻，故取寒温并用之法，用芩连之苦寒以清湿热，用厚朴、广香、槟榔、法夏、石菖蒲、乌药等以辛香散寒化滞，乌药、官桂皮以温中。诸药合用，温中散寒化湿，清热导滞止泻。治法病机，丝丝入扣，故获显效。

6. 寒热错杂胃痛案

患者女，37岁，2007年6月24日就诊。2个多月前，患者因饮食生冷后出现胃脘疼痛，喜温喜按，后每食生冷则易胃痛，时有反酸、烧心，便溏，曾服香砂六君子丸、参苓白术丸，效果不显，反酸、腹胀略加重。刻下：遇食生冷、情志不舒则胃脘痛，伴反酸、烧心，无恶心、呕吐，四末及腹部自觉发凉，而手足心热，偶有腹胀，心烦，口干，消瘦，乏力，大便质稀，日1行，小便调，舌红，少苔，脉沉细。证属肝郁脾虚，胃热肠寒。治以健脾和肝，滋阴清热。药用：炙黄芪12g，炒白术15g，茯苓10g，木香10g，泽泻15g，炒白芍10g，炒山药15g，牡丹皮15g，焦三仙各10g，炒薏苡仁30g，炙百合10g，生地黄12g，莲子肉15g，生龙骨、生牡蛎（先煎）各30g，补骨脂10g，黄柏6g。7剂，水煎服，每日1剂，忌食生冷油腻。

7日后复诊：患者反酸减轻，胃痛及五心烦热消失，精神转佳，二便调，唯偶有脘腹胀，前方去炒白芍，加枳壳10g，继服7剂。嘱每日摩腹200次，合理饮食，适量运动，保持心情舒畅，诸症皆除，随访半年未再复发。

按：患者形体消瘦，素体胃阴亏虚，阴虚火旺，灼烧津液，肝胃蕴热，则口干，时有反酸、烧心；阴虚火旺表现于全身，则见五心烦热。脾胃功能不足，气血生化乏源，复食生冷，脾胃阳气受损，腐熟运化失司，不通则痛，故胃脘痛；然阳气受损，脾胃虚寒，故胃脘痛喜温喜按；脾失健运，大肠传导失司，则大便质稀；舌红、少苔、脉沉细均为阴虚之象，且脉沉主里，故治以扶正培本为主。观其脉证，胃阴虚生热，肝郁而化热，脾虚而肠寒，病位在胃、脾、肝、大肠，病性为本虚标实，以实为主，寒热错杂，上热下寒。本病病机错综复杂，易虚易实，治疗上尤须审慎。滋阴，则恐助湿而加重腹泻；益气，又易壅滞而引起腹胀；且用药又不可过热过寒。隗老指出，此时宜在补气的基础上应用滋阴药，予炙黄芪、炒白术、茯苓、山药益气健脾；再以百合、生地黄、白芍凉润滋阴，脾胃健运则水谷、水湿得化，滋阴则虚热可解，其中百合、生地黄为治疗百合病的主方，"不经吐、下、发汗，病形如初者，百合地黄汤主之"（《金匮要略·百合狐惑阴阳毒病脉证并治第三》），对焦躁多虑引起的阴虚内热尤为适宜。又以泽泻、薏苡仁、茯苓利湿，黄柏清湿热，生龙骨、生牡蛎、补骨脂安神抑酸，莲子肉补脾收敛止泻，牡丹皮清肝，佐以木香行气，焦三仙健脾开胃。全方寒热并用、有补有泻、有敛有散、标本同治，共奏健脾和肝、滋阴清热之效。隗老认为，"腹胀不用芍"，故复诊时去芍加枳壳，更予 7 剂，以收全效。

7. 寒热错杂积聚案

患者男，63 岁，2012 年 12 月 5 日初诊。患者胃癌术后，胃脘胀闷，矢气少排，上肢凉，下肢温，舌红紫，苔薄黄腻。主方予四君子汤合白虎汤加减，补脾益气，清热泻火生津，佐以消导之药，宣通腑气。药用：太子参 15g，炒白术 15g，茯苓 15g，山药 15g，石斛 12g，石膏（先煎）30g，知母 30g，三叶青 15g，楤木 20g，浙贝母 15g，鸡内金 12g，炒谷芽 15g，红枣 15g，生甘草 10g，14 剂，水煎服，日 1 剂。

3 周后复诊时提示服药期间症状明显减轻，停药间期脘腹胀闷再发，继发吞酸，舌脉同前。前方去生石膏，加生黄连 9g、吴茱萸 3g、阳春砂 6g、海螵蛸 10g，再进 14 剂。三诊时诉诸症瘥。

按：此患者胃癌术后，病情复杂，属寒热错杂，上寒下热。《景岳全书·传忠录》说："寒在上者，为吞酸，为膈噎，为饮食不化，为嗳腐胀哕"，"热在下者为腰足肿痛，为二便秘涩，或热痛遗精，或溲混便赤"。该患者脾胃气虚，阳气不振，清阳不升，上肢失于温煦，故上肢凉；胃主受纳腐熟，手术切除后，"磨谷消食"的作用全赖脾的阳气推动，脾气愈虚，可见纳呆，宿食不消，脘腹胀闷，此为虚痞，必不伴痛，甚则可见嗳腐吞酸等症；湿热内盛下注，继发阳明热证，热盛伤津，肠道津亏，气机壅滞，则矢气少排或便秘，下肢温热，若瘀血阻络，则腰痛，舌红紫，苔薄黄腻亦为湿热内盛之象。尤在泾在《金匮要略心典》中提到："欲求阴阳之和者，必于中气"；临证之时当三因制宜，多考虑体质因素，如阴虚内热体质不宜使用干姜、半夏温燥伤阴，此时可效仿孙思邈《千金要方》狐惑汤，选用佩兰配合黄连，也是合"辛开苦降"之意，若见舌苔厚腻，换用藿香、砂仁、豆蔻亦不失法意。黄连为大苦大寒之品，黄连5g可健胃，若取其苦降的治疗作用，应加大用量，按《中华人民共和国药典》最多可用至10g。但寒热错杂病证多迁延难治，病程较长，应当时时顾护胃气，大剂量黄连不宜久用。

　　隗教授曾教导，无论上热下寒或者上寒下热，病因多由寒热错杂，病机为阴阳之气不协调，或阴盛于上，阳盛于下；或阳盛于上，阴盛于下所致。此类疾病用药准绳，当为"和解"，但还要鉴别寒热孰多孰少和标本先后主次，调整用药。"和"是运动着的一对矛盾的两个方面，"和法"也要随证调整，以期达到"阴平阳秘"之新的平衡，所以我们临床使用和法中"辛开苦降"之法，应当灵活配伍，谨守古法，不可拘泥于古法。

塞因塞用法治疗顽固性便秘的经验

顽固性便秘多发于老年人，是指一种长期的、慢性功能性便秘。但也有学者认为习惯性便秘不只限于功能性便秘，又包括结肠性便秘与直肠性便秘。顽固性便秘是由于先天结、直肠解剖结构变异而在不同年龄段逐渐产生排便困难的一类疾病。

本病中医亦称"便秘"。《内经》中称之为"后不利"、"大便难"，张仲景称之为"脾约"、"阴结"、"阳结"等。此外，便秘尚有"秘结"、"便不下"等多种名称，但"便秘"病名的提出则首见于清代医家沈金鳌所著的《杂病源流犀烛》，并一直沿用至今。

一、对便秘病因病机的认识

中医学认为本病病位在肠道，为大肠传导功能失常所致，与脾胃、肝、肺和肾关系密切。多源自过食厚味，或辛热炙煿、嗜饮酒浆而致大肠积热；或情志郁结、久坐少动，终而气机阻滞、腑气不通；亦或体弱年高、阳衰阴盛、阴寒凝而阳气不通，腑气奎遏；或病后、产后劳倦，内伤气血，津液亏虚，致无力传送；或肠道干涩，粪便失调难下。由此可见便秘成因复杂，但总分虚、实两端。

脾为后天之本，主运化水谷，主肌肉。《内经》云"中气不足，溲便为之变"。如脾胃功能虚弱，则肠道平滑肌痿弱，大便传送无力而易产生便秘。如脾胃功能强健，肠肌丰满健运，则肠道传送有力而不易便秘。肾阳为一身阳气之根本，阳之动，始于温。若肾阳正常，则能温煦，发挥"肾司二便"的功用，则肠道传导有力，大便通畅。若肾阳虚弱，失于温煦，则大肠传导无力而便秘。《景岳全书·秘结》曰："凡下焦阳虚则阳气不行，阳气不行，则不能传送。而阴凝于下，此阳虚而阴结也。"肺与大肠相表里，大肠传导亦赖肺气的肃降。大肠主传化糟粕，主津。大肠通降失常，则糟粕内结，肠道阻塞不通，就会出现便秘。《内经》云："大肠者，传导之官，变化出焉"。大肠的正常传导变化，必须依赖津液濡润和阳气的推动，胃腑津液充足，脾脏输津正常，可使津液下润肠道。所以《内经》云："津液润则大便如常，津液亏少，故大便结燥。"《类经》："新感而实者，可以通因通用；久病而虚者，当以塞因塞用。"《重庆堂随笔·卷上》："塞因塞治者，病虽似塞而实非塞，如气虚不能健运，以致胸痞、腹胀、便秘，或阴虚无以涵濡，以致火亢津枯气结，此似乎塞而实非塞，故气虚宜参、芪等温补以宣阳，阴虚宜地、冬辈滋填而补血，俾气血流畅，则秘结自会舒，岂非仍是通治塞、塞治通之常理哉？"

隗老认为，顽固性便秘病因病机较为复杂，常规思路往往无效，若久治不愈，病机多以"正虚为本，便秘为标"。其本虚主要表现为脏腑、气血、阴阳的虚损，因虚致邪，而无力驱邪。正如《景岳全书·秘结》云："秘结证，凡属老人、虚人、阴脏人及产后、病后、多汗后，或小水过多，或亡血失血大吐大泻之后，多有病为燥结者，盖此非气血之亏，即津液之耗。凡此之类，皆须详察虚实，不可轻用芒硝、大黄、巴豆、牵牛、芫花、大戟等药，及承气神芎等剂。虽今日皆得通快，而重虚其虚，以致根本日竭，则明日之结，必将更甚，愈无可用之药矣。"故临床上应分清气血、脏腑以治之。

二、对塞因塞用法的认识

塞因塞用的治法是中医的反治法之一，是指以补开塞，即用补益的药物治疗具有闭塞不通症状的病证。适用于因虚而闭阻的真虚假实证。如《素问·至真要大论》："帝曰：反治何谓？岐伯曰：热因寒用，寒因热用，塞因塞用，通因通用，必伏其所主，而先其所因，其始则同，其终则异，可使破积，可使溃坚，可使气和，可使必已。"《秦氏内经学注》："大寒内凝，大热内蕴，积聚留滞，泻利不止，寒滞以热下之，热滞以寒下之，此亦反治。"清·徐灵胎注："热结注泄，用通药泻结，以止旁流。"都是说明"通因通用"的应用原则，要看患者确有"寒凝"、"热蕴"、"积聚留滞"、"热结"等，否则不可概施。其他历来注家之见解亦不外是。可见"通因通用"的方法，也就是因势利导。隗老曾言，巴甫洛夫学说认为，一个疾病的过程包括病理反射和生理防御反射两种；生理防御反射对机体是有益的，病理反射对机体是有害的。数千年前的祖国医学就已晓得"热结旁流"，仅借此以说明"通"是一种生理防御反射。机体与疾病斗争的抗病现象，其"通"目的是欲将病邪（积聚留滞等）驱出体外。这种对机体有益的"通"，我们不但不能用"涩药"来制止，相反还要用"通药"来帮助它。这也是祖国医学与先进科学理论不谋而合之处。这意味着"通因通用"的使用，并不局限于此"下利"一证，张仲景对汗出、呕吐、出血、小便多等证，都在因势利导原则下灵活应用，而且有正法、有变法，可谓尽"通因通用"之能事。

三、塞因塞用治法运用

1. 补肺降气法　《灵枢·本输》云："肺合大肠，大肠者，传道之腑。"肺主气、司呼吸，主宣发肃降。肺与大肠相表里，五行俱为金，同气相求，肺之宣发肃降功能促使大肠传化糟粕，可助大肠浊气下行。正如《医经精义·脏腑之官》曰："大肠之所以能传导者，以其为肺之腑。肺气下达，故能传导。"肺气虚弱，则气机升降失常，无力推运，则生便秘；肺为水之上源，肺失宣降，水液不行，肠道干枯，失于濡养则大便难。《医经精义》曰："是以理大便必调肺气也。"隗老认为肺气虚与顽固性便秘的关系密切，在治疗时，采用"腑病治脏，下病治上"之法，以补肺为主，佐以降气。鉴于此，选用生黄芪、太子参、陈皮、五味子等药益肺以补其虚。《医学衷中参西录》云："黄芪，能补气兼能升气，善治胸中大气下陷。"同时加入既能入肺经宣降肺气，又能入大肠经以润肠通便的杏仁、瓜蒌仁、苏子、炙枇杷叶等药。《丹溪心法·论通大便禁忌》曰："予观古方通大便，皆用降气品剂。盖肺气不降，则大便难传送，用杏仁、枳壳、沉香、诃子等是也。"故肺气肃降则升降有序，大肠气顺则传导有度，尤其适用于年老体弱者便秘同时伴有咳嗽、哮喘等症状，采用补肺降气之法能够从根本上解决便秘。

2. 健脾益胃法　《灵枢·口问》云："中气不足，溲便为之变。"脾主升清，胃主降浊，两者相反相成，脾宜升则健，胃宜降则和。脾气升，则水谷精微得以输布；胃气降，则水谷及其糟粕得以下行。大肠的传导功能实际上有赖于脾之升清功能，属于胃之降浊功能。《素问·玉机真脏论》云："脾……不及则令人九窍不通。"脾（胃）为后天之本，气血生化之源，五行属土，为大肠之母。若脾胃虚弱，运化无力，化源不足至气血两亏，使大肠传送无力或津枯肠道失润，大便艰涩难下。《医宗必读》曰："老年津液干枯，妇人产后亡血及发汗利小便，病后血气未复，皆能秘结，法当补益气血，使津液生则便自通。"所以治以健脾益气为主，佐以养阴降胃。隗老喜重用生白术、山药、党参健脾益气，其中生白术为最关键一味，用量宜重，一般先用 30g，而后可增至 50～80g，亦有重用至 120g 者。根据叶天士"阳明燥土，得阴自安"，"津液来复使之通降"论，配以麦冬、玄参、生地、石斛等药养阴益胃。同时为防甘凉濡润呆滞脾胃，可酌情选用芳香醒脾、开胃消食之药，如藿香、砂仁、仙人头等。

3. 养血柔肝法　《医精精义·脏腑通治》曰："肝与大肠通，肝病宜疏通大肠；大肠病宜平肝为主。"言肝阴血不足，疏泄功能异常易导致便秘发生。隗老认为，现代生活节奏加快，工作生活压力与日俱增，导致不良情绪循环往复，直接影响肝脏的疏泄功能；再者现代人夜生活丰富早已颠覆了古人的"日出而作，日落而息"，所谓"熬夜伤阴又伤阳"，日久必然耗伤肝血。临床上因肝阴血不足引起便秘者屡见不鲜，辨证为肝血偏虚失于柔和，疏泄功能异常者，大便常干结如栗，便时不畅，艰涩难下；性急易怒、夜寐多梦、舌质淡红少津、脉细等，故治疗当以养血柔肝为主。"肝为刚脏，体阴而用阳"，故隗老常重用当归、白芍、山萸肉、熟地、何首乌、酸枣仁、炙甘草养血益肝以补肝体；生麦芽、佛手、玫瑰花共奏柔肝疏肝之功，并可酌情选用柏子仁、火麻仁、郁李仁等润肠通便之品。

4. 温肾益精法 《杂病源流犀烛》云："大便闭结，肾病也。"肾为精原所藏，先天之本，故为大肠之本。《证治汇补·卷八·下窍门》曰："肾主五液。故肾实则津液足而大便润。肾虚则津液竭而大便秘。虽有热燥、风燥、火燥、气血虚燥、阴结阳结之不同，要皆血虚所致，大约燥属肾，结属脾，须当分辨。"肾脏为水火之脏，主司二便，肾阳之温煦、气化，有助于大肠的传导功能，肾阴肾阳互根互用，因此肾阴不足也可导致便秘。肾阴不足，则大肠干涩，肠道失润，无水行舟，大便干结，便下困难；肾阳不足，则不能蒸化津液，大肠失于温煦而传输无力，阳气不通，阴津不行，故肠道难于传送，大便不通。故在治疗上隗老主张以益肾温肾阳，补益精血为主。常选用肉苁蓉、锁阳甘温润降，骤用能温补精血而通便；肉苁蓉，以其味甘性温，和缓而从容，补肾气而无燥烈之弊。《诸病源候论·大便难候》指出："肾脏受邪，虚而不能制小便，则小便利，津液枯燥，肠胃干涩，故大便难。"肾开窍于前后二阴，故隗老临床亦常采用"缩小便而利大便"之法，选用益智仁、山药、乌药、芡实、金樱子等药以温肾祛寒，缩尿通便。

除以上治疗方法外，隗老尤其注意疾病养生调摄。经常嘱患者应慎重饮茶，因茶叶的药理成分来讲，主要含有咖啡因、鞣酸、微量的可可豆碱、茶碱以及挥发油等，虽然有提神醒脑、收敛抑菌的作用，但对于老年患者或是有便秘病史的人来讲，饮茶时最好缩短浸泡时间、减少一次茶叶用量以及不饮用过夜茶水。另外，缺乏运动、长期卧床的病患，及服用某些药物，如麻醉药、含铝的制酸剂、钙剂、抗胆碱类药物、铁剂与某些高血压药物，长期服用泻药也会使肠蠕动能力变差而造成便秘。罹患一些慢性病，如糖尿病、甲状腺功能低下、副甲状腺功能亢进等，应积极治疗原发疾病。

四、病案举隅

病案1

李某，女，79 岁。2012 年 8 月 3 日初诊：患者便秘已 40 余年，常 3 ~ 5 日一行，大便质不干，便时不畅，无自觉腹胀，纳谷尚可，腰痛，尿意频频，小便量少且淋漓不尽，时有小便失禁，双下肢时有水肿，畏寒怕冷，时值夏月仍长衣裹身。舌淡胖、边有齿痕、苔白略厚，脉沉细。近 3 年来先后于某医院行 2 次电子结肠镜检查，均未见异常。诊断为顽固性便秘。自服芦荟胶囊、通便灵等药效果差。此系脾肾阳虚，致大肠传导失司。治宜温肾健脾。处方：肉苁蓉 20g，锁阳 15g，补骨脂 15g，乌药 12g，生白术 30g，当归 15g，太子参 15g，熟地黄 12g，砂仁 9g，肉桂 6g。水煎服，日 1 剂，服 7 剂。

8 月 10 日二诊：服药后肠鸣增多，大便 1 ~ 2 日一行，色偏黑，腰痛较前缓解，小便次数较前减少，纳食亦增，舌苔转为薄白，脉仍沉细。此乃下元虚衰、肾失蒸腾气化所致。再以前方加补肾之品。处方：肉苁蓉 20g，锁阳 18g，补骨脂 18g，乌药 12g，生白术 30g，当归 15g，太子参 15g，熟地黄 15g，砂仁 2g，肉桂 6g，细辛 2g，益智仁 15g。7 剂，上法煎服。

8 月 17 日三诊：大便已日行 1 次，成形质软，排便畅，小便及腰痛等症较前明显好转，矢气增多，精神转佳，时有汗出，已无畏寒。再以前方去细辛加温运健脾之品。处方：肉苁蓉 20g，锁阳 15g，补骨脂 15g，乌药 12g，益智仁 12g，生白术 30g，当归 15g，党参 15g，熟地黄 12g，砂仁 9g，肉桂 6g，山药 12g。14 剂。

嘱其继服原方 1 个月以巩固疗效，并注意平素饮食调护。随访 1 年未见复发。

病案2

杨某，女，35 岁，因便秘 10 年就诊。症见：神疲乏力，便秘，临厕努挣，嗳气，腹胀冷痛，记忆力下降，乏力，月经量少，色淡，腰膝酸软，舌淡红、有齿印、苔白厚腻，脉细。中医诊断：便秘（肺脾肾亏虚）。处方：党参 20g、白术 20g、茯苓 30g、当归 30g、川芎 30g、黄芪 30g、肉苁蓉 30g、怀牛膝 30g、防风 15g、仙茅 15g、淫羊藿 10g、莱菔子 10g、苏梗 10g、炙甘草 10g。

按：隗老指出，本案辨证为肺脾肾亏虚。肺与大肠为表里，肺气亏虚，则大肠传导无力；脾气亏虚，失于健运，气血不足，大肠传导无力而见便秘，临厕努挣、乏力、月经量少，色淡为气血亏虚之象。肾阳不足，大肠传导无力故大便艰涩；阳虚阴寒内盛，气机阻滞而见嗳气，腹胀冷痛；肾虚见记忆力下降，腰膝酸软。舌淡红、有齿印、苔白厚腻，脉细为脾肾阳虚寒盛之象。治当塞因塞用，补肺脾肾，益气温阳通便。使用四君子、玉屏风、二仙汤合济川煎加味。便秘是临床常见的病证。属于大肠传导失常，与脾胃肾关系密切。临床有热秘、气秘、虚秘、冷秘之分。而慢性便秘患者在临床上属于虚秘、冷秘者居多。现代生活工作紧张，饮食多为肥甘厚腻之品，初则胃肠蕴热，日久则脾胃内伤，气血不足，大肠传导无力而便秘。慢性便秘患者多属于虚秘、冷秘，"中气不足，溲便为之变"，故慢性便秘属大肠传导功能失常，但根本在于脾胃功能失调，脾胃中气不足，运化失常，大肠传导无力而便秘。而又与肺肾关系密切，大肠传导亦赖于肺气的肃降；肾开窍于二阴，肾阴不足，精血亏虚，肠道失润而便秘；肾阳亏虚，阴寒内生，津液不行，肠道难以传送而便秘。

病案3

齐某，女，21岁。2009年3月就诊。3年前开始出现便秘，一般3～4日一行，多则5～7日一行，腹胀，如厕后无便意，便质不干。曾服排毒养颜胶囊，收效甚微，体胖质虚易感冒。舌淡苔白脉沉细无力，每次如厕无便意。诊为气虚便秘，"气虚者，阳不足，阴结也"。治以益气温阳，养血润肠。用补中益气汤加制附子、制首乌治之。处方：黄芪30g，当归、生白术各15g，柴胡10g，炒升麻、陈皮各6g，党参15g，制附子15g，制首乌12g，生姜5g，大枣12枚，炙甘草10g，日一剂，水煎400ml，早晚口服。

按：补中益气汤方中人剂黄芪益气补中为君；党参，白术、炙甘草健脾补中助运，为臣；炒升麻、柴胡助参、芪益气升阳举陷，陈皮调畅气机，补而不滞，气血同源，当归、制首乌养血补虚助气，共为佐；炙甘草调和诸药为使；配合制附子温肾阳，散阴结；共奏益气温阳，养血润肠之功。

1剂口服后即感腹中作响，便意频频。服完3剂，虚坐努责不得现象消失。效不更方，连服9剂。月余后患者来诉，便秘未再发生，嘱其加强锻炼，养成良好排便习惯。

按：隗老分析，排便反射由感受器（结肠）—脊髓（低级中枢）—上行传导束—排便中枢（高级中枢）—下行传导束—效应器（结肠）完成。正常情况下排便时形成正反馈机制。多种因素导致排便习惯改变，反馈机制减弱，造成便秘，出现虚坐努责不得现象。本患者体胖质虚易感冒也是其中一种重要因素。补气温阳药正好能加强排便反射正反馈机制，所以服药后收效明显。大肠者传导之官，传导失司则排便异常，包括便秘。造成便秘原因很多，如饮食不节、情志失调、素体阳盛、病后体虚等。本患者病位在大肠，与脾胃肝肾有关。脾胃气虚，中气不足，传导失司，肾阳虚弱（肾主二便），阴寒内结，亦传导不利，即"气虚者，阳不足，阴结也"，这是用补中益气汤加制附子的理论依据。

病案 4

程某，女，89 岁。2008 年 8 月 29 日初诊：患者面色无华，神疲气怯，大便长期不畅，干结难下，临厕努挣乏力，甚则汗出，口干甚，略有心烦，时有头晕，腰膝酸软，舌红苔薄，脉弦数。患者平素常吃香蕉、黑芝麻，仍便秘，曾服用麻仁丸，效果不显。每用开塞露方可缓解。就诊时为通便正口服生麻油。辨证诊断为虚性便秘，因年老体衰，气血亏虚，无力推动、濡润肠道所致。患者由于便秘腑气不通，浊气不降，故有心烦、头晕；津不上承，故见口干；病久及肾，又见腰膝酸软。治以补中益气，养血润肠通便。处方：黄芪 30g，党参 20g，炒白术 10g，炙甘草 6g，炒陈皮 12g，当归 12g，升麻 5g，柴胡 6g，玄参 30g，生地黄 24g，麦门冬 24g，生何首乌 20g，天花粉 15g，枸杞子 15g，肉苁蓉 15g，合欢皮 12g。7 剂，每日 1 剂，水煎分早晚 2 次服。

按：上方以补中益气汤合增液汤为主方，加生何首乌合当归润肠通便，天花粉、枸杞子以生津止渴，肉苁蓉温肾益精，暖腰润肠，合欢皮解郁除烦。

2008 年 9 月 8 日复诊：药后大便顺畅而下且不觉费力，仍感头晕、口干。原方加天麻 9g，知母 15g。继服 7 剂，诸症俱减，效不更方，再服 7 剂巩固疗效。随访至今未再复发。

五、小结

隗老指出，便秘在生活中是普遍存在的，老年人则以虚性便秘为多见。在临床上，当根据其发病原因和临床表现，分辨虚实论治。对于年老体衰，脾胃虚弱，运化乏力，确属虚性便秘的，则可大胆应用"塞因塞用"法，临床随症加减，辨证准确，自然应手取效。不可机械地一概用通下之法，以免更伤其正气和津液。

辨治功能性呕吐经验探析

功能性呕吐为功能性胃肠疾病之一，临床上并不少见，近年来随着对功能性胃肠疾病的重视和研究的不断深入，功能性呕吐已受到较多的关注。目前认为本病是由胃和十二指肠功能紊乱引起，腹部肌肉的非随意性收缩，胃底和下食管括约肌的松弛所致的胃内容物被用力排出，而且经生化、内镜和影像学等检查手段没有发现结构、代谢及器质性病变的异常。现尚缺乏与功能性呕吐相关的流行病学资料，确切的发病原因及发病机理、临床特征性表现也有待进一步阐明。对本病的治疗研究尚处于探索阶段，缺乏明确的治疗方案，当前以营养支持及对症处理为主，而行为和心理治疗等尚未证明有明确疗效。患者病情的反复、长期应用某些药物以及反复的检查，严重影响了患者的生活质量和心理健康，同时也增加了经济负担，因此，行之有效的治疗显得至关重要。隗老学验俱丰，医术精湛，特别是对本病的治疗有独到之处，现将其治疗功能性呕吐的经验浅析如下，以飨读者。

一、中虚气逆为发病之本，湿浊、痰饮实邪阻遏为致病之标

功能性呕吐从临床特征来看，应隶属于中医学的"呕吐"范畴。功能性呕吐患者病情常反复，起病时有突兀，不发一如常人，致无章可循。隗老临诊善于推敲，通过多年的临床观察与临证实践，提出"中虚气逆为发病之本，中虚贯穿本病始终"。如《诸病源候论》所言："呕吐者，皆出脾胃虚弱。"而湿浊、痰饮等实邪为致病之标，二者既是致病之因，也是病理产物，痰湿均为有形之阴邪，宜阻遏中焦气机，引起脾胃升降失常，是导致本病反复不愈的关键因素。其病位主要与脾胃有关。盖脾胃同居中焦，以膜相连，脾主运化升清，胃主受纳通降，胃喜润恶燥，脾喜燥恶湿。在功能上二者纳运协调、升降相因、燥湿相济，共主中焦，协调完成饮食物的受纳腐熟，消化吸收及转输。脾与胃无论在生理上或是病理上，都是息息相关和相互影响的。不论先天禀赋不足，或后天失养，均可致脾胃虚弱，胃虚则无法受纳腐熟水谷，脾虚则健运失司，水谷饮食停滞中焦，胃失和降，其气上逆而发为本病。再者，隗老指出，脾胃虚弱日久，水谷饮食不化，反聚为痰湿阻滞于中焦，脾胃既虚，升降功能失司，脾气不得升，胃气不得降，胃气上逆，而发呕吐。总之，呕吐一证，不外虚实两端，

正如张景岳《景岳全书》所言："呕吐一证，最当详辨虚实，实者有邪，去其邪则愈，虚者无邪，则全由胃气之虚也"。

二、治以调补脾胃为主，兼以祛湿化痰为辅

如前所言，本病的发生以脾胃虚弱，痰湿阻滞，胃失和降、气逆于上为基本病机，治疗当以补益中焦为主，辅以祛湿化痰、和胃降逆之法，以复中气、祛邪气、畅气机，恢复脾胃升降功能，而奏脾胃调和之功，脾胃和则呕自愈。脾胃虚弱当补，然亦有气虚、阴虚、阳虚之别。

对于呕吐时作，噫气不除，胃脘痞满，纳食欠佳，舌淡苔白等，以气虚为主者，治以补中益气，和胃降逆。隗老自拟补中和胃汤加减，药用党参12g、炒白术12g、茯苓15g、清半夏9g、陈皮6g、苏梗9g、枳壳6g、生姜6片。

对于呕吐反复发作，或时作干呕，胃中嘈杂，似饥而不欲食，口燥咽干，舌红少苔，脉细数等，以阴虚为主者，治宜养阴益胃，和胃降逆止呕。隗老常以自拟益胃降逆汤加减治之，药用沙参15g、麦冬15g、石斛12g、焦山楂12g、黄连6g、半夏9g、芦根15g、砂仁6g、莱菔子12g。

对于饮食稍不慎即呕吐，口干不欲饮，喜暖恶寒，面色㿠白，四肢不温，便溏，舌淡，脉沉细弱等，以阳虚为主者，隗老喜以吴茱萸汤合小半夏汤加减治之，临证效如桴鼓，收效迅速。

邪实宜祛，呕吐日久，常兼见湿浊、痰饮等邪实之证，当祛湿化痰。有湿者，多呕吐黏涎，胸脘痞闷，纳食呆滞，苔腻脉濡。而痰饮呕吐，常泛吐清水，伴见胸闷、头眩、心悸，苔腻脉滑，为痰饮停中。以湿为主者，隗老以平陈汤加减。而对于痰饮呕吐，隗老对小半夏加茯苓汤特别推崇，每获奇效。

三、遣方以简为贵，用药以清轻为要

隗老认为呕吐一证，不论虚实，总是胃气失和，受纳不济。因此遣方用药始终强调顾护胃气的重要性。对于病程迁延，呕吐频作者尤是如此。他指出，在本病中顾护胃气就应当兼顾胃"喜柔润恶刚燥"的生理特点以及胃虚受纳不济两方面。处方时药物宜简不宜繁，药量宜轻不宜重，性味宜平和甘淡，忌刚燥滋腻、气香味雄之品，以免更伤胃气。临证时隗老特别推崇前人的经典小方，如前面提到的治疗痰饮呕吐的

小半夏加茯苓汤、小半夏汤，再如治疗湿热呕吐的黄连苏叶汤、橘皮竹茹汤，治疗阳虚呕逆的吴茱萸汤。他认为这些处方方简药效，常单独或加减化裁应用，无不应验。隗老还特别注重单味药的应用，尤其喜用生姜，他很赞赏孙思邈提出的"凡呕者多食生姜，此是呕家圣药"，他认为不论寒热虚实，生姜均可配伍使用，但毕竟其性味辛、温，对于实热呕吐者，或阴虚呕吐者应在用量上酌减，不可大剂量给药，恐其助热为害，反加重病情。

四、病案举隅

1. 脾胃湿热呕吐案

谢某，女，68岁，2011年6月21日初诊。主诉：呕吐反复发作3月。曾于外院多次住院检查消化道钡餐透视、胃镜等，均无明显异常。诊见：时呕吐，每天1～2次，发作时间不定，呕出物为黄色酸苦黏涎，口干不欲饮，口苦，胃脘胀闷，舌质偏红，苔薄黄腻，脉细滑。证属脾胃湿热，予平陈汤加减。处方：苍术12g、厚朴9g、茯苓18g、清半夏9g、陈皮9g、苏叶6g、黄连9g、竹茹9g、生姜6片。7剂，水煎服，日一剂，少量频服，嘱服药期间清淡饮食。

1周后复诊，诉服药5剂后未再呕吐，胃脘胀闷减轻，仍纳少，舌淡红苔薄黄，脉细滑。前方去竹茹加焦三仙各9g、砂仁6g，以消食健脾和胃，继服7剂，药毕而愈，随访1年未再发病。

2. 胃阴不足呕吐案

杨某，女，63岁，2012年8月28日就诊。患者诉半年来呕吐时作，曾查胃镜示：浅表性胃炎。服奥美拉唑及莫沙必利效果不佳。诊见：时干呕，嗳气频，胃中嘈杂，饥不欲食，口干，大便干，舌红苔少，脉细滑数。证属胃阴不足，隗老以自拟益胃降逆汤加减治之，处方：沙参15g、麦冬12g、石斛12g、焦山楂12g、黄连6g、半夏9g、芦根15g、莱菔子12g、生姜3片。服药后3剂吐即止，又嘱上方去芦根，加山药20g增强益气养阴之功，继服2周以固本。

从五脏辨治郁证的临床经验

郁证是指性情抑郁，胸闷胁胀，或易怒欲哭，多愁善感，心疑恐惧，或咽中如有异物梗塞，失眠多梦等表现为特征的一类疾病，散见于古医籍胁痛、梅核气、脏躁、百合病、奔豚气等病证中，相当于现代医学的抑郁症、更年期综合征、神经官能症、反应性精神病等。随着社会压力的上升，本病的发病率也日益增高。隗老临床经验丰富，主张安脾胃以养五脏，对于郁证的治疗，更是自出机杼，总结出一套行之有效的治疗方法，用之于临床，无不应手取效。现将隗老辨治郁证的思路和临床经验总结如下。

一、病因病机

《丹溪心法·六郁》首创"六郁"之说，即气郁、血郁、痰郁、火郁、湿郁、食郁，其中以气郁为先。隗老认为气郁虽是郁证的关键病机，但早在《内经》就有关于郁证的记载，《素问·六元正纪大论》有木郁、火郁、土郁、金郁、水郁之说，属五气之郁，后世合称五郁，故而隗老一直强调五脏皆可致郁。同时，李时珍在《本草纲目》中指出："脑为元神之府"，清代王清任《医林改错》曰："灵机记性不在心在脑"，隗老认为心主神明，脑为元神之府，故心脑相通，而五脏皆与脑密切相关，郁证亦与五脏密不可分。《金匮要略》将情志病的病机，主要归为两类：脏腑亏虚和气机紊乱。所以，隗老认为五脏失衡、五志过极、七情内伤是本病的主要致病因素。

二、辨证论治

隗老根据自己多年的临床经验提出，郁证病位在肝、脾、心，涉及肾、肺，内伤、外感等诸多因素均可致郁，但以情志致郁多见，其病机主要为肝失疏泄、脾失健运、心失所养、肾气亏虚、肺失治节及脏腑阴阳气血失调，而情志不舒，气机郁滞引起五脏气机失调是郁证发病的关键之所在。隗老认为郁证可以分为"因病致郁"和"因郁致病"两类，在治疗"因病致郁"时更注重整体调节脏腑的平衡，可以从按脏腑辨证论治和按经方辨证论治两方面入手；而治疗"因郁致病"时则更加注重"治心"，即加强对患者的情志治疗，以"心"治"心"。

1. 从五脏论治

（1）从肝论治：肝主疏泄，畅达人体一身之气机，以推动血液、津液和各种物质的流通。唐容川在《血证论》中所云："木之性主乎疏泄，食气入胃，全赖肝木之气以疏泄之，则水谷乃化，设肝不能疏泄，渗泄中满之证在所不免。"如厌恶憎恨、忧思郁虑、愤懑恼怒等精神刺激均可使肝失条达，气机不畅，以致肝气郁结，而成气郁。五郁之中首重木郁，木郁在人体而言就是肝郁。六郁之中首重气郁，气郁多因肝失疏泄所致，因此有"凡郁皆肝病也"之说。

隗老以逍遥散合吴茱萸汤加减治之。处方：柴胡、白芍、吴茱萸、党参、当归、茯苓、白术、青皮、郁金、石菖蒲、酸枣仁、远志、炙甘草。肝血不足者加当归、山萸肉，痰涎壅盛者加胆南星、半夏，气机郁滞者加仙人头、佛手、木蝴蝶，心烦多梦者加黄连、琥珀、朱砂，惊悸恐慌者加生龙骨、生牡蛎、磁石。

（2）从脾胃论治：脾胃为一身气机升降的枢纽，因"脾藏意"、"脾在志为思"，脾在人的情志活动中起着重要的作用，故与郁证的发生密切相关。《素问·阴阳应象大论》曰："思伤脾。"《灵枢·本神》曰："脾愁忧而不解则伤意，意伤则悗乱，四肢不举。"忧愁思虑，过度紧张，劳心伤脾，脾失健运，气血化生不足，气血亏虚，精神失养，而见郁闷寡欢、心境低落、精力不足、懒散倦怠、疲乏等郁证的表现。

隗老治疗重在升脾降胃，常以半夏泻心汤合平胃散加减。处方：半夏、党参、苍术、茯苓、苏梗、黄连、干姜、薤白、厚朴。隗老临床十分注重舌苔的辨证，若舌苔厚腻，以白为主，往往会提示患者思虑过度、情绪低落，可加石菖蒲、草果、白蔻、陈皮、荷叶。若舌苔厚腻，以黄为主，则患者容易焦躁不安、夜寐多梦、胃中嘈杂，可加黄连、栀子、竹茹、枳实、胆南星。若舌苔胖大，湿气内盛，可加泽泻、猪苓、苡米、大腹皮。

（3）从心论治：心与脾为母子关系，两者在生理上相辅相成，在病理上相互影响。思为脾志，而本于心，思则气结，暗耗心营，可致脾土虚弱，运化无力。"心主神志，心藏神，心主神明"，当患者由于所愿不遂，精神紧张，遭遇不幸等精神因素，损伤心气，耗伤心血，损伤心神，导致心失所养，神失所藏，以致精神惑乱，则悲伤哭泣，哭笑无常。《素问·举痛论》指出："思则心有所存，神有所归，正气留而不行，故气结矣。"再者，肝与心为母子关系，木火相生，有病亦可相互影响，肝气郁滞也会影响心血畅行，致心神被郁。

魁老常以越鞠丸合百合地黄汤加减。处方：香附、川芎、苍术、神曲、栀子、百合、生地、远志、栀子、莲子心、黄连、甘草。两胁胀满，腹胀，多愁善虑，喉声叹气，加香附、柴胡、郁金、白芍；眠差不寐，心悸加夜交藤、酸枣仁、远志；记忆减退，加石菖蒲、当归、龙齿；伴气短懒言，加太子参；胸痛胸闷，加木香、枳壳；多汗，加牡蛎、麻黄根、浮小麦。

（4）从肺论治：《血证论》云："肺之气主行制节，以其居高，清肃下行，天道下际而光明，故五脏六腑皆润利而气不亢，莫不受其制节者。"《内经》言"肺主治节"，即肺能治理调节全身的气机运行，而悲忧伤肺，当患者由于焦虑不安，思虑过度，遭遇不幸等精神因素，损伤肺气，导致肺气郁闭，气机不畅，以致精神惑乱，则悲伤哭泣，喃喃自语。

魁老认为肺主一身之气，主宣发肃降，又为娇脏，故治疗上养金制木，滋水制火，令金脏得清化之权，常用麦门冬汤加减。处方：麦冬、北沙参、紫苏子、枇杷叶、半夏、杏仁、桑叶、牡丹皮。若木火刑金，呕吐身热，不饥不寐，气急者，以青黛、海蛤粉、山栀、瓜蒌皮宣肺开郁化痰。若郁损脉络，痰浊阻滞，药以茯苓、郁金、远志、石菖蒲、丹参；若气郁不食，二便不利，治从"提壶揭盖"法，以杏仁、紫菀、瓜蒌皮、紫苏子等降气祛痰，宣肺通便。

（5）从肾论治：肾藏志，应惊恐。《素问·宣明五气篇》云："心藏神，肺藏魄，肝藏魂，脾藏意，肾藏志。"《素问·阴阳应象大论篇》云："人有五脏化五气，以生喜怒悲忧恐。"恐为肾志，若因久病失精、房劳过耗，精气内亏，致肾志不宁则恐惧不安，发为郁证。如《类经图翼·大宝论》所言："五脏之阳非肾阳不能生，五脏之阴非肾阴不能滋。"可见调整肾阴阳之平衡，从而达到五脏全身的"阴平阳秘"，是治疗郁证的关键。正如《杂病源流犀烛·诸郁源流》言："诸郁，脏气病也，其原本于思虑过深，更兼脏气弱。"魁老认为，人精神活动的物质基础是人体所藏之精气，而肾之精气（包含肾阴和肾阳）的盛衰直接关系到脑髓的盈亏及大脑功能的正常发挥，故而补肾法是治疗焦虑情志病的重要治则之一。

魁老常根据患者阴阳的偏胜偏衰以地黄饮子进行加减。处方：生地黄、山茱萸、麦冬、石斛、石菖蒲、远志、栀子、郁金、茯苓、肉桂、附子、甘草。寒痰郁滞，加半夏、干姜、白芥子、薤白等；心气不足引起的郁滞，则加党参、炒枣仁、柏子仁等；痰火郁结，阴亏火旺，血瘀气滞，加川贝、青黛、莪术等；惊恐不安，心绪不宁，加煅龙骨、锻牡蛎、磁石、代赭石。

2. **从经方论治** 隗老从事临床多年，对经方的运用颇有心得，提出了对于郁证的治疗不能拘泥于脏腑辨证，他认为在治疗那些用脏腑辨证久治不愈或服药有效，停药即复发的郁证时，应用经方辨证往往能收到意想不到的效果，但前提是要对经方有一定的领悟。故而隗老常常在临床上主以脏腑辨证，辅以经方辨证，效果显著。在诸多治疗郁证的经方中。隗老尤为喜用半夏厚朴汤和柴胡桂枝汤。

（1）半夏厚朴汤：源于汉代张仲景的《金匮要略》，由半夏、厚朴、茯苓、生姜和紫苏叶组成，有行气散结，降逆化痰的功效，主要用于治疗"梅核气"，隗老在临床使用中偶然发现其能够使抑郁症患者的抑郁心境转变为轻松愉悦，故现在常用于郁证的治疗。现代研究表明，半夏厚朴汤的水提物、乙醇提物和部分其他溶剂提取部位具有明显的抗抑郁作用。

（2）柴胡桂枝汤：见于张仲景《伤寒论》，原文："伤寒六七日，发热、微恶寒、肢节烦痛、微呕、心下支结、外证未去者，柴胡桂枝汤主之。"原书中主要用于治疗发热恶寒，肢节烦痛，微呕等太阳表证不解而兼见少阳证者，隗老经过长期的临床实践总结出应用柴胡桂枝汤加减治疗腹泻型肠易激综合征伴焦虑抑郁状态患者，每获良效。

3. **心理疗法** 理气开郁、调畅气机、怡情易性是治疗郁证的基本原则，隗老认为本病患者多是"身心共病"，治疗上亦应加强对患者"心病"的治疗。如《类证治裁·郁证》云："七情内起之郁，始而伤气，继必及血，终乃成劳"，更强调郁证与情志密切相关，所以心理疏导在本病的治疗中具有举足轻重的作用，一定要贯穿治疗的全过程。早在两千多年前中医就已翻开了心理治疗的篇章，如情志相胜法、移情变气法、言语疏导法、暗示疗法等，亦如叶天士提出了"移情易性、澄心净志"疗法。《临证指南医案》云："郁证全在病者能移情易性。"隗老在运用药物治疗的同时配合中医情志疗法，往往会事半功倍。

从脾胃论治慢性心力衰竭经验总结

慢性心力衰竭（CHF）是由慢性原发性心肌病变和心室压力或容量负荷过重而引起的原发性或继发性心肌舒缩功能受损，是临床常见的综合征。临床上多表现为呼吸困难、心悸、倦怠乏力、食欲不振、浮肿等。中医虽无慢性心衰病名，但按其临床表现可归属中医的"心悸"、"胸痹"、"喘证"、"水肿"的范畴。现代多数医家认为本病是以气血阴阳亏虚为本，痰浊、血瘀、水饮内停为标的一种本虚标实的疾病，病位在心，常涉及肺脾肾等脏，而隗老认为本病在其病理演变过程中，脾胃与心关系最为密切。正如《素问·平人气象论》有"胃之大络，名曰虚里，贯膈络肺，出于左乳下，其动应衣，脉之宗气也"的描述。由此可见脾胃虚损均可引起心衰的发生或加重。

目前，临床治疗慢性心衰的常用方法有温阳益心法、活血化瘀法、补气活血等，都从不同的角度对慢性心衰的病因病机、临床表现以及治疗方法进行了阐述，他们各具特色，而《金匮要略》"胸痹心中痞，留气结在胸，胸满，胁下逆抢心，枳实薤白桂枝汤主之；人参汤亦主之"的论述开辟了从脾胃论治慢性心衰之先河，隗老深得此中精髓，亦主要从脾胃着眼，旨在通过调理脾胃治疗慢性心衰，使脾胃健旺则气血化生，脾运一行则痰湿自化，瘀血自消，脉道通畅，胸阳展而痹自除。隗老调理脾胃治疗慢性心衰的观点充分突出了中医整体观念及治病求本，辨证论治，调理后天之本以治疗心病的特点，临床疗效显著。

一、脾胃与心的关系

脾胃与心的生理关系主要表现在以下两个方面：

1. **心与脾为母子关系**　心为脾之母，脾为心之子。心藏神，主血脉，赖脾胃运化水谷精微而化生。脾胃为气血生化之源，但需心血濡养，心神主宰。

2. **心与脾胃经气相通**　《灵枢·经脉》篇曰："脾足太阴之脉，起于大指之端……复从胃，别上膈，注心中"，"足阳明之经……属胃，散之脾，上通于心"。病理上，慢性心衰的基本病机为心脉不通。脾胃为气血生化之源，若脾胃虚弱，运化失常，胃受纳之水谷不能输布转化为精微，反酿生痰浊，痰浊阻滞经脉，血流不畅则发病。

二、隗老对慢性心力衰竭的认识

隗老认为慢性心衰虽有虚实寒热之分，在气在血之异，然胸中阳气虚衰、邪气乘虚入侵阳位、痹阻气机则是共同的发病机理。正如喻嘉言所说："胸中阳气，如离照当空，旷然无外，设地气一上，则窒塞有加，故知胸痹者，阳气不用，阴气上逆之候也"；叶天士在《临证指南医案·胸痹》中亦指出："若夫胸痹者，但因胸中阳虚不运，久而成痹。"胸中阳气，又名宗气，是心、肺二脏功能的总概括，宗气的强弱与脾胃的健运与否有直接关系。以脾胃为水谷之海，气血生化之源，气机升降之枢纽，人体各部都必须通过脾胃及其经脉的作用，获得后天的营养，机体健康，始能精力充沛。若脾胃一衰，则百脉失养，诸病丛生。故《内经》有"食气入胃，浊气归心，淫精于脉……"；"饮入于胃，游溢精气，上输于脾；脾气散精，上归于肺……"之训，更有"胃之大络，名曰虚里，贯隔络肺，出于左乳下，其动应衣，脉宗气也"。由此可知，心肺虽居上焦，实赖脾胃之健运，脾胃为宗气之源。

若肥甘无度，饥饱不调，情志过极，劳逸过度，致使脾胃损伤，气虚无以上奉，则宗气匮乏，久则心阳虚衰；血亏无以灌注，则血脉不充，脉道滞涩，久则脉络不通。脾主运化，脾虚不运则湿浊中阻，积久生痰，湿浊上蕴胸中，则胸阳不展；痰浊上逆，阻滞血脉，则闭塞不通；中阳虚弱则寒自内生，外寒可致内外合邪，寒邪猖獗，上犯心君，则胸阳闭阻。"气为血之帅"，气虚则运血无力，而致血瘀，使心脉不通，发为本病。

隗老认为辨治疾病不能仅限于生病之脏，还应着眼于与疾病的发生、发展相关的脏腑。不能只注重疾病的结果，还应追溯产生疾病的根源，分析疾病发展之机制。只有清除病起之因，截断病传之势，纠正失衡之态，使已生者得除，未生者不起，使气血阴阳归于平衡，才能谓之"治本之道"。治疗慢性心衰亦是如此，他强调治疗脾胃失调所致的慢性心衰，调理脾胃是其根本法则。气虚不运者，健脾胃、补中气，中气盛则宗气自旺；血虚不荣者，调脾胃助运化，脾运健则营血自丰；湿蕴者，芳香化浊，湿祛则胸阳自展；痰阻者，健脾化痰，痰消则血脉自通；阳虚有寒者，温中散寒，寒散则阳气自运，营血畅行。兼有瘀血者，在各治法之中，佐以活血通络之品，视瘀血之程度调整活血药物的多寡及轻重。

三、隗老从脾胃对慢性心力衰竭的辨治

隗老根据多年临床经验将慢性心衰分为心脾两虚、湿热内阻、痰浊内阻、中气不足、气阴亏虚、肝气郁结、肝脾不和、胆胃不和、痰瘀互结9大证型，在治疗上分别采用不同的治疗方法，但始终不忘从调理脾胃入手。现将隗老从脾胃论治慢性心衰的经验总结如下。

1. **心脾两虚型**　脾胃具有化生血液以营养全身的功能，血液来源于水谷精微、精髓、营气，可见营血的生成依赖于脾胃功能协调。营血亏虚则脉不充盈、血行滞涩，表现胸部隐隐刺痛，心悸怔忡，胸闷短气，头晕目眩，唇甲色淡，失眠多梦，舌淡暗，脉细弱而涩或结代等症状。隗老认为心血虚，惟调脾胃，乃滋化源，即"导源江河"以资灌输流畅，若只知活血通络，必事与愿违。

对于慢性心衰的心脾两虚证，隗老常以归脾汤加减治疗。方中黄芪甘微温，补脾益气；龙眼肉甘温，既能补气，又能养心血，共为君药。人参、白术甘温补气，与黄芪相配，加强补脾益气之功；当归甘辛微温，滋养营血为臣，与龙眼肉相伍，增加补心养血之效，为臣药；茯神、酸枣仁、远志宁心安神；木香理气健脾，与补气养血药配伍，使之补不碍胃，补而不滞，俱为佐药。甘草补气健脾，调和诸药，为使药。用法中加姜、枣调和脾胃，以资生化。另外，柏子仁、莲子肉均可养心安神，且莲子肉尚有补脾之功；黄精、黄芪、山药补脾益气，枳实、厚朴理气导滞，半夏燥湿化痰，和中降逆，均可以酌情选用。

2. **湿热内阻型**　湿邪为病具有重浊、黏滞之特点，湿为阴邪，易阻碍气机，遏伤阳气。脾有运化水湿之功能，且喜燥恶湿，脾气不足则水湿停聚，反之湿胜则困脾，遏伤脾阳，可见脾与水湿之间相互影响。若脾虚不运，湿浊蕴结，出现胸部闷痛，阴雨天加重，脘痞纳呆，口黏恶心，头晕沉重如裹，便软不爽，尿浊，苔白腻，脉濡缓等症状。隗老认为，湿为无形之邪，易阻碍气机，而脾主运化水湿，祛湿必先醒脾运脾，脾健则无生湿之源，而气机自通矣。

对于慢性心衰的湿热内阻证，隗老常用藿朴夏苓汤加减治疗。方中杏仁宣利上焦肺气，盖肺主一身之气，气化则湿亦化；中焦为气机升降之枢纽，只有气机调畅，水液方可正常代谢，白蔻仁芳香化湿，行气宽中，此外藿香芳香化湿，厚朴行气燥湿，半夏燥湿化痰、和中消痞，茯苓健脾利湿，与白蔻仁合用使中焦得健，湿邪自然得除；薏苡仁甘淡性寒，利湿清热而健脾，可以疏导下焦，使湿热从小便而去；泽泻、

猪苓利水渗湿，以助清利湿热之力，豆豉清热除烦，诸药合用宣上畅中渗下，使湿热之邪从三焦分消。

隗老临床常用车前子、泽泻利水渗湿，助湿邪从下焦而出。砂仁行气化湿，茵陈、金钱草皆可清热利湿，槟榔行气利水，牛膝则常用川牛膝，取其利水通淋之功；山药、黄精虽无利水的作用，然而中焦脾胃在水液代谢过程中占有十分重要的作用，脾胃得健，则无痰湿化生之源。

3. 痰浊内阻型 "脾为生痰之源，肺为贮痰之器"，痰饮病源于肺、脾、肾、三焦气化失常，然三脏之中，脾运失司，首当其要。脾虚生痰，循行痹阻经脉，表现为胸闷窒痛，心中痞塞，胸满咳嗽，痰黏不爽，肢体酸楚，沉困乏力，舌淡暗苔白腻，脉沉伏或弦滑等症状。隗老认为，此乃胸阳阻闭不通而致，急用通阳开痹治其标，再者调补脾胃治其本。本于脾虚生痰，循经痹阻于心脉，治本在于杜绝痰湿滋生之源，固宗气之旺盛。

对慢性心衰的痰浊内阻证，隗老常用瓜蒌薤白半夏汤、小陷胸汤。瓜蒌薤白半夏汤主要治疗胸痹系由胸阳不振，痰阻气滞所致。因诸阳受气于胸中而转行于背，胸中阳气不振，津液不得输布，凝聚为痰，痰阻气逆，故胸中闷痛，甚则胸痛彻背。方中以瓜蒌理气宽胸，涤痰散结，为君药。薤白温通滑利，通阳散结，行气止痛，为臣药。两药相配，一祛痰结，一通阳气，相辅相成，半夏降逆化痰，更加强了祛痰散结之功，本方为治疗胸痹之常用方。

"脾为生痰之源，肺为贮痰之器"，故常用茯苓、黄精、黄芪、山药健脾益气，以绝生痰之源，炒苏子、桃仁、杏仁、旋覆花肃肺化痰，以利贮痰之器，肺胃得清则痰无以化；水液的运行需要气机的推动，故又用枳实、厚朴理气导滞，调畅气机，石菖蒲开窍化痰。

4. 中气不足型 胸中阳气，又名宗气，是心、肺二脏功能的总概括。宗气依赖于脾、肺二脏功能健旺，其中尤以脾的作用更加突出，因此脾气虚衰，必然影响宗气，从而引起本病。临床可以表现胸部隐痛，时发时止，心悸气短，动则憋闷，纳少倦怠，易汗出，面色苍白，舌淡有齿痕，脉沉细无力或结代等症状。

对于慢性心衰的中气不足证，隗老常使用四君子汤加减，同时配伍黄芪、厚朴、枳实、木香、炒三仙等。方中人参甘温益气，健脾养胃；白术苦温，健脾燥湿，加强益气助运之力；茯苓甘淡，健脾渗湿，冬、术合用则健脾祛湿之功更显；甘草甘温，益气和中，调和诸药，四药配伍，共奏益气健脾之功。

5. 气阴两虚型　对慢性心衰的气阴两虚证，隗老常以生脉饮加减治疗。人参甘温，益气生津以补肺，肺气旺则四脏之气皆旺，为君药。麦冬甘寒，养阴清热，润肺生津，为臣药。人参、麦冬合用，则益气养阴之功益彰。五味子酸温，敛肺止汗，生津止渴，为佐药。三药合用，一补一清一敛，共奏益气养阴，生津止渴，敛阴止汗之效，使气复津生，汗止阴存，脉得气充，则可复生。

黄精、沙参、山药、石斛皆可补气养阴，为气阴双补之品；莲子心清心安神、交通心肾；气阴两虚的患者往往有多汗一症，故用生龙骨、生牡蛎、浮小麦收敛止汗，且无敛邪之弊；小麦其性甘凉，养肝补心，除烦安神。

6. 肝气郁结型　对于慢性心衰的肝气郁结证，隗老常用小柴胡汤加减治疗。方中柴胡苦平，入肝胆经，透泄与清解少阳之邪，并能疏泄气机之郁滞，使少阳之邪得以疏散，为君药。黄芩苦寒，清泄少阳之热，为臣药。柴胡之升散，得黄芩之清泄，两者相配伍，而达到和解少阳的目的。胆气犯胃，胃失和降，佐以半夏、生姜和胃降逆止呕；邪从太阳传入少阳，缘于正气本虚，故又佐以人参、大枣益气健脾，一者取其扶正以祛邪；一者取其益气以御邪内传，俾正气旺盛，则邪无内向之机。甘草助参、枣扶正，且能调和诸药，为使药。

此外肝为将军之官，内寄相火，肝郁日久往往有化火之虞，故常用白芍敛阴柔肝，丹皮清泄实火。肝五行属木，肝病易克伐脾土，故加枳实调理中焦气机。肝藏魂，肝气郁结，魂不内守，则出现不寐，故又常用生龙骨、夜交藤等安神。

7. 肝脾不和型　对慢性心衰的肝脾不和证，隗老临床常用逍遥散加减治疗。方中以柴胡疏肝解郁，使肝气得以调达，白芍酸苦微寒，养血敛阴，柔肝缓急；当归甘辛苦温，养血和血，且气香可理气，为血中气药；归、芍与柴胡同用，补肝体而助肝用，使血和则肝和，血充则肝柔，共为臣药。木郁则土衰，肝病易于传脾，故以白术、茯苓、甘草健脾益气，非但实土以抑木，且使营血生化有源，共为佐药。用法中加薄荷少许，疏散郁遏之气，透达肝经郁热；煨生姜降逆和中，且能辛散达郁，亦为佐药。柴胡为肝经引经药，又兼使药之用。合而成方，深合《素问·藏气法时论》"肝苦急，急食甘以缓之"，"脾欲缓，急食甘以缓之"，"肝欲散，急食辛以散之"之旨，可使肝郁得疏，血虚得养，脾弱得复，气血兼顾，肝脾同调。

8. 胆胃不和型　对于慢性心衰的胆胃不和证，隗老临床常使用温胆汤加减治疗。方中以半夏为君，燥湿化痰，降逆和胃；竹茹为臣，清胆和胃，止呕除烦，佐以枳实、橘皮理气化痰，使气顺则痰自消；茯苓健脾利湿，湿去则痰不生。使以甘草，益脾和中，协调诸药。煎加生姜、大枣，和脾胃而兼制半夏之毒。综合全方，可使痰热消而胆胃和，则诸证自解。

同时还常配伍使用黄连、苦参清热燥湿，尤其黄连善清心经实火，现代药理证实黄连具有抗心律失常、降低血压以及正性肌力作用，是治疗心血管疾病的良药。石菖蒲开窍醒神、化湿和胃，苏梗、荷梗芳香化湿，调畅气机；仙人头疏肝理气、宽中和胃，既可调畅中焦气机，又可顾护脾胃，一举而两得。

9. 痰瘀互结型 对于慢性心衰的痰瘀互结证，隗老在使用小陷胸汤和瓜蒌薤白半夏汤的基础上，又常合用丹参饮，药物常配伍川芎、丹参、郁金，行气活血，化痰散结。

四、总结

隗老认为在慢性心衰的病变过程中，虽然该病在不同的阶段有不同的临床表现，但本虚标实自始至终是其基本的病理机制，是疾病的主要矛盾。因此，在慢性心衰的临床治疗中应注意以下 3 方面的问题。①谨守病机，伏其所主。正如《素问·至真要大论》所说："谨守病机，各司其属，有者求之，无者求之，盛者责之，虚者责之，必先五胜，疏其血气，令其调达，而致和平。"这是治疗所有疾病的总原则。具体到慢性心衰的治疗中，要紧紧抓住该病的基本病机，标本兼治，临床应注意本虚与标实的轻重缓急，以确定扶正与祛邪的主次搭配。②本病病位主于心，但因"五脏相关"，心属火，脾属土，心脾乃母子关系，同时心脾两脏之间，以脾胃之支脉，经筋紧密联系，经气互通，相互影响，故在本病的治疗中，应谨守病机，辨病论治与辨证论治相结合，以治疗其主要病理改变，方能收到预期效果。③"痰多兼瘀"、"瘀多兼痰"。痰与瘀密切相关，互为因果，共同致病。"痰"与"瘀"既是本病的病理产物，又是本病的加重因素。脾健痰自消，痰消瘀易除，故在本病的治疗中，调理脾胃应贯穿始终，消痰与行瘀相结合，既可标本同调，又可先安未受邪之地。

"病在血液，根在脾胃"

——从脾胃论高脂血症

随着生活水平的不断提高，动物性脂肪、碳水化合物摄入量过高，不科学的饮食习惯，导致高脂血症、高胆固醇血症、脂肪肝的发病率迅速上升。现代研究，高脂血症是体内脂代谢紊乱导致血脂水平增高的一种病症，特别是中老年人的常见多发病。有资料表明，人们血液中健康指标超标人数已高达 50%，卫生部统计我国心脑血管疾病患者数已达到 2 亿。就诊患者多见体胖，自觉烦闷，多梦，记忆力减退，思维缓慢，或头痛、头胀，或头晕，目眩，耳鸣，大便干或大便稀而黏滞不爽等，或血压偏高，化验检查：胆固醇、甘油三酯水平升高，血液流变学指标异常，有的合并血糖升高。心电图示：冠状动脉供血不足，或陈旧性心梗。B 超：脂肪肝。脑 CT：脑梗死等。现代医学认为，高脂血症、高胆固醇血症、高黏滞血症导致细胞代谢毒素堆积在血管壁，使血管壁变厚，弹性降低，血液流变特性呈浓、黏、凝、聚，易于引发心脑血管疾病。

高脂血症，祖国医学无此病名，从患者临床症状表现，其可与中医学中的"湿阻"、"眩晕"、"中风"等联系。依据中医理论，结合多数患者生活习惯，饮食结构、社会环境复杂，生活节奏快，竞争激烈，精神紧张等因素，综合分析该病应属"内伤病"，"病在血液，根在脾胃"。

一、病因病机

不科学的饮食习惯，饮食结构不合理，有的不进食早餐，晚餐饱食后活动减少等，是最重要的发病因素之一。李东垣曰"饮食自倍，肠胃乃伤"，"饮食不节则伤胃，劳倦过度则伤脾"，"内伤脾胃，百病由生"。长期思想紧张，劳累过度，生活无规律，耗伤元气，元气不足，则相火妄动，上冲会产生内伤病变，出现多种临床症状。"脾胃为后天之本，气血生化之源"，"脾统血"，"脾为生痰之源"，"痰饮为患，未有不从胃起者"。由于饮食不节，损伤脾胃，脾胃失健，纳化失常，不能分清泌浊，痰浊内生，进一步阻滞脾胃气机，水谷不归正化，清气不升，浊气不降，加重纳化失常不能将水谷化生精微，且水反为湿，谷反为滞；膏粱厚味，易生湿热，湿热蕴结，久之化热生火，煎熬水湿，变生膏脂、痰浊、淤积血中。此外，情志不遂，肝气不疏，肝郁气滞，气机阻滞，肝胆失于疏泄，胆汁不能正常排泄，影响脾胃运化功能，不能净浊化滞，膏脂内聚，影响气血运行；或起居无常，玩乐无度，劳逸失调，过劳伤体，久卧伤气，脾气虚弱，脾胃功能紊乱，水谷化输不利，日久影响气血运行，气虚血瘀，血液流动迟缓；脾虚日久，必伤及肾，元气得不到胃气的滋养，元气不足则肾气虚，肾气通于脑，肾司二阴，肾气亏虚，膀胱气化不利，转输失调，血中浊气不能正常排出体外；肾阴亏虚不能上济心火，心火愈炽，进一步耗伤元气，心主血脉功能受损，久之必然发生心脑血管病变。总之，由于饮食不节伤脾，脾虚生痰，痰浊膏脂凝聚血中，使血中成分发生改变；肝郁气滞，失于疏泄，加重脾虚，气虚血瘀；脾虚胃气不能滋养元气，元气不足，相火妄动，心神失养，气血运行不畅，如不及时治疗，终致发生心脑血管病变，上述病理过程，关键在脾胃失健，纳化失常从而引起一系列病理变化，故高脂血症"病在血液，根在脾胃"，"其标在血，其本在脾"。与肝、肾、心密切有关。从上述病因病理看，本病主要是脾胃失健，肝胆功能失调，脾虚可生痰，脾虚可生瘀，膏脂痰浊郁滞血中而成，故治疗应以健脾和胃，消食导滞，化痰泄浊为主，佐以疏肝利胆，活血化瘀。

二、辨证论治

方广有曰："调理脾胃为中医之王道。取王道之术，得王道之果。健脾和胃，化痰泄浊，尤重运、泄两法；疏肝利胆，活血化瘀，尤重"调和"之法。本病日久，脾胃气虚，不能滋养元气，元气不足，则相火妄动，水不济火，病情加重，发生心脑血管病变，治疗应以滋阴补肾，活血，豁痰通脉。隗老经过临床观察及用药总结出以下几种类型辨证治疗。

1. **形盛腑实** 症见胸闷、腹胀、头昏、面红、口臭、口干口苦，大便干，舌苔黄厚腻、边尖红，脉弦。隗老治以消食导滞，通便泄浊，承气汤合黄连温胆汤加减。隗老常道"肠泄胆亦泄"，肠道积滞去，胆道通利，有利于脾胃功能的恢复，泻后再以陈平汤四逆散调理。

2. **形盛痰浊** 中老年人形体偏胖，其证偏实，症见头昏头胀、面红、记忆力减退，脘腹胀满，胃内嘈杂，大便黏滞不爽，舌苔白厚腻，脉弦滑。治疗先予通便泄浊，用承气汤，泻后再以健脾和胃，化痰泄浊，用平胃散合导痰汤加减。

3. **形盛脾虚**　症见头晕目眩、耳鸣、心悸、失眠、健忘，口中黏腻，肢体麻木，大便时干时稀，有不尽感，舌苔白腻、脉弦，治疗先予枳实导滞丸或木香槟榔丸消导积滞，清利湿热后，再用香砂六君子汤、柴胡疏肝散加减调理。若合并有冠心病者，辅以活血化瘀，用冠心二号方、丹参饮、桃红四物汤加减。

4. **形盛火旺**　平素嗜酒，心烦易怒，面红耳赤，耳鸣头晕头胀，大便干结，尿黄，舌苔黄厚，脉弦。治宜清热泻火，平肝利胆，黄连解毒汤或清瘟败毒饮合柴胡疏肝散加减。火热毒邪祛除后用陈平汤、保和丸调理之。

5. **邪实正虚**　迁延病久，既有气滞血瘀、痰浊壅盛之实证，又见乏力、纳呆、心悸、失眠、腰酸、肢麻之脾肾虚症状者，可视病情先攻后补、先补后攻或攻补兼施，选用半夏泻心汤、香砂六君子汤、保元汤、生脉散、六味地黄丸、复元活血汤、大黄䗪虫丸、血府逐瘀汤、补阳还五汤、地黄饮子、天麻钩藤饮、左归饮等，随证加减。

三、病案举隅

王某某，男，38 岁。症见头昏脑胀，脘腹胀满，纳呆、口干、口臭，胸闷气短乏力，大便稀而黏滞不爽，面红；有饮酒嗜好；舌苔黄厚腻，边尖红，脉弦。测血压154/94 mmHg，胆固醇 12.49 mmol/L，甘油三酯 8.06 mmol/L，血糖 12.1 mmol/L，B 超示脂肪肝（轻度）。

西医诊断：高脂血症、糖尿病、高血压、脂肪肝。

中医诊断：脾胃湿热，痰浊中阻。

辨证论治："脾胃为后天之本，气血生化之源"，脾失健运，纳化失常，不能分清泌浊。膏脂痰浊瘀滞血中，痰浊上逆，蒙蔽清窍，故见头昏脑胀；"饮食自倍，肠胃乃伤"，膏粱厚味易生湿热痰浊，湿热蕴结，脾为湿困，运化失常，故见脘闷、腹胀、纳呆；湿热蕴结日久化热，火热上炎。故见口干、口苦、口臭；湿热蕴结大肠，故大便黏滞不爽；脾主肌肉四肢，脾之运化无常，不能将水谷化生精微物质，滋养肌肉四肢，故见乏力；工作紧张，情志不遂，肝郁气滞，失于疏泄，胆汁不能正常排泄，影响脾的运化功能；脾为生痰之源，膏脂痰浊瘀滞血中，故见血液成分改变。

舌苔脉象均为湿热蕴结之象。隗老治疗以健脾和胃，消食导滞，化痰泄浊为法，方用承气汤合温胆汤加减。处方：大黄 12g，元明粉 12g，陈皮 12g，半夏 10g，云苓 12g，枳实 12g，竹茹 12g，川朴 12g，甘草 3g。

二诊：药后大便稀，日 3 ~ 5 次，泻下黏滞混浊物，量多，泻后则舒，腹胀减轻，改服陈平汤合桃红四物汤加减。处方：苍术 12g，川朴 12g，陈皮 12g，半夏 10g，砂仁 12g，木香 12g，丹参 15g，川芎 12g，桃仁 10g，焦楂 20g，赤芍 15g，炒大黄 8g，槟榔 12g，甘草 3g。水煎服，6 剂。

三诊：服药平妥，无不良反应，脘闷纳呆减轻，食欲稍增，舌苔薄白微黄腻，脉沉弦。上方去赤芍，加寄生 15g。水煎服，6 剂。

四诊：头昏脑胀减轻，嗳气、口干口苦、口臭明显好转，有时腹胀，嗳气，大便仍有黏滞不爽感，舌脉同前。上症说明湿热积滞未消，用枳实导滞丸加减，清利大肠湿热积滞，六腑以通为用，肠泻胆亦泻，调整脏腑功能，恢复脾之运化功能，用枳实导滞丸加减治之。处方：枳实 12g，白术 12g，川朴 12g，槟榔 12g，砂仁 12g，大黄 12g（后入），丹参 15g，焦楂 20g，虎杖 20g，莪术 12g，炒草决明 15g，寄生 12g，川连 12g，木香 12g。水煎服，6 剂。

五诊：药后大便稀，日 3 ~ 4 次，带泡沫黏液，肛门灼热，腹胀明显减轻，头昏脑胀缓解。上方去大黄，加炒大黄 8g，继服 6 剂。

六诊：药后大便稀软，日 2 ~ 3 次，大便已无泡沫黏液，肛门已无灼热感，无明显不适，上方加党参 30g，花粉 30g，继服 6 剂。服后无不良反应，在此方基础上，随症加减，共服 80 余剂。嘱少吃荤、腻、煎、炸，多吃蔬菜、水果，戒烟酒，适当锻炼，调畅心情，预防感冒等。经过 3 个月的治疗调理，自觉症状消失，复查血脂、血糖，恢复正常，血压 130/84 mmHg，为巩固疗效，在上方药的基础上，改服水丸。

四、总结

高脂血症、高胆固醇血症、高血糖、糖耐量异常、脂肪肝等，临床颇为多见。高脂血症的形成过程漫长，其发生、发展及转归均与脾功能下降有着极为密切的关系。脾失健运是高脂血症形成的一个非常重要的病机。有人说"此类病是吃出来的"，"病从口入"，诚如斯言，根据临床观察，工人、农民发病率低，职员、干部、脑力劳动为主者发病率高。从病因看，确实与"吃"有密切关系。饮食无度，暴饮暴食，膏粱厚味，过食肥甘，以酒为浆，以妄为常，损伤脾胃，运化失常，消化吸收功能不能正常进行，水反为湿，谷反为滞，水湿内聚，积滞阻滞脾胃气机，加重纳化失常；而痰浊既生，进一步阻滞脾胃气机；另一方面，此类患者多活动较少，"久卧伤气"，"久坐伤肉"，日久必致脾虚气弱，运化无力，加重湿滞痰阻，如此形成恶性循环。治疗对策，一方面要澄源，即改变饮食结构，忌食膏粱厚味，肥甘滋腻，忌暴饮暴食，严格节制饮食；另一方面要泻其有余，即通过健脾和胃，化痰利湿，通腑泄浊，以达到降浊除脂，消除肥胖，恢复正常的血脂水平。膏粱厚味，易生湿热，湿热蕴结，常化热化火，煎熬水湿，变生膏脂、痰浊，痰浊淤积血中，血液成分发生改变；故在治疗时注意清热泻火，通腑泄浊，使火熄则无由化痰浊，苦寒清火之品又可抑制其食欲，消耗其脂肪。

本病常由肝胆失于疏泄，致胆胰液不能正常排泄，影响脾胃运化功能，不能净浊化滞，膏脂内聚，进一步加重血液成分发生改变。故调理肝胆也是重要的一环，包括疏肝、清肝、泻肝、利胆等法，使肝气条达，湿热得清，气血得畅，瘀滞得化，有助于脾胃功能的恢复、气血的畅行。日久不愈，常致血气亏虚，如脾气虚弱，影响气血运行，脾的运化，脾虚日久，必伤及肾，损伤元气，致肾气虚弱，元气不足，相火妄动，心神失养，心主血脉功能受损，气血运行不畅，久之必然发生心脑血管病变。针对上述病机要点，调理脾胃，恢复脾胃运化功能是治疗的重点。

"整体观念，辨证论治"是祖国医学的精粹，对本病的治疗有重要的指导意义。在此原则的指导下，辨证与辨病相结合，将实验室检查、物理诊断纳入辨证施治的体系中，针对病情选方用药。本病总的治疗原则为健脾和胃，消食导滞，化痰泄浊，疏肝利胆，活血化瘀，益气养血，滋阴补肾。再根据现代药理研究，在辨证、辨病施治的原则下，选择具有降脂、降糖作用的药物，如炒草决明、焦楂、泽泻、丹参、寄生、虎杖、川连、花粉、党参等，有效时注意守方，无效时再审证求因，找出无效原因，审因论治，有针对性地更改方药。此外，饮食调摄也非常重要，包括合理搭配饮食，定时定量，少吃荤腻、煎炸，多吃蔬菜，戒烟酒，适当锻炼，调畅情志，预防感冒等，只有这样才能取得满意的效果。

老年脾胃病治疗经验

陡老精于脾胃病及疑难杂病的中医治疗，治人无数，屡起沉疴，在治疗老年脾胃病方面更是颇有见地，紧扣老年人的体质特点，以整体观为宗旨，四诊合参，综合辨证，总结出了一套行之有效的治疗方法，验之临床，无不应手取效。现对其治疗老年脾胃病的经验进行总结。

一、老年人的体质特点

老年人最具代表性的特点就是"老"，我国古代文献中关于"老"有多种不同的论述，《战国策》曰"姿天逝曰老"，《论语》上载"及其老也，血气既衰"，把人体姿容已过，形体气血衰退，年事过高均称为"老"。

1. **五脏皆虚**　中医学认为人体的生长发育是一个及其复杂的过程，《素问·上古天真论》谈及人一生的生长发育时指出："女子七岁肾气盛，齿更发长……五七阳明脉衰，面始焦，发始堕；六七三阳脉衰于上……七七任脉虚，太冲脉衰少，天癸竭"，"男子八岁肾气实，发长齿更……六八阳气衰于上……七八肝气衰……八八天癸竭，精少，肾脏衰，形体皆极。"《灵枢·天年》曰："人生……四十岁，五脏六腑，十二经脉皆大，盛以平定，腠理始疏，荣华颓落，发颇斑白，平盛不摇，故好坐。五十岁，肝气始衰，肝叶始薄，胆汁始灭，目始不明。六十岁，心气始衰，善忧悲，血气懈惰，故好卧。七十岁，脾气虚，皮肤枯。八十岁，肺气衰，魄离，故言善误。九十岁，肾气焦，四脏经脉空虚，百岁，五脏皆虚，神气皆去，形骸独居而终矣。"随着年龄增长，人体的脏腑功能、精、气、血、津液会逐步发生变化，人至中老年肝、心、脾、肺、肾的功能均衰弱，故老年人体质的典型特征就是各脏腑功能减退。

五脏之中，陡老尤其注重脾肾功能的强弱，肾乃先天之本，主藏精，主骨生髓，主纳气，肾阳为一身阳气之根，鼓舞脾阳，温煦全身。脾与胃相表里，同居中焦，为气血生化之源，为后天之本，主运化、输精，主升清，主统摄而司一身气机升降。人体受纳之五谷，经脾胃腐熟，化生为气血精微，"上归于肺"而"宣五谷味，熏肤，充身泽毛"；下输于肾，充养先天之精。先后天相互滋生，精气充足，气血旺盛，是人体健康的生理基础。人的衰老过程与肾气、"阳明"（脾胃）的衰微关系最为密切，先后天功能正常则肾精充足，脾胃得到资助，气血生化有源，脏腑得养，故身体健康长寿。若脾肾虚损则"阳明脉衰"、"天癸竭"加速，气血亏虚，先后天功能不足，导致老年病的发生。

2. 多痰多瘀，虚实夹杂　老年人各脏腑功能均有不同程度衰竭，五脏六腑功能衰竭，气机升降无法正常运行，气血津液的正常代谢受到影响，气血津液运行不畅，而形成郁滞的病理基础，生痰生瘀；痰瘀无法及时排出体外，积聚体内，气血运行更加受阻，故痰瘀既是虚损的病理产物，又是影响和加重虚损的病理因素。老年人因虚致瘀，虚实夹杂，互为因果，构成了老年人特有的体质特点。

二、老年脾胃病的病因病机

《素问·上古天真论》云："上古之人，其知道者，法于阴阳，和于术数，食饮有节，起居有常，不妄作劳，故能形与神俱，而尽终其天年，度百岁乃去。今时之人不然也，以酒为浆，以妄为常，醉以入房，以欲竭其精，以耗散其真。"隗老认为随着现代社会生活压力增加、饮食结构改变，人们的生活节奏越来越快，对于守神养气的意识愈见淡漠，致使人到老年时的基础病越来越多。

脾胃病就是老年人诸多基础病中的一小类，其致病因素很多，饮食不适、情志失调、服药过度等诸多因素均可诱发脾胃病。

1. 饮食不节　李杲《脾胃论》云："若胃气之本弱，饮食自倍，则脾胃之气既伤，而元气亦不能充，而诸病之所由生也。"隗老认为老年人的各脏腑功能均有不同程度减退，脾胃功能的衰退尤为明显，现代也有相关研究证实老年人的胃肠蠕动有不同程度减弱。对于老年人而言，咀嚼过快、进食生冷、饮食过多均易使脾胃不得耐受外来刺激而致病。

2. 情志失调　现代年轻人工作繁忙、社会压力大，无暇顾及老年人心理健康的案例比比皆是，在老年人的情感需求在子女处无法得到满足，自身又无法排解时，就会感到孤独，有的甚至易于伤感、闷闷不乐或性情暴躁乖戾、一触即暴跳如雷。现代很多空巢老人身体上的病痛皆来自情感的不得满足。金元时期朱丹溪，就曾强调"人身诸病多生于郁"，"凡郁皆在中焦"，"气血冲和，万病不生，一有怫郁，诸病生焉"。隗老崇丹溪之说，认为老年人的脾胃病有很多均由情志不遂而引发。

3. 过劳过逸　现代老年人的社会生活较前更加丰富多彩，各城市老年活动中心也呈现遍地开花的局面，故城市部分老年人的日常活动量较大；而另一方面，部分平素体质较弱的老年人活动量少，甚至不活动，过劳过逸也日渐成为现代老年脾胃病的致病因素。

4. 过服药物　随着现代医学的发展，人们的医疗水平越来越高，很多疾病都得到了较好的缓解，人类的平均寿命越来越长，也正因此，现代长期服用多类药物的老年患者也越来越多，而由于药物品种多、用量大而引发的脾胃病也逐年增多。

三、老年脾胃病的特点

隗老指出，脾胃病的发生是由于脾胃的生理功能失常或其他脏腑器官的病变影响脾胃功能而出现的病理变化。由于老年人在生理病理方面有其特点，决定了老年脾胃病的特殊性。因此，必须熟悉了解老年人的生理与病理特点，才能洞悉老年脾胃病的本质，提高辨证论治的水平，审因施治，获得满意疗效。

首先，从老年人的生理特点来看，五脏六腑乃至全身组织器官的功能活动都日趋衰退、脏腑功能失调，易于罹病。而且老年人在所患疾病中，病变部位多以脏腑为中心，突出表现为脏腑功能障碍。

其次，老年人的脏腑功能衰退以肾居其首。肾为先天之本，生命之根。肾气的强弱，直接关系到人体的抗病能力、健康和长寿。由于肾内寓水火，肾中阳气是脾阳之根，脾阳有赖肾阳的不断补充，才能健运不息。因此，维护肾气对保持脾胃运化功能具有特别重要的意义。这也是老年脾胃病必须重视治肾的道理所在。

第三，肝的疏泄功能与脾胃运化密切相关。肝的疏泄功能，有助于脾升胃降，有利于对饮食的受纳、腐熟、运化和对废物的排泄。

第四，人到老年，肝阴常虚，肝阳易亢，肝气易郁。往往可以出现不是肝气疏泄太过横逆犯胃，就是肝虚疏泄不足或肝气郁结而致脾胃气机阻滞，这些都可以导致脾胃生理功能失常，出现病理变化而发生脾胃病。

第五，肺气的宣通肃降功能也有助于脾胃的升清降浊。心脉功能对脾胃功能的影响颇大，若血流不息、脉络畅通、主宰有权，方能主明则下安，保证脾胃正常行使职能。而老年人常见心血不足、心气匮乏、络脉瘀阻、神不守舍，每可影响脾胃功能。这些都必须引起我们的足够重视，知常达变，才能在辨证论治上独辟蹊径，出奇制胜。

老年人生理特点决定其病理的错综复杂性。日趋衰退的脏腑功能易于失调、互相影响、互为亢害。如老年肾虚，肾阳不能温煦脾阳，便出现脾肾两虚。若脾胃运化失职，不但影响精微营养的吸收，而且可致废物排泄功能障碍。当量变到质变，病理产物互为因果而变为致病因素，病理更为复杂，病情不断加重，给治病带来困难。老年易出现痰瘀内停，络脉痹阻，都是这些因素所致；其他脏腑同样也会对老年人脾胃病产生相应的影响。总之，老年脾胃病的病理错综复杂，往往在病理上可出现恶性循环，使病情日益严重。

四、老年脾胃病的辨证用药原则

由于老年人生理与病理的特殊性，老年脾胃病的辨证用药，应遵循如下原则。

1. 脏腑辨证，不忘治肾，保护心与血脉，按脏腑相关，严谨用药　由于老年人脏腑器官组织日趋衰退，一旦有病，脏腑功能失调尤为突出。脏腑间的生理性相生、相克调节紊乱，出现脏腑功能紊乱，产生病理产物，促进疾病发展，例如在脾胃受纳、运化障碍时，既可聚湿生痰，又可影响肺气之清肃、血脉受阻而瘀阻络脉、肝气郁结以及肾阳匮乏，失于气化而水湿泛滥等诸症丛生。在治疗老年脾胃病时，若局限于脾胃，就是只见树木，不见森林，犹如一叶遮眼，蒙昧不清，治疗难于中的。如肾阳不足，火不暖土，只徒治脾，是舍本逐末，治必罔效；肝气郁结，木不疏土，独治土则是徒劳无功；心包之火不能生土，中焦运化失常，只有调补心包之火，釜底有薪，方能腐熟运化水谷精微。又如补肾，用麦冬之辈，补肺金以生肾生水，往往比徒补肾而更胜一筹。一言以蔽之，立足脏腑整体观，从脏腑相关辨证用药，是治疗老年脾胃病的核心。

脾与肾，在老年脾胃病的预后及转归方面起着关键的作用。肾为先天之本，在人生、长、壮、老、己中起着决定性作用，老年人衰老的根本在肾，能维护好肾功能，就能延缓衰老。否则，肾功能日趋衰退，抗衰老是望洋兴叹。老年人一旦罹病，无不及肾，尤其是老年人脾胃病，缠绵难愈，迁延日久，穷必及肾。因此，临床见难治性消化性溃疡和溃疡性结肠炎，多是肾阳衰微，火不暖土，出现脾胃虚寒，治以温补肾阳，用附子、肉桂、补骨脂、巴戟天之属，对恢复脾胃功能，促进溃疡的愈合，往往可以达到理想的疗效。如清·陈士铎《辨证奇闻卷七》云："夫脾乃湿土，必籍命门之火熏蒸，倘命门火衰，则釜底抽薪，何以蒸腐水谷哉！譬如阳和之地，有太阳之照，则万物发育，处于阴寒幽谷之区，则草木萎槁。"

心与血脉出现不同程度的病理改变，是老年人共同的特点，可有临床表现，亦可不出现临床症状。老年人衰老的表现，突出在心脑血管之生理衰退，乃至病理变化。因此，对老年脾胃病患者，要高度重视其心脑血管的病变，根据标本缓急，或合治之，或兼治之，或分治之。

老年人在精神情志方面，其适应性、应激性、耐受性、稳定性等都较中青年差，其对疾病的影响是不容忽视的。在治疗老年脾胃病时，重视调治其精神情志变化，可达到事半功倍的效果。对老年人精神情志的病理变化，治疗上主要从心、肝论治。只有肝气疏泄正常，心及血脉畅通，心（脑）能正常调摄情志（心主神明）则精神治，病易康复。

2. 扶正祛邪，不失为老年脾胃病治疗的重要原则　人到老年，出现气血不足，阴阳失调等是自然规律。清·陈士铎指出："一旦外邪侵袭，必有内邪为党，祛邪必须铲除内奸为重点，使奸党离散，则外邪不治而无处身之地不击即败，而内邪是指脏腑功能变化的病理产物，如痰、瘀、毒即是，治疗内邪不祛痰、瘀、毒，非其治也。"然而，老年人的脏腑功能变化主要是日趋衰退，表现为气、血、津、液等正气不足，在这一前提下产生病理产物。必须权衡邪正盛衰，合理地运用扶正与祛邪之法。否则，易犯虚虚实实之戒。

3. 当缓而图功，不当急以近效　老年人都有不同程度的正气内虚，或气血不足，或肾精匮乏，或津液内耗。当罹患脾胃病后，生化之源受累，出现正气不足，抵抗能力低下。这时应根据患者整体状况，体质盛衰，结合其合病或并病情况。

（1）补益要以缓慢图功，切忌峻补、重补以谋速效：因为老年人的脏腑功能衰弱，对药物的吸收和耐受性均较差。若急以峻补，超过其吸收和耐受能力，便会出现虚性拮抗作用，加重其病理变化。例如对心脏功能衰退的高血压患者，当表现为心肾阳虚时，合理使用高丽参、附子（参附汤），有强心利尿和扩张血管作用。若盲目大量使用高丽参和附子，则会出现虚性亢进，导致血压骤升，严重者有可能诱发脑血管意外。

（2）慎之扶正与祛邪，切忌急取近效：祛邪要不伤正气，待正气恢复，邪气自无容身之地，特别是对消耗性疾病，危重病例，不能操之过急。例如糖尿病，合理降糖，使血糖维持在正常值范围是很重要的。但是，若不全面考虑患者的整体状况，不注意患者的肝、肾等重要器官的功能和降糖药的毒副作用，而滥用降糖药以使血糖降得过低，会造成重要器官衰竭甚至危及生命。

（3）以辨证为依据，正确运用化痰祛瘀通络法则：由于老年人脏器处于功能性衰退，代谢功能紊乱，血脉退变等，产生痰瘀之类病理产物，痰瘀内阻，络脉不通，是老年人共有的病理特征。因此，临床辨治老年脾胃病时，要与治疗其他老年病一样，正确运用化痰祛瘀通络法则。但痰瘀的多寡、部位以及对疾病的危害程度等，必须以辨证为依据，有的放矢，使化痰祛瘀通络法有利于病灶的治疗和机体功能的恢复。长期过量用化痰祛瘀通络药，会重伤正气，机体抗病能力下降，反而不利于疾病的治疗。例如治疗难治性消化性溃疡时，正确运用化痰祛瘀通络，可清除病灶之病理分泌物，改善病灶局部微循环，有利于病灶的营养供给，加速溃疡的愈合，提高愈合质量，抗溃疡复发。相反，若滥用或过用祛瘀通络药，会破坏凝血机制，促进溃疡合并出血，严重者合并穿孔。

（4）当维护脾胃升降有序，胃肠以通为补：在老年人脏腑功能衰退中，脾胃升降紊乱，胃肠蠕动功能减弱尤为突出，常表现为吸收、代谢障碍和习惯性大便秘结，前者出现对水谷精微吸收不良，精微和代谢产物往往又成为致病因素，是衰老的催化剂，促进老年病的发展，是老年病缠绵难愈的症结所在，是心脑血管病的罪魁祸首；后者由于大便不能及时排出，不但出现腹痛和精神负担，而且对有害物质的再吸收，增加致病因素，使老年病病情更为复杂。而脾胃的升降有序除决定胃与脾的受纳和运化功能外，还有赖于肝胆的疏泄，肺气之宣降，肾中水火之温润以及心包火之温煦中土。因此，调治心、肝、肺、肾，使得五脏生克有序，乘侮有常，阴平阳秘，精神乃治。

五、脾胃病的辨证论治

1. 调理脾胃气机升降是治疗老年脾胃病的根本 脾气主升、胃气宜降，这是脾胃功能的基本表现形式。若脾胃气机升降不息，运化有权，无太过与不及，就能保持脾胃的健运，正如叶天士所说："脾宜升则健，胃宜降则和。"否则就如《内经》所云："升降息，则气立孤危。"在病理状态下，无论是脾胃本身病变，还是其他脏腑的病变而影响到脾胃，使脾胃功能失调，都会出现脾胃气机升降紊乱，这是脾胃病发生的基本规律。而老年脾胃常虚，运化功能减弱，每有痰瘀内停、络脉痹阻，更容易出现脾胃气机升降紊乱。其结果是清者不升，浊者不降，清浊相混，临床表现为胃脘痛、恶心嗳气等诸症丛生。治疗的关键是审因论治，消除造成脾胃气机紊乱的因素，重建脾升胃降的功能，若斯则始克有济，药无虚发，方必有功。

2. **重视协调脏腑功能是治疗老年脾胃病的中心环节**　由于老年脾胃病的病变部位以脏腑为中心，常表现为脏腑功能障碍，然脏腑功能日趋衰退，痰瘀湿浊等代谢产物不断堆积，使脏腑生克无序，病理错综复杂，治疗关键在于恢复脏腑间的协调功能。

3. **老年脾胃病的康复保健应以脾肾为本**　五脏功能衰退、功能失调是老年病的主要病因和发病关键，老年病不同于其他疾病，在于致病因素及发病机理与机体的衰老密不可分。老年疾病虽有脏腑气、血、阴、阳亏损不足，气、血、痰、火多邪为患的复杂的虚实夹杂的病机特点，但脾肾二脏在老年病的发病病机中起着重要的作用。五脏虚损是导致疾病发生的重要因素。肾为先天之本，脾（胃）为后天之本，脾以肾为根，肾靠脾为养，人在老年，脏腑功能已处于生理性衰退期，一旦患病，更虚无疑。既病而要得到康复，关键亦在于抓住调治脾肾这一根本，若能维持脾肾之唇齿相依关系，吸收输送人体生命所需的足够精微营养，及时排泄对机体有害的代谢废物，人体定能健康长寿。

六、结语

脾胃系疾病是老年人的常见病，如胃痛、痞满、反酸、呃逆等，可归结为西医的急慢性胃炎，胃、十二指肠溃疡、胃肠道功能性疾病等。而老年人作为一特殊群体，所患脾胃病有自身的特点。隗教授根据多年临床经验，提出了一套行之有效的治疗方法，临床效果显著。对于基本病机，提出气机升降失常，滞于中焦是核心，脾胃气虚是根本，治疗上以理气健脾和胃为治疗大法，提倡"胃以和为贵"的核心思想，常以香苏散及四君子汤为基本方，辨证加减治疗。在理气药的应用方面，重视脾胃肝三脏同治，气血双调，常将苏梗、荷梗、青皮、陈皮、香附及木香六药合用。在健脾益气方面，强调"清补"，使补而不滞，常选用白术、茯苓、扁豆等药。并根据患者的症状临证加减化裁，临床疗效显著。

七、病案举隅

病案 1

李某，65 岁，干部，2011 年 7 月初诊。胃脘痛 20 余年，长期用中西药双管齐下，虽有时疼痛减轻，但近 5 年病情不断加重，特来求诊。症见：胃脘胀满，隐隐作痛，恶心嗳气，泛酸频作，纳呆，大便质烂而量少，舌苔黄白腻而润，舌质淡红而胖，边有齿印和瘀斑，脉弦细滑。先后经胃镜检查 3 次，均诊断为：慢性浅表性萎缩性胃炎、十二指肠球部溃疡（活动期）。中医诊断：胃脘痛，辨证：脾胃气虚，痰瘀中阻，升降无权。治则：健脾益胃，驱痰化瘀，升清降浊。处方：白术、半夏、蒲公英、北黄芪各 20g，厚朴、苍术各 15g，枳壳、莪术、三棱各 10g，柴胡、陈皮、木香（后下）各 6g，水煎服。

服上方后诸症锐减，胃脘胀痛显著减轻，嗳气已平，恶心间作，纳食增加，大便畅顺。以上方随症增损，治疗 2 月，诸症缓解，纳食正常，体重由原来 48kg 增加到 51kg。再调治月余，经胃镜复查结果提示：轻度浅表性胃炎，十二指肠球部溃疡已愈合。

按：该病例虽缠绵难愈，证候变幻不定，然而总由脾胃气机升降失调所致，在治疗中既抓住了脾胃气虚，痰湿中阻的病理机制，又紧紧围绕调理脾胃气机升降的根本。既用半夏、厚朴等调降胃气，又选黄芪、柴胡、枳壳之辈益气升脾。脾胃升降有权，清升浊降，健运不息，故能豁然而愈，而治疗用药，宜补而不滞，升降适度，恢复脾胃健运。

病案 2

张某，女，63 岁，干部，2009 年 9 月初诊。患者慢性肝炎多年，近几年又患慢性肾炎，虽然坚持治疗，但病情反复。因病程冗长，久治不愈，而精神抑郁，近一年又出现脘腹胀痛，经治乏效，特来求诊。刻诊：面色灰白少华，精神疲惫，脘腹胀痛连胁，纳少乏味，便溏而滞下，头晕腰酸，夜尿 5 ~ 6 次，苔白舌淡，经胃镜检查诊断慢性萎缩性胃炎。中医诊断：胃脘痛，辨证：脾肾阳虚，肝虚气郁，疏泄无力。治则：温肾扶脾，暖肝理气，温中散寒。处方：北黄芪、白术各 20g，附子、良姜、香附、菟丝子、补骨脂各 15g，吴茱萸、肉桂各 5g。

上方出入调治 3 月，脘腹胀痛缓解，纳食增加，大便成形，夜尿 1 ~ 2 次，间有轻度头晕。再随症调治 2 月，诸症均解。

按：该患者多脏功能紊乱，病症丛生。治疗上切勿被"炎"所惑，必须辨证入微，施治从因，着重恢复和协调脏腑功能，才能使治疗左右逢源，化险为夷。缠绵难愈的疾病，往往出现多种病理变化，医者既要抓住多种病理变化的特点，又要分清主次缓急进行治疗，方能治疗有功。

病案 3

患者张某，女，68 岁，2013 年 4 月 23 日初诊。患者多发性息肉（十二指肠），自觉胃脘部痞满不适、畏寒喜暖，烧心反酸，呃逆频作，出汗，乏力，饮食睡眠可，二便尚调，舌质淡红，苔薄白，脉弦。中医诊断：痞满。辨证：胃寒气滞证。西医诊断：十二指肠息肉。治法：理气和胃，温中散寒。处方：香苏散合良附丸加减。苏梗 10g、荷梗 10g、青皮 10g、陈皮 10g、香附 10g、木香 10g、连翘 15g、茯苓 15g、炒白术 10g、炒扁豆 10g、草豆蔻 10g、砂仁 6g（后下）、旋覆花 10g（包）、代赭石 30g、姜半夏 10g、高良姜 10g、炒莱菔子 10g、珍珠粉 0.6g（冲），14 剂，水煎服。

5 月 8 日二诊：患者症状明显好转，反酸、呃逆减轻，舌质暗红，苔薄白，脉弦。上方继服 14 剂。

5 月 22 日三诊：患者症状进一步好转，胃脘部胀满及反酸基本消失，唯觉脘腹部发凉、怕冷，舌脉同前。处方：原方去连翘、炒莱菔子、代赭石，加桂枝 10g、小茴香 10g，6 剂，水煎服。后患者脘腹部发凉感明显好转，以健脾温中，佐以理气和胃法为主，在上方的基础上加减调治半月余，症状基本消失。

按：患者素有脾胃虚寒，脾为后天之本，气血生化之源，脾阳不足，失于温煦，故患者出现脘腹部畏寒喜暖等中焦虚寒的表现；气血生化不足，故患者乏力；脾胃运化功能失调，升降失常，胃气阻滞，气机上逆，故患者出现脘腹胀满、反酸烧心，呃逆频作。初诊时以脾胃气滞，胃气不和之实证为主，故治当理气和胃，温中散寒为主。隗教授以香苏散合良附丸加减，初诊即显疗效，患者多发性十二指肠息肉，病情顽固，故二诊时原方继服，至第三诊时，患者脘腹部胀满及呃逆、反酸烧心等症状基本消失，唯觉胃脘部发凉。此时患者气滞之实证已除，而虚寒之证外显，故在原方的基础上减少理气消胀之品，加用温阳调中之品，而获全功。

治疗便秘型肠易激综合征的经验介绍

肠易激综合征（IBS）是临床常见的一种胃肠功能紊乱性疾病，以腹部不适或腹痛伴排便异常为主要特征。其病理生理变化成多样性，但多与胃肠动力异常、内脏感觉过度敏感、中枢及周围神经系统高敏感及社会心理因素等相关。据罗马 III 标准可将本病分为腹泻型（IBS-D）、便秘型（IBS-C）、混合型（IBS-M）和不定型（IBS-U）4 个亚型。我国开展的流行病学调查表明，社区人群 IBS 的患病率为 5.7% ~ 11.5%，并且约有 1/4 的患者伴有抑郁、焦虑症状。精神方面的发病因素越来越受到人们的重视。目前关于 IBS-C 的西医治疗方法较多集中在肠道动力、肠道感觉调节剂、微生态制剂等，但仍无特效药，且便秘、腹痛等症状的反复发作不仅严重影响了患者的生活质量还带来了较为昂贵的治疗费用。隗老精于脾胃系疑难疾病的中医治疗，临床经验丰富。现将隗老治疗便秘型肠易激综合征的临床经验总结如下。

一、病因病机

便秘型肠易激综合征属于中医学"便秘"、"腹痛"、"郁证"等范畴。本病发病虽与情志失调、饮食不节、外邪侵犯、禀赋不足等因素有关，但隗继武教授认为其始终存在着肝郁气滞的特点。病机多为肝气郁滞，脾胃升降失调，腑气不通，大肠传导失司，即"气内滞则物不行"。脾胃正常生理功能有赖于脾胃升降功能以及肝气疏泄功能的正常。"脾宜升则健，胃宜降则和"，脾胃为气机升降之枢纽，两者共同维持全身气机之平衡，气机升降正常，才能升清降浊。肝为刚脏，性喜条达而恶抑郁，若因情志所伤，或暴怒伤肝，或忧思抑郁，肝失调达，气机郁滞，乘脾犯胃，引起脾胃气机紊乱，不能宣达，升降失常，传导失司，糟粕内停，不得下行，而致大便秘结。《丹溪心法》云："郁者，结聚而不得发越，当升不得升，当降不得降，当变化不得变化也，此为传化失常。"

二、治则治法

现代医家治疗便秘多从通腑、润肠入手，其中通腑疗法虽然可以一时减轻患者的症状，但中药通腑的药物如大黄、番泻叶等多含蒽醌类物质不适合长期使用。隗继武教授通过复习古代文献并结合多年临床经验，总结出以下几点。

1. 治疗时应以疏肝理气为其大法 本病病位虽在肠腑，但与肝气密切相关，肝郁气滞贯穿始终，情绪不畅与大便不通相互影响形成恶性循环。唐宗海《唐氏中西医判》曰："肝与大肠通，肝病宜疏通大肠；大肠病，宜平肝为主。"《医学入门·大便燥结》曰："七情气闭，后重窘迫者，三和汤、六磨汤。"均指出七情所致大便秘结，当从肝论治，疏肝解郁，通肠理气是其主要治则。中药方剂应因人制宜，辨证施治地从整体与局部出发，综合调节患者阴阳气血的偏胜偏衰。急则治其标，对于便秘日久者可根据患者体质适当选用大黄、番泻叶等通便药物，一旦大便通下，即针对患者疾病特点辨证施治，不可单纯使用通下药物，否则长期滥用，反而导致脾胃失和，加重大肠传导失常，加重便秘。

2. 用药贵在轻灵，重在调理气机 因肺主气，主宣发肃降，肺与大肠相表里，故疏肝之余，可配合宣降肺气的杏仁、桔梗等药，可使气机条畅。对于夹湿、痰、热的加以健脾祛痰，清热利湿之品；病程较久者适当加用活血药物。

3. 润肠通便，调节饮食起居 因便秘患者多由肠道失润，故亦可适当加用仁类润肠通便类药物。现代人起居时间不规律，随之引起排便时间的无规律性，加之饮食不节，嗜食肥甘厚味、生冷之物，久坐少动等，这些因素均可诱发加重病情，使治疗无效或容易反复。故在药物治疗的同时还应对患者进行相关饮食、生活方式指导，以调节起居，调整饮食结构并向患者解释病情，消除患者顾虑，解除患者精神紧张。

三、方药

（一）自拟方

隗继武教授结合多年研究治疗经验自拟宽中解郁汤，在本病的临床治疗中取得了满意的疗效。整方如下：厚朴 15g，枳实 12g，柴胡 12g，白芍 15g，香附 12g，郁金 30g，生白术 45g，防风 6g，炒枣仁 30g，炒莱菔子 15g，当归 15g，瓜蒌仁 15g，生地黄 15g，甘草 6g。

（二）方解

1. 君 方中厚朴性温，味苦、辛，入脾、胃、大肠经，为消胀除满要药，燥湿消痰，下气除满，《本草汇言》谓："厚朴，味苦、辛，气温，性燥。宽中化滞，平胃气之药也。"枳实味苦、辛、酸，性温，入脾、胃、大肠经，破气除痞，化痰消积，《本草纲目》中说枳实"大抵其功能制气，气下则痰喘止，气行则痰满消，气通则痛刺止，气滞则后重除"，与厚朴合用，可加强行气除满之功，通调脾胃肠腑之气，使腑气得通，积滞可除，且取承气汤之义。柴胡味苦、辛，性微寒，归肝、胆经，疏肝解郁、和解退热、升举阳气，《神农本草经》云其"主心腹肠胃结气，饮食积聚，寒热泄气，推陈致新"，与枳实配伍一升一降，加强疏肝理气之功，恢复气机之升降。白芍味苦、酸、甘，性微寒，入肝、脾经，敛阴止汗，补血调经，平肝柔肝，缓急止痛，《珍珠囊》谓其"泻肝补脾胃……其用安脾经，治腹痛，收胃气，和血脉"，与柴胡同用可防柴胡劫肝阴之弊，以抑肝缓急。以上4药共为君药，疏肝解郁，理气行滞，健脾缓急。

2. **臣** 香附味辛、微苦、微甘，性平，归肝、脾、三焦经，疏肝解郁，调经止痛，理气调中，可助柴胡疏肝之用；郁金味辛、苦，性寒，活血化瘀，行气解郁，清热凉血，清心开窍，利胆退黄，与香附同用，加强君药疏肝理气之用；生白术味苦、甘，性温，归脾、胃经，健脾益气燥湿，且生用润下通便，与枳实同用取枳术丸之义，健脾化积除痞；防风味辛、甘，气微温，入膀胱、肝、脾经，疏风解表，胜湿止痛止痉。以上4药共为臣药，助君药疏肝解郁，理气行滞。

3. **佐使** 炒枣仁养心益肝，安神，生津，润肠通便；炒莱菔子消食除胀，降气化痰；当归补血活血，调经止痛，润肠通便；瓜蒌仁清热化痰，宽胸散结，润肠通便；生地黄清热凉血、养阴生津。以上5药共为佐药，加强行气通便之功，又可以解决兼夹症状。甘草益气和中，缓急止痛，清热解毒，既能配合芍药酸甘化阴，增液润肠，缓急止痛，又能调和诸药，还能配合白术健运脾胃，在方中为使药。

四、病案举隅

李某，男，34岁。2013年6月23日初诊。主诉：腹痛伴便秘1年余。患者1年前因工作压力大引发腹痛，急欲便，大便3～4日1行，羊屎状，夹有少许黏液，排便费力，伴不尽感。每遇工作紧张或劳累时上症加重，伴急躁易怒，脘腹胀满，嗳气频作，时烧心、反酸、口臭、纳差，多梦。舌红苔薄黄，脉沉弦。自服润肠通便胶囊稍好转，停药后上症反复。电子结肠镜检查：未见明显异常。中医诊断：便秘

（肝气郁滞证）。治法：疏肝理气。处方：宽中解郁汤加减。厚朴 15g，枳实 12g，柴胡 12g，白芍 15g，香附 12g，郁金 30g，生白术 45g，防风 6g，炒枣仁 30g，炒莱菔子 15g，当归 15g，瓜蒌仁 15g，生地黄 15g，浙贝片 15g，海螵蛸 30g，薏苡仁 30g，甘草 6g。7 剂，水煎服，日一剂。嘱患者避免不良情绪刺激，保持良好心情，注意饮食起居规律。

1 周后复诊：大便 2～3 日 1 行，质干，略费力，偶伴不尽感，无黏液。腹痛、腹胀减轻，烧心、反酸次数减少。纳增，眠可，情绪较前略有改善。原方加焦三仙各15g，继续服药 1 周。大便 1～2 日 1 行，成形，便畅，无不尽感，继续服药 1 周后改善。

五、小结

IBS-C 是一种较为常见的肠道功能紊乱的功能性疾病，本病虽无明显的器质性改变，但其症状反复发作，影响患者生活质量，且西医尚无全面、有效的治疗方法。隗老认为肝郁气滞、脾胃升降失调是本病的发病之本，治疗上重视疏肝理气，调畅气机，从而达到"肝气通达，脾胃健运"的目的。

治疗慢性萎缩性胃炎的经验介绍

慢性萎缩性胃炎（CAG）是一种由于胃黏膜萎缩变薄、腺体减少或消失，或伴肠上皮化生或不典型增生的常见难治消化系统疾病，属中医学"痞满"、"胃痛"、"嘈杂"等范畴。临床常表现为上腹部胀满、隐痛时作、纳呆嗳气、形体消瘦等，无特异性。隗老对本病诊疗有丰富的临床经验，现将其治疗 CAG 的经验简介如下。

一、辨清病变脏腑，把握根本病机

隗老指出，人体是一个有机整体，五脏六腑生理上相互联系，病理上相互影响。脾胃五行属土，互为表里，同居中焦，为"后天之本"、"气血生化之源"。脾主运化，胃主腐熟受纳。正如《素问·经脉别论》所言："食气入胃，散精于肝……浊气归心，淫精于脉"；"饮入于胃，游溢精气，上输于脾，脾气散精，上归于肺"。正常情况下，太阴湿土之脾与阳明燥土之胃"水谷纳运相得"、"阴阳燥湿相济"、"气机升降相因"。由于平素饮食不节，嗜食辛辣肥甘厚味，伤及脾胃，脾胃虚弱；脾失健运，津液不布，胃失腐熟受纳，水谷、水湿不得化，壅滞中焦；或中焦气机不畅，湿郁、食郁化热，灼伤津液，伤及胃阴；或情志失调，忧思恼怒，肝气不畅，失于疏泄，横逆乘脾犯胃；或久病入络，气虚及阳，温煦鼓动无力，瘀血阻滞等而发为本病。因此，本病病变脏腑在脾胃肝，根本病机为气阴亏虚、阳虚血瘀。

二、准确辨证分型，宏观微观结合

隗老指出，辨证是中医学的特点与核心，只有准确辨证才能更好地治疗疾病。本病初期以气阴亏虚为主。临床以上腹隐痛，纳呆嘈杂，失眠健忘，倦怠乏力，五心烦热，形体消瘦，大便不爽，舌红少苔少津，脉细或细数等为主要表现。疾病中期以脾胃虚寒为主。临床以上腹冷痛或隐痛，绵绵不解，遇寒加重，得温痛减，泛吐清水，形寒肢冷，纳呆便溏，胃脘部可闻及振水音，舌淡或体胖大，苔薄白，脉沉迟等为主要表现。病情日久则瘀血阻络明显，症见上腹刺痛，固定不移，食后及入夜尤甚，伴脘腹堵闷，渴不欲饮，喜食热食，面色、爪甲色暗，舌质紫黯或有瘀点、瘀斑，脉涩等为主要表现。此外，隗老还指出，"有诸内必形诸外"，胃镜下胃黏膜像亦可看做是本病的外在改变。因此，在宏观辨证论治基础上，结合不同证型胃黏膜像的典型改变，可更加准确的把握病变阶段及证型。

三、严格立法处方，灵活配伍遣药

隗老指出，治疗本病立法处方应严格缜密，配伍遣药当灵活加减。病变初期当益气养阴为主，兼健脾补气，方选益胃汤、芍药甘草汤加减；病变中期当温中止痛为主，兼健脾益气，方取黄芪建中汤加减；病久当化瘀通络为主，兼温中行气，方选丹参饮和失笑散加减。如腹胀、嗳气甚者，酌加枳壳、厚朴、旋覆花、沉香理气、降气以消胀；泛酸烧心者，酌加乌贼骨、浙贝母、煅牡蛎、煅瓦楞子中和胃酸；食欲不振或伤食积滞者，酌加焦三仙、鸡内金、砂仁消食行气导滞；大便干结、排便乏力者，酌加玄参、火麻仁、郁李仁、当归润肠通便；恶心、泛吐清水明显者，酌加半夏、干姜、砂仁、茯苓温胃化饮。病理伴肠上皮化生者，可加莪术、蛇舌草；胃镜下黏膜充血、出血者，加白及、云南白药、三七粉；胃镜下黏膜灰暗、黏膜下血管显露者，加桃仁、红花等。总之，处方遣药应遵循补法宜慎、顾及胃阴、活血适度的原则。

四、病案举隅

田某某，女，40岁，食欲不振、早饱3月。既往胃炎病史10余年，发现萎缩性胃炎1年，期间间断服药，效尚可。3月前无明显诱因出现胃胀早饱，食欲逐渐减退，经中西医治疗无效，于2014年8月来诊。就诊时症状同前，伴嗳气恶心，口干不苦，偶有胃痛，无泛酸烧心。心烦失眠，倦怠乏力，大便日1行，略干，排便乏力，小便调。舌质红，无苔，脉细数。于我院复查电子胃镜示：慢性萎缩性胃炎。HP（－）。中医诊断为痞满，属胃阴亏虚证。治以养阴益胃止痛。方选一贯煎加减。处方：生地30g，沙参24g，麦冬30g，玄参30g，当归15g，枸杞子30g，白芍18g，炒谷麦芽各30g，内金15g，莪术9g，白花蛇舌草30g，甘草6g。水煎服，日一剂。

服药半月后，食欲明显改善，恶心、口干基本消失，偶有胃痛，仍感周身乏力，心烦入睡困难。大便日1行，质可，小便调。舌质略红，苔少，脉细。处方：上方去当归、加酸枣仁30g，柏子仁30g，百合30g，水煎服，日一剂。服药1月后随访，诸证悉消。

从"虚、毒、瘀"论治溃疡性结肠炎

溃疡性结肠炎（ulcerative colitis，UC）是一种病因不明的慢性非特异性炎症性肠病，临床以腹泻、黏液脓血便、腹痛及里急后重为主，可伴有不同程度的全身症状及皮肤、黏膜、关节、口、眼、肝胆等肠外表现，可归属于中医学"肠澼"、"赤沃"、"大瘕泄"、"下利"、"泄泻"、"痢疾"、"休息痢"、"久痢"等范畴。该病症状频多，病机错综复杂，病情多变，常累及诸多脏腑组织器官，往往病势缠绵，反复难愈，治疗颇为棘手。观之临床，治法颇多，或辨证分型论治，或使用单方验方，或内外合治，或衷中参西，观点各异。隗老从虚、毒、瘀论治本病，治疗上采用补虚化毒法，疗效令人满意。

隗老认为，虽然本病的病因有外感、饮食、情志等之不同，临证又有寒、热、虚、实之别，但始终不离"虚"、"毒"、"瘀"三种病理变化。

一、理论总结

1. 脾虚为本，五脏所伤穷必归肾　本病发病或因六淫外感，七情内伤所引，或为饮食失节，劳欲过度所诱，然诸多诱因必本于正气虚惫，脾气不足。《素问·生气通天论》曰："风雨寒热，不得虚，邪不能独伤人……此必因虚邪之风，与其身形，两虚相得，乃客其形。"脾胃居中焦，主受纳、腐熟水谷，转输、运化水湿之职，更具升清降浊之能。若先天禀赋不足，或感受外邪、饮食不节、忧思恼怒、久病劳倦皆可损伤脾胃，脾失健运，升降失司，水湿不化，下注于肠，出现泄泻。《景岳全书·泄泻》曰："泄泻之本，不无由脾。"《诸病源候论》曰："由脾虚大肠虚弱，风邪乘之，则泄痢虚损不复，遂连滞涉引岁月，则为久痢也。"指出脾虚是本病缠绵难愈，易复发的根本原因。正如《脾胃论·脾胃盛衰论》所说："百病皆由脾胃衰而生也。"

脾为后天之本，脾胃虚弱，气血生化乏源，五脏失养而表现为心悸、气短等五脏不和的表现。久病及肾，脾胃虚寒，化源不足，累及肾阳，关门不固，下痢滑脱不禁，腰酸腹冷，表现虚寒征象。《景岳全书·传忠录》曰："命门为元气之根，为水火之宅。五脏之阴气非此不能滋，五脏之阳气，非此不能发。"本病缠绵难愈，日久不复，从肾入手常有良效。

2. 毒瘀为标，风火寒湿及痰瘀互患 所谓毒者，外感六淫，或内生五邪、痰饮、瘀血者是也。湿邪与 UC 的发病密切相关，《素问》曰："湿胜则濡泄"。《杂病源流犀烛》亦曰："湿盛则飧泄，乃独由于湿耳。"或外感，或内生，邪蕴肠腑，气血壅滞，传导失司，脂络受伤而成痢。湿热熏蒸，则痢下赤白脓血，黏稠如胶冻，肛门灼热；寒湿为伍，则痢下赤白黏冻，白多赤少，口淡乏味；外感疫毒，则痢下鲜紫脓血。久病入络，寒凝血滞，毒瘀内阻，则见紫斑舌瘀；风寒湿毒入里，阻滞经络，蚀于筋骨，湿蕴生痰，流注关节，则见关节肿胀，肌骨疼痛；风毒偏盛，则肠鸣腹痛，游走不定；火毒燔灼，则见高热大渴；热毒迫血妄行，则见皮肤红斑，甚则吐衄；毒陷心营，则见心悸胸闷，神昏谵语。上述毒瘀痹阻的标实之象，或多或少，或隐或现，或为主或兼夹，呈本虚标实之复杂证候。故隗老认为，标实宜泻，毒瘀宜化，须明辨主次，采用不同泻实化毒之法，为 UC 不可忽视的治疗大法。

3. 毒瘀肆虐，内陷伤正而贯穿终始 本病本虚标实，变化多端，局部口、眼、皮肤、关节受累，甚则心肝脾肺肾五脏六腑俱损，此毒瘀肆虐内陷伤正之故也。西医治疗，多长期应用激素，但常有导致骨质疏松、双重感染、内分泌失调、消化道出血之弊，撤减激素时又可出现皮质功能低下的症候群；免疫抑制剂常有骨髓抑制、脱发、恶心、呕吐之不良反应。这些治疗上的矛盾，亦使病情易于反复，缠绵难愈。由于阴阳失衡交错，邪毒内阻，气滞血瘀，内外上下相干，本虚标实的复杂病机，使病情多变，或见上实下虚，上热下寒，或呈内热外寒，内干外肿的虚虚实实之复杂病候，病情反复，沉疴难痊。可见，邪毒壅盛瘀阻而正气虚惫贯穿病之终始，故补虚泻实为其大法。

4. 补虚化毒，虚实同治使邪祛正安 综观临床文献，众多医家对本病治疗，有主张解毒利湿，有强调温肾健脾，有崇尚活血化瘀，有认为以攻为主，有考虑以补为先，各有见地。然本病病位广泛，病机复杂，虚实夹杂，证型多端，若纯用滋补，则助邪交驰，使之横鹜不可制；若单用祛邪攻下，则损正伤气，如自撤藩篱，引贼入寇。隗老认为，化毒者，有除湿劫毒、温化寒毒、清火解毒、截痰消毒、消瘀散毒、祛风驱毒之主次不同。补虚则以滋补脾肾为主，须谨察间甚，切守病机，灵活变通，则补中寓泻，泻中有补，旨在化毒不伤正，补虚不留邪。

二、病案举隅

解某，女，52岁，2013年10月22日初诊。主诉：反复黏液脓血便15年，再发半月。患者反复出现黏液脓血便，日6~7次，伴腹痛，里急后重，每年发作2~3次，起初口服激素治疗半年，后每次发作口服中药，中药或激素灌肠，但仍反复发作。半月前再发症状同前，双膝关节疼痛，无发热，无皮肤结节性红斑，无口腔溃疡。症见：大便日4~5行，黏腻不爽，黏液脓血，腹痛，无里急后重，双膝关节疼痛，无口腔溃疡，无发热，纳眠可，小便调。舌暗红苔黄略厚腻，脉沉弦。中医诊断：痢疾。辨证：脾胃虚弱、湿热瘀结。治宜健脾祛湿，清热散瘀。处方：黄连9g，木香9g，炒白芍15g，当归9g，防风9g，败酱草30g，麦芽30g，薏米30g，茯苓15g，砂仁9g，合欢皮30g，香附15g，生甘草9g。水煎服，日一剂。

2013年10月29日复诊：症状明显减轻，大便日2~3行，成形，便畅，腹痛减，无黏液脓血，无不尽感，矢气可，晨起肠鸣频繁，餐后胃脘隐痛，可自行缓解。无烧心泛酸，无恶心，嗳气可，口干无口苦。舌红苔薄黄，脉沉弦。处方：上方改炒白芍30g、茯苓30g，加葛根30g、白及15g、乌贼骨30g，水煎服，日一剂。先后调理1月余，腹痛、腹泻、黏液脓血便等症状基本消失，随访半年，未再复发。

内服中药抗感染治愈大面积烧伤 1 例报告

1976 年 1 月，隗老在莱钢医院工作期间，曾成功地抢救了一名烧伤面积达 88% 的患者。当时隗老给该患者内服中药抗感染治愈，疗效满意。现报告如下。

王某，男，26 岁，莱芜钢铁厂第一炼钢厂工人，住院号 11291。

1976 年 1 月 21 日晚约 11 时 40 分，因关闭浴池热气管道开关，不慎掉入沸水池内烫伤，伤后立即送来医院。

查体：体温不升，精神萎靡，神志恍惚，呼吸快而浅，双肺听诊（－），心率 100 次 /min，心音弱，律整。心电图显示：心肌劳损。血压 130/90mmHg。全身除部分头皮及肩部很少一部分皮肤未烫伤外，余均烫伤，四肢为重，多为深 II°，双下肢有部分 III°，躯干部以深 II° 为主，胸部两侧为深 II°，头、面、颈部为浅 II°。

血化验：血红蛋白 18g/L，红细胞 7.26×10^{12}/L，白细胞 31.8×10^9/L，中性粒细胞百分比 94%，淋巴细胞百分比 5%，单核细胞百分比 1%，血小板 25×10^9/L，红细胞压积 55%。

尿常规检查：红细胞布满视野，白细胞少许。

血生化检验：钾 3.44mmol/L，钠 130mmol/L，氯 90mmol/L。

诊断：烧伤。面积 88%，深 II° 50%，浅 II° 27%，III° 11%。

一、治疗经过

（一）初期（休克期）

患者入院后即进行清创、抗休克治疗。用 1% 的新洁尔灭液消毒创面，补液，安置导尿管，观察尿量，头颈及躯干部创面喷烧伤 II 号药液，四肢涂磺胺嘧啶银，行暴露疗法。中医辨证认为热为阳邪，易耗气伤阴，用益气养阴生津法治疗。予生脉散加减：人参 16g，麦冬 30g，五味子 20g，玉竹 30g，多煎，频服。恐药力不足，又加服抗休克合剂：黄芪 30g，党参 20g，生地 30g，石斛 30g，麦冬 30g，萸肉 20g，丹皮 20g，红花 20g，五味子 20g，远志 12g，双花 30g，竹叶 12g，泽泻 12g，水煎 50ml，加白糖适量调味，每次 100ml，3h 服一次。上方共观察使用 3 天。伤后 15h，患者曾出现精神萎靡、呼吸短促、面色苍白、心悸、血色素尿、尿量少，经加快输液速度，20% 甘露醇 20ml 快速静脉注射后，尿量增加，尿色变清，病情好转。

（二）中期（感染期）

伤后第 3 天，患者体温升高，第 4 天高达 40℃，口干渴，食欲不振，腹胀，心悸、便秘，尿黄，舌红苔黄厚，中间有芒刺。化验白细胞 31.6×10^9/L，中性粒细胞百分比 90%，创面渗液多。症现火热炽盛，正盛邪实，正邪交争，病在气分，治宜清热解毒泻火。药用：石膏 30g，知母 30g，生地 50g，丹皮 20g，黄连 15g，黄芩 15g，公英 30g，地丁 30g，栀子 10g，丹皮 10g，甘草 5g，野菊花 50g，水煎 50ml，分 3 次服。3 小时一次。伤后第 4 天在头针麻醉下，行右上肢、左下肢削痂及左上背取皮术，输血 900ml，手术顺利。术后除见高热、口干渴、食欲不振、腹胀、便秘、尿黄外，有时面部出汗较多，未削痂之创面分泌物有脓液，痂皮周围红肿。分析上症出现原因仍属热毒火邪炽盛充斥内外。治以清热解毒、滋阴生津，清瘟败毒饮加减：生地 30g，元参 20g，知母 20g，麦冬 20g，花粉 30g，石膏 80g，黄芩 60g，公英 30g，地丁 30g，黄连 15g，栀子 10g，陈皮 10g，当归 15g，大黄 12g，野菊花 30g，水煎服。药后大便 1 次，量多，体温稍减，精神好转。

伤后第 13 天，患者高热，食欲不振，腹胀，精神萎靡，心悸，面容消瘦，创面脓性分泌物增多，痂皮周围红肿，背部、足跟部出现散在的小出血点，手及腹部、臀部肌肉有时震颤，烦躁不安，睡眠欠佳，舌质深红、苔中间剥脱。证系热入营分，予清营凉血法。清营汤加减：犀角粉 4g（分 2 次冲服），生地 30g，元参 20g，竹叶 10g，双花 30g，连翘 25g，黄连 12g，丹皮 15g，麦冬 20g，地丁 30g，野菊花 30g，陈皮 10g，水煎服。服 2 剂后，出血点未见增多，色泽变暗，手及肌肉震颤消失，精神稍好，烦躁差。又继服 2 剂，精神好转，食欲增，唯见四肢肿胀，小便短赤，创面痂皮周围红肿、脓性分泌物增多，呈黄白色，创面有刺痛感。究其原因，系由于膀胱气化不足，体液淤滞于四肢所致，故在清热解毒剂中加入活血行气利水消肿药。上方加赤芍 20g，红花 12g，大腹皮 12g，冬瓜皮 30g，云苓 30g。服 3 剂后，尿量增多，四肢肿胀感减轻，痂皮周围红肿亦好转。

伤后 26 天，患者体温 39.5℃，白细胞 31.2×10^9/L，中性粒细胞百分比 90%。换药时曾发现肢体的敷料上有少量的淡绿色脓性分泌物，经培养发现有不典型的绿脓杆菌生长，在其他分泌物中培养出白色葡葡球菌及生长活跃的硝酸盐阴性杆菌，但血培养为阴性。抢救小组通过严密观察患者，认真分析病情，认为无败血症迹象，仍遵原法出入，在清热解毒剂中，加重益气养阴扶正之品，五味消毒饮合托里消毒散加减：公英 30g，地丁 30g，野菊花 30g，当归 12g，黄芪 60g，台参 20g，白术 20g，双花 30g，白芍 20g，川芎 10g，花粉 60g，桔梗 12g，陈皮 10g，甘草 6g，黄连 12g，水煎服。体温高达 40℃时，加服羚羊角粉或抗热牛黄散 4g，分 2 次冲服，服上药 4 剂后，症状逐渐减轻，分泌物培养转阴。

（三）后期（恢复期）

伤后 47 天，大部分创面愈合，只剩很少残留创面，体温 38℃左右。由于病程较长，患者呈现形体消瘦，神疲乏力，面色少华，欲睡，唇舌干燥，食欲不振，舌质淡红、苔薄白而少等症。白细胞 $16 \times 10^9/L$，中性粒细胞百分比 78%，证系气阴两伤，气血虚弱，用补养气血、养阴生津法治之。叶氏养胃汤加减：沙参 30g，麦冬 20g，石斛 20g，玉竹 20g，黄芪 60g，台参 20g，当归 12g，白芍 20g，白术 20g，陈皮 10g，双花 30g，连翘 18g，甘草 6g，水煎服。上方加减服 20 余剂。于伤后 70 天全部创面愈合，下地进行功能锻炼活动。

二、讨论与体会

1. **控制感染**　治疗大面积烧伤，有效地控制感染是决定成败的关键。我们对这例患者的治疗系采用中西医结合方法，除了适时削痂、植皮、外敷自制药膏及静脉补液外，完全用中药内服抗感染，取得了满意效果。在治疗过程中，我们体会到烫伤的主要病理变化是"火热毒邪，外伤肌肤，内损气血，阴液大耗，气阴两伤，气滞血瘀。根据中医整体观念和不同时期的症状，分别采用清热解毒、益气养阴、活血化瘀、淡渗利湿、健脾和胃、补气养血等方法，选用五味消毒饮、黄连解毒汤、生脉散、白虎汤、清瘟败毒饮、清营汤、香砂六君汤、四物汤、叶氏养胃汤等；在用药方面，剂量较大，多煎浓缩，每剂药分 3 次服，这样药力均匀，药效发挥得好。在治疗过程中，患者体温高达 39.5℃ ~ 40.2℃，持续一个半月，白细胞计数超过 $30 \times 10^9/L$ 以上，体温、血象高，但未发生败血症。在创面分泌物培养中，虽然培养出不典型的绿脓杆菌、白色葡萄球菌和生长活跃的硝酸盐阴性杆菌，但血培养一直为阴性，这说明有致病因素，但未致病。经治疗，分泌物培养转阴，说明中药确实起到了抗感染的作用。

2. **重视全身情况，保护胃肠道功能**　在治疗中，我们非常重视全身情况和保护胃肠道功能，注意保持患者大小便通畅，始终把扶助正气、增强机体抵抗力放在首位。由于我们重视了患者饮食的质量，注意保护胃肠道功能，伤后第九天即停止输液，减少了患者痛苦。

3. **结合舌诊辨证论治**　在治疗本例患者过程中，我们认为舌诊在烫伤治疗中确有参考价值。如出现舌红苔黄厚起芒刺，即按火热炽盛、正盛邪实治疗，舌质深红、苔中剥脱即按热入营血处理。败血症患者往往在其他症状出现之前，舌象就有明显改变，舌质红绛无苔或白剥苔等。该病案就是根据患者舌象的变化、创面情况和脓的色质，以及全身情况指导临床治疗的。

海外验案举隅

2000 年，山东省卫生厅派隗老到瑞士工作 1 年，治病为主兼以讲课。国内常见病、多发病，在瑞士都能见到。由于西药的不良反应较大，有的疗效又不甚满意，隗老在瑞士工作的 1 年里，发现来要求中医诊治患者的逐渐增多，经中药治疗后多数能取得满意疗效。在众多医案中选择一些临床验案进行介绍。

一、胃痛

胃痛，又称胃脘痛，是指以上腹胃脘部近心窝处疼痛为主的病症。病因主要有外邪犯胃，饮食伤胃，情志不畅和脾胃虚弱等，导致胃气郁滞，胃失和降，不通则痛，或脾胃虚弱，气血不足，不荣则痛。

（一）病因

1. **外邪犯胃**　外感寒、热、湿诸邪，内客于胃，皆可导致胃脘气机阻滞，不通则痛。其中尤以寒邪为多，寒邪客于胃中，寒凝不散，阻滞气机，可致胃气不和而疼痛。

2. **饮食伤胃**　饮食不节，或过饥过饱，导致脾胃功能受损，胃气壅滞，胃失和降，不通则痛。过度食用肥甘厚味，辛辣刺激等辛热之品，则食滞不化，气机受阻，蕴湿生热，脾胃气机壅滞。

3. **情志不畅**　忧思恼怒抑郁，气郁伤肝，肝失条达，横逆犯胃，肝失疏泄，脾失健运，胃气阻滞，胃失和降，导致胃痛。

4. **脾胃虚弱**　脾胃主受纳及运化水谷，胃为仓廪之官。素体脾胃虚弱，运化失职或中阳不足，中焦虚寒，胃失温养而致胃痛。

（二）医案举隅

病案 1

女，34 岁。胃脘痞闷不舒，胀满疼痛，连及两胁，无反酸烧心，无恶心呕吐。食欲减退，纳食不香，纳少，时有嗳气，生气后加重，睡眠欠佳，大便无明显异常，日1行，小便调。舌苔薄白，脉象沉弦。隗老认为，此病属肝气郁结，横逆犯胃，肝胃不和而出现上症。

辨证分型：胃痛（肝气郁结，肝胃不和）。

病情分析：患者多因情绪不畅，导致肝气不疏，肝郁气滞，肝气犯胃，故出现胃脘痞闷胀满疼痛，痛及两胁，嗳气；思虑伤脾，脾失健运，纳化失常，故食欲减退，睡眠不好；脉弦主肝气盛。

处方：以柴胡疏肝散4g，平胃散3g，延胡索2g，（上药皆为粉剂，特殊加工而成，冲后无沉淀，本文以下所用中药同），以疏肝理气，和胃止痛。每日3次，每次3g，水冲服。

方解：柴胡疏肝散疏肝理气解郁，平胃散健脾燥湿、理气和胃，延胡索止痛。

常用药：柴胡、芍药、川芎、郁金、香附疏肝解郁，枳实、佛手理气和中，半夏、苍术、藿香燥湿化痰，陈皮、厚朴理气除满，茯苓、甘草健脾和胃。

配合针刺：取穴足三里、三阴交、太冲、内庭、神门，手法平补平泻，留针20 min，每隔5min行针1次，隔日1次。针刺以上穴位可疏通经络，调畅气机，恢复肝脏、脾胃的正常生理功能。用上法治疗1周，病情减轻，未见不良反应。继用2周，症状消失，给药3d，停针刺，以巩固疗效。

病案2

男，40岁。胃脘胀满，灼热疼痛，拒按，呕吐酸水，有烟酒嗜好，病已较久，每因饮食不注意而加重，进食甜食则胃酸分泌增多，出现反酸症状。纳可，有食欲，眠可，大便黏滞不爽，伴排不尽感，小便调。舌质红苔黄腻，脉弦滑。隗老将此辨为胃中湿热之实证。

辨证分型：胃痛（饮食失调，湿热中阻）。

病情分析：饮食失调，食积胃脘，脾胃运化失职则生湿，酒肉易生湿热，湿热蕴结，气机不畅，故胃脘胀满，灼热疼痛；湿热郁蒸，胃失和降，胃气上逆，呕吐酸水，湿热下注大肠，故大便黏滞不爽，腹部拒按，病属实证，舌质红苔黄腻，脉弦滑，均为湿热之象。

处方：陈平汤5g，黄芩、黄连各1g，乌贼骨2g，以清化湿热，理气降逆，和胃止痛。每日3次，每次3g，水冲服。

方解：陈平汤系二陈汤合平胃散二方组成，能健脾燥湿化痰、理气宽中和胃，黄芩、黄连苦寒清热燥湿，乌贼骨止酸。

针刺取穴：中脘、天枢、足三里、内关、梁丘、内庭，隔日1次，以泻法不留针。以上穴位有疏通经络，降逆止呕，调整胃肠功能，止痛作用。

用上法治疗1周，病情稍减，仍有胃痛、腹胀、吐酸水，上方加延胡索、砂仁行气止痛，改乌贼骨3g，2周后疼痛逐渐缓解，胃酸减少，继续治疗3周渐愈，嘱饮食注意，暂不进不易消化的食物和酒，停针刺，带药3d，以巩固疗效。

病案3

女，50岁。述胃中隐隐作痛，连绵不断，食欲不振，食后不消化，脘腹胀闷，喜暖喜按，得暖则舒，遇冷加重，呕吐清水，大便稀，日2～3次，小便调。身体较瘦弱，神疲乏力，病已多年，时轻时重，秋冬季重，夏季轻，舌质淡苔白，脉象沉细弱。隗老认为病属脾胃虚寒证。

辨证分型：胃痛（脾胃虚寒）。

病情分析：患者素体虚弱，脾胃阳气衰微，寒自内生，饮食失调，湿聚寒生，故胃脘隐痛；寒气不散，故疼痛连绵不断，喜热喜按，食欲不振；胃失和降，寒湿之邪上逆，故泛吐清水；脾气虚，运化失调，消化吸收不好，故大便稀；饮食不能化生精微，肢体失养，故神疲乏力，身体瘦弱，舌质淡苔白，脉沉细弱，乃气虚有寒之象。

处方：附子理中汤5g、香砂六君子汤4g，以达到温补脾气、健胃散寒止痛的目的。每日3次，每次3g，水冲服。

针灸取穴：中脘、天枢、气海、足三里，针后加灸；内关、公孙，只针不灸，手法以补法为主，留针20min，隔5min行针1次，隔日针灸1次。灸法有健脾温胃、助消化的作用以加快脾胃功能的恢复。

用上法治疗1周，未见不良反应，继用2周始觉减轻，效不更方，仍用上法治疗3周，诸症明显减轻，继用前法治疗，3周后诸症消失，饮食二便正常，体力恢复，临床治愈。停针灸治疗，给药3日以巩固之，并嘱每年从秋天开始注意保暖，少进冷饮，吃温热易消化的食物。

按：胃喜润恶燥，为五脏六腑之大源，主受纳腐熟水谷，其气以和降为顺，不宜郁滞。如寒邪客胃，饮食伤胃等皆可引起胃气阻滞、胃失和降而发生胃痛，即不通则痛。胃痛的病变部位在胃，与肝、脾的关系也极为密切。肝属木，性喜条达而主疏泄；胃属土。喜濡润而主受纳。肝胃之间，木土相克。肝气郁结，易于横逆犯胃，以致中焦气机不通，发为胃痛。肝与胃为木土乘克关系。若忧思恼怒抑郁，气郁伤肝，肝气横逆，克脾犯胃，导致气机阻滞，胃失和降而痛。肝气久郁，可出现化火伤阴，又能导致瘀血内结，则胃痛加重，缠绵难愈。脾胃同居中焦，共主升降。若禀赋不足，后天失养，或饥饱失常，劳倦过度，以及久病等均能引起脾气虚弱，运化失职，气机阻滞而发胃痛。脾阳不足，寒自内生，胃失温养，则虚寒胃痛。如胃失濡养，胃燥太过，则阴虚胃痛。阳虚无力，血行不畅，可致血瘀胃痛。

胃痛的发生不外虚实两端，实证为气机阻滞，不通则痛；虚证为胃腑失于温煦或濡养，不荣则痛。胃痛早期由外邪、饮食、情志所伤者，多属实证；后期常为脾胃虚弱，往往虚实夹杂。胃痛的病理因素主要是气滞、寒凝、热郁、湿阻、血瘀。其基本病机是胃气阻滞，胃失和降，不通则痛。胃痛的病理变化比较复杂，胃痛日久不愈，脾胃受损，可由实证转为虚证，亦可出现虚实夹杂证。

隗老认为瑞士人得胃病者较少，多因生活安逸，饮食卫生条件好。1 年来治疗过一些胃病患者，一般辨证论治都取得了较好的疗效。以上 3 例患者，均属胃痛。案 1 属肝气郁结，横逆犯胃，肝胃不和；案 2 属胃中湿热之实证；案 3 属脾虚寒证。由于病机不同，故治法不同，方药各异，针刺取穴，手法亦不同，有的还配合了灸法，辨证施治，同病异治。由于辨证准确，治疗得当，故取得满意疗效。针灸疗法有很多优势，治疗胃痛疗效显著，针药并用疗效更佳。瑞士人很相信针灸疗法，多数人易于接受，有的患者主动要求针灸治疗。少数患者对中药异味难以接受，经说服多数都能合作，由于患者的积极配合，缩短了疗程，中医药、针灸治病优势得到了发挥，深受瑞士人欢迎。

二、针灸治疗痛症

针灸具有疏通经络、调和阴阳、扶正祛邪的功效，可使淤阻的经络通畅而发挥正常作用，使机体从阴阳失衡状态向平衡状态转化，并且可以扶助正气及祛除病邪。

病案 1

女，38 岁。会阴部疼痛 6 日，痛呈持续性，重时难于忍受，坐时需半侧身才能坐下，否则疼痛难忍，到西医院去检查，未发现器质性病变，给予止痛药，服药后疗效不满意，经朋友介绍前来求治。询问病情，疼痛如上述，无其他病史，舌苔薄白，脉象沉细弦，诊为风寒外袭。肝之经脉循行会阴部，肾司二阴，故与肝肾两经有关。得病时间不长，决定不用中药，单用针灸治疗。

取穴：关元、三阴交、太冲、足三里、肾俞，针后加灸，留针 20 min，隔 5 min 行针 1 次，日针 1 次。第 1 次治疗后自觉舒适，次日来诊治时，面带笑容说疼痛减轻，重复治疗，先后共针灸 4 次，疼痛消失，高兴而归。

病案 2

女，40 岁。左侧牙痛 3 ~ 4 日，疼痛呈持续性阵发性加重，服止痛药效果不满意。常用手按左腮，呈愁眉苦脸状。检查齿龈无明显异常，采用针灸治疗。

取穴：合谷、颊车（左），强刺激留针 20min，隔 5min 行针 1 次。取针后询问患者，诉疼痛已基本消失，效果良好。

病案 3

男，40 岁。腰痛 3 日，3 日前早上起床时，突感腰痛、背痛，活动受限，呈强迫姿势，家属陪同前来诊治，询问病情，前天晚上洗澡后，靠窗而睡，早上醒后即出现上症，素日身体健康，无其他病史，面带痛苦状，双手叉腰，行走不便，纳好，二便无异常。舌苔薄白，脉沉弦。病属风寒外袭经络，气血凝滞，不通而痛，针灸治疗。

取穴：肾俞、命门、委中、承山、足三里，针后加灸；阳陵泉、风池只针不灸，留针 20min，隔 5min 行针 1 次，每日针灸 1 次，嘱注意保暖，适当活动，每晚腰部热敷 1 次（20min）。治疗 3 日后疼痛逐渐缓解，第 4 次来诊时自己前来，诉疼痛明显减轻，又重复治疗 3 次而愈。

按：现代医学实验证明针灸治疗急性疼痛，有很大的优势，针灸后人体释放吗啡样物质，证实针灸止痛是有物质基础的。隗老在临床治疗中选取的上述 1、3 两例患者均属风寒外袭引起的急性疼痛，病初得，病程短，单用针灸治疗，取得满意疗效。此类患者针灸治疗方法简便易行；疗效可靠，优于内服药疗法。瑞士雨水较多，气候湿润，当地人冬春季穿衣较少，尤其女士喜穿裙子，风湿、类风湿性关节炎较多，这样的患者单用针灸疗法效果差，针药结合则优于单一疗法。

三、情志病伴发银屑病

情志病，病名首见于张介宾的《类经》，是指发病与情志刺激有关，具有情志异常表现的病症。现代研究证实，几乎所有的疾病都与社会心理因素有关。隗老在长期临床实践中不断发挥，治疗疾病结合情志因素，取得事半功倍的效果。银屑病是一种常见的并易复发的慢性红斑鳞屑性皮肤病，与祖国医学的"干癣"等相似。精神因素是本病发作的重要诱因之一，其发生与遗传、感染、免疫、代谢、内分泌及环境等多方面因素有关。

病案

女，37 岁。因长期家庭不和而离婚，精神抑郁，面黄肌瘦，头发焦枯，面色憔悴，纳少，食欲差，胃脘不适，两胁胀满，乏力，易于疲劳，失眠，心悸，月经色淡，量少，前后不定期。近几天突然全身起红色丘疹，大小不等，边界清楚，表面有银白色鳞屑，瘙痒，刮去鳞屑皮，露出皮肤呈红色，发亮，头部、躯干四肢均有，舌质淡苔薄白，脉沉弦。

病情分析：情志不畅，肝气郁结，肝失疏泄，侮脾犯胃，脾失健运，郁而化热，湿热内蕴，热伤阴血，肌肤失养，故见面黄肌瘦，头发焦枯，面色憔悴；纳化失常，故见纳少食后不消化；肝气郁结，失于疏泄，故见胃脘不适，两胁胀满，大便时干时稀；心失所养，故见心悸、失眠、乏力；湿热外透皮肤，发为银屑病。舌苔脉象皆为肝郁脾虚之象。

治法：以解表通里、清热透邪治其标，疏肝健脾、益气养血治其本。

处方：防风通圣散 6g，柴胡疏肝散 3g，当归、何首乌各 1g，黄芪 2g。每日 3 次，每次 4g，水冲服。

方解：防风通圣散解表通里、疏风清热，方中用荆芥、防风、麻黄、薄荷疏风解表；大黄、芒硝荡热于下，配栀子、滑石泻火利湿；黄芩、连翘、石膏清解肺胃之热毒，下分消，表里同治；柴胡疏肝散健脾理气解郁，当归、何首乌活血养血，黄芪益气。

治疗 1 周，未见不良反应。继服 1 周，患者觉皮肤似有汗出之意，大便微稀日 2～3 次，尿黄，脘闷胁胀减轻。效不更方，继服 2 周，胃脘不适、两胁胀满已瘥，纳增，食后亦无不适，精神状态改善，皮肤丘疹未发现新起，丘疹红晕亦减轻。后调方如下：香砂六君子汤 5g，防风通圣散 3g，金银花 2g，土茯苓 2g，每日 3 次，每次 4g，服 1 周，病情继续好转，宗健脾补肾、益气养血、清热解毒，用香砂六君子、防风通圣散、杞菊地黄汤、当归补血汤、顾步汤等，随症加减，乌梢蛇、全蝎亦适当加入，加大药物剂量，前后调治4个月，面色有光泽，头发渐显润泽，全身丘疹消失，皮肤湿润，月经色量正常，按期而至，病愈。

按：该患者属典型情志致病，长期夫妻不和，终致离婚，精神刺激，情志不畅，肝木失其条达之性，脾失其运化功能，肾为先天之本，主骨生髓，失其功用出现面黄肌瘦，头发焦枯，面色憔悴，并发银屑病，病情复杂，症状较多，如不及时调治，可能会出现脏腑器质性病变。及时就诊后，在药物治疗的同时，加强思想开导，调整精神、饮食，树立战胜疾病的信心，由于辨证准确，治疗得当，医患配合，取得了满意疗效。

在瑞士工作1年，时间不算长，却给隗老留下了深刻印象。隗老描述瑞士工作环境条件好，组织安排得井井有条，患者都是电话预约挂号，按预约时间就诊，紧而有序，忙而不乱，有条不紊地进行工作。医药分开，诊所只看病，处方电传到药店，药店按处方配好药后，通过邮局送到患者家中。因为交通发达，上午就诊的患者，一般当天收到药物，下午就诊者次日收到。不管是饮片还是冲剂，炮制得都很精致。隗老认为这也是药物用量少而疗效好的一个重要原因。

第五部分　薪火相传

隗继武教授治疗溃疡性结肠炎的临床经验

隗老学贯中西，有着极深的学术造诣和丰富的临床经验，尤其擅长脾胃病的诊治。笔者有幸成为其门弟子，获益良多，现将老师辨治慢性复发型或持续型活动期溃疡性结肠炎（UC）之经验加以总结，以飨同道。

一、病因病机

隗老认为本病的病因虽然有外感、饮食、情志等之不同，临证又有寒、热、虚、实之别，但始终存在着脾失健运、湿热蕴肠、气血瘀滞、内疡形成的病机变化。

1. 脾气亏虚为发病之本 脾胃居中焦，禀纳谷、腐熟、转输运化之职，更具升清降浊之能。若感受外邪、饮食不节、情志失调或劳倦久病皆可损伤脾胃，脾失健运，升降失司，水谷精微不化，变作水湿，下注于肠，而致泄泻。如《古今医鉴》云："夫泄泻者，脾胃为饮食生冷之所伤，或为暑湿风寒之所感，脾胃停滞，而为泄泻也。《痢疾门》又说："饮食过多，脾胃不运，生冷失调，湿热乃生，痢下色黄，或如鱼脑。"均认为"下痢"之病因病机为饮食不节，伤于脾胃及肠，酿生湿热，遇调摄失宜及感受外邪诱发而作，日久则气血不通，积滞不消，甚则肠胃空虚及脾虚下陷。但无论是外感寒热湿毒之邪或饮食劳倦所伤，还是情志不遂肝郁所致泄痢，其结果皆表现为脾胃受损，脾虚失运，湿浊内生，阻滞气血，肠络失和，脂膜受损，血败肉腐，内溃成疡，下痢赤白。故曰泻痢皆本于脾，脾虚乃发病之根本。

2. 湿热邪毒为致病之标 六淫之邪俱能使人发生泄痢，以湿邪最为常见。《难经》有"无湿不成泻"之说。寒邪、毒邪或暑热等每与湿邪混杂，而成泄痢。《杂病源流犀烛》亦云："湿盛则飧泄，乃独由于湿耳。不知风寒热虚，虽皆能为病，苟脾强无湿，四者均不得而干之，何自成泄？是泄虽有风寒热虚之不同，要未有不源于湿也。"外感湿邪，或脾虚湿盛，或命门火衰，水湿内生，困脾碍运，清浊不分，下为飧泄，久则为痢。可见内外湿邪常相互关联，外湿困脾，必致脾失健运；内湿停滞，又常易招致外湿侵袭。而湿滞日久，或从热化，或从寒化，从热化则湿热蕴结，壅滞肠间，与气血相搏结，使肠道传导失司，脂络受伤，气滞血凝，腐败成疡，化为脓血，而痢下赤白，故湿热毒邪为 UC 致病之标。

3. **瘀血阻络贯穿疾病始终**

（1）瘀血是 UC 的病理产物：UC 形成血瘀的机理主要有以下几种：湿热之邪壅滞气血而致瘀；气虚则无力推动血行而致瘀；久病入络而致瘀，正如叶天士所说"初病在气"、"久病在血"、"久病入络"。

（2）瘀血又是 UC 的重要致病因素：气虚、气滞、湿热诸邪均可致瘀，而血瘀形成后，更加阻滞气血，运行愈加不畅，与肠间诸邪相搏结，壅滞肠中，肠络失和，血败肉腐，内溃成疡。瘀血不去，新血不生，瘀血越甚，气血愈虚，病程迁延，缠绵难愈。可见，瘀血既是 UC 之病理产物，又是 UC 的重要致病因素，也是 UC 病程迁延、缠绵难愈的主要原因。

4. **内疡形成是局部病理变化** 诸邪与瘀血相搏结，导致肠络局部组织产生一系列的病理损害即气血阻滞于大肠，郁而化热，热盛则肉腐，血络破损则内溃成疡。再结合电子结肠镜下所见：即病变区域黏膜充血、水肿、出血点、糜烂、溃疡、脓苔附着、假性息肉等；大便检验可见红细胞、白细胞、脓细胞等，可以认为，湿热之邪为 UC 之病理基础，气血壅滞是本病主要的病理，由此所致的内疡形成为其局部病理变化。可见，正虚邪恋，本虚标实是本病的基本病机演变，整体的正虚与局部的邪实相因并见为其主要病机特点。据此，隗老谨守病机，从而确立了健脾益气以固本，清解化湿以治标，结合调气行血及局部祛腐生肌的治疗大法。

二、治则治法

1. **健脾益气以固本** 盖脾主运化，生化气血而为后天之本。脾气健运则化源充足，气血旺盛，四肢百骸得养，抗病力强；反之，脾虚失运，化源匮乏，气血无由以生，正气亏衰，不耐邪侵而患诸疾。可见，祖国医学中"脾虚"的防卫功能已孕育了现代免疫学的思想内涵。加之现代医学认为 UC 是一种免疫性疾病，免疫系统调节异常是 UC 发病的中心环节；现代药理研究也证实，健脾益气类方药能调整机体的免疫功能，使其恢复正常，从而消除了溃疡性结肠炎内在的发病因素，所以隗老说："健脾益气为固本之法。"

2. **清解化湿以治标** 溃疡性结肠炎在活动期或反复发作期，每有腹泻、黏液便、里急后重、大便不爽，纳呆，肢体困重疲倦，舌苔厚腻，脉弦或滑等湿热郁阻之证。若出现脓血便，肛门灼热，则为湿热壅盛，血败肉腐，内溃成疡之重证。《诸病源候论》云："大便脓血，似赤白下利而实非者，是肠痈也。"隗老临证主张宜用清热祛湿，凉血解毒之法，以治其标。但同时又反对过用寒凉之品，以防过凉有碍湿之虞，且有伤脾之弊。因为 UC 患者发病伊始就有不同程度脾虚的存在，过用寒凉之品可冰遏脾胃之阳，使湿从中生，所以虽然湿热内盛，临证时也要加用黄芪、生薏苡仁等，既能益气健脾，祛邪而不伤正，又杜绝生湿之源，以防湿邪困脾，加重脾虚生湿。

3. **调气行血为必用之法**　湿为有形之邪，阻于肠中，碍滞气机；热邪煎灼津液，每致瘀血，甚则灼伤血络而致出血；更有气血壅滞，血败肉腐，化为脓血，下而成痢，再加上"久病入络"、"久病必有瘀"。血分受病，脉络受损则便血；气分受病，大肠传导受阻则后重、便下黏液。如《古今图书集成医部全录·平治会萃》中云："其湿热瘀积，干于血分则赤，干于气分则白，赤白兼下，气血俱受邪矣。"故调气行血为治疗本病必用之法，调畅气机则湿邪易除，"气能行湿也"。瘀血不去，则新血难生，脉络失养，内痈难以愈合。活血通络去瘀生新则脓血易去，瘀去而精微归于正常。正如河间所云："调气则后重自除，行血则便脓自愈。"

现代研究也表明[1-5]，本病特别是病变局部存在血液循环高凝状态，即存在血瘀证，而且高凝状态与 UC 的损伤程度成正比。活血化瘀药不仅能直接改善微循环，促进炎症吸收和组织修复，有助于溃疡愈合，还能通过影响免疫系统等方面，达到增强抗炎和调节免疫功能的作用。所以隗老强调在健脾益气、清解化湿的同时佐以行气、活血祛瘀之品，也是必要之法。

4. **祛腐生肌为局部治疗的关键**　前已述及，无论外感湿热还是素体脾虚，内生水湿，郁而化热，湿热之邪与气血相搏结，终使肠道传导失司，脂络受伤，血腐肉败而成痈疡。结合现代医学，UC 虽然与全身免疫功能有关，但是病变以结肠局部的炎症、溃疡为特征，而且 UC 最常发生的部位是直肠和乙状结肠，所以隗老认为，内服中药可发挥整体调节功能，而局部灌肠可使药物直达病所，局部药物浓度高，起效快，可以加快病灶局部水肿、糜烂的消除，促进痈疡的愈合，因此祛腐生肌为局部治疗的关键。

三、方药分析

1. **安肠愈疡口服方**　组成：黄芪 15g，薏苡仁 30g，白术 15g，黄连 12g，地榆炭、仙鹤草各 15g，木香 9g，槟榔 15g，当归 9g，炒白芍 18g，防风 6g，甘草 5g。方中黄芪健脾益气，托毒生肌；白术益气健脾助中州之运，苦温燥湿祛肠胃之湿；薏苡仁健脾渗湿，清热排毒止泻，三药合用，补虚安中，健脾益气以复脾之运化，共为君药。黄连清热燥湿，厚肠止利，为治痢之最；地榆功擅凉血止血，与黄连相伍，既能清化胃肠湿热又能斡旋阳明胃腑与大肠之气机，地榆炒炭则止血之力倍增；仙鹤草既能收敛止血，涩肠止痢又能补虚消积，所以三药共为臣药。方中木香善行胃肠之气滞，为治泻痢后重必用之品；配以破气消积，主降气之槟榔，则行气之功倍增。与黄芪、白术相伍又有"补而不滞之妙"。当归补血活血，有"血中气药"之称。与木香、槟榔相伍，更有"调气则后重自除，行血则便脓自愈"之理。白芍柔肝缓急止痛，麸炒则更入中焦。配少量防风取其升散肠风之性，并与术、芍相伍，能散肝舒脾且为脾经引经之药，另外，防风与黄芪多相须为用。甘草补益心脾，缓急止痛，与白芍相使为用，为缓急止痛之最佳组合，甘草又能调和诸药，在方中兼司佐使之职。

2. **生肌消痈灌肠方**　组成：败酱草、椿根皮、白及各 30g，三七粉 3g，儿茶 9g，枯矾 6g。方中败酱草解毒消痈，祛瘀排脓；椿根皮清热燥湿，涩肠止血；三七既能止血，又能散瘀，止血而不留瘀，活血化瘀又不促进出血；白及收敛止血，消肿生肌，与三七相伍去腐生肌、敛溃而不留邪，四药针对主要病因——湿热，以及局部病理变化——痈疡而设，所以共司君臣之职。儿茶收湿敛疮，生肌止血；枯矾燥湿、解毒、止泻、止血，二者共为佐使。全方药少力专，保留灌肠直达病所。

总之，内服中药可发挥整体调节之优势，而局部灌肠可使药物直达病所。所以，对慢性复发型或慢性持续型活动期溃疡性结肠炎的患者，隗老强调治疗中应注意"虚实并调，整体与局部兼顾，内外合治"的原则，不仅符合慢性活动期 UC 的病因病机，也体现了辨病与辨证相结合的治病原则，因而取得了良好的效果。

迟莉丽

参考文献

[1] 周欣，程计林. 炎症性肠病血栓栓塞及其血栓前状态的研究进展 [J]. 国外医学. 消化系疾病分册，2000，20（4）：209.

[2] 赵辉，周建中．益气活血法治疗慢性非特异性结肠炎的临床及实验研究 [J]．中西医结合杂志，1989，9（9）：529-532.

[3] 张连峰，刘继洲．丹参对溃疡性结肠炎病人血小板功能的影响 [J]．中华消化杂志，2002，22（6）：383-384.

[4] 林群莲，黄发盛，李玉闽，等．慢性非特异性结肠炎血液流变学的观察 [J]．中国肛肠病杂志，2001，21（7）：10-11.

[5] 陈可冀．实用血瘀证学 [M]．北京：人民卫生出版社，1999.

隗继武运用"塞因塞用法"治疗难治性便秘的临床经验

隗老在难治性便秘（IC）的治疗方面独出机杼，笔者有幸跟师学医，获益良多，现将隗老采用塞因塞用法治疗难治性便秘的临床经验总结如下。

一、病因病机认识

便秘《内经》中称之为"后不利"、"大便难"，张仲景称之为"脾约"、"阴结"、"阳结"等。此外，便秘尚有"秘结"、"便不下"等多种名称，但"便秘"病名首见于清代医家沈金鳌所著的《杂病源流犀烛》，并一直沿用至今。中医学认为本病病位在肠道，为大肠传导功能失常所致，与脾胃、肝、肺和肾关系密切。多源自过食厚味，或辛热炙煿、嗜饮酒浆而致大肠积热；或情志郁结、久坐少动，终而气机阻滞、腑气不通；或体弱年高、阳衰阴盛，阴寒凝而阳气不通，腑气奎遏；或病后、产后劳倦，内伤气血、津液亏虚，致无力传送；或肠道干涩，粪便失调难下。由此可见便秘成因复杂，但总分虚、实两端。

隗老认为，IC 病因病机较为复杂，常规思路往往无效，若久治不愈，病机多以"正虚为本，便秘为标"。其本虚主要表现为脏腑、气血、阴阳的虚损，因虚致邪，而无力驱邪。正如《景岳全书·秘结》云："秘结证，凡属老人、虚人、阴脏人及产后、病后、多汗后，或小水过多，或亡血失血大吐大泻之后，多有病为燥结者，盖此非气血之亏，即津液之耗。凡此之类，皆须详察虚实，不可轻用芒硝、大黄、巴豆、牵牛、芫花、大戟等药，及承气神芎等剂。虽今日皆得通快，而重虚其虚，以致根本日竭，则明日之结，必将更甚，愈无可用之药矣。"临床上应分清气血、脏腑以治之。

二、塞因塞用治法运用

1. **补肺降气法** 《灵枢·本输》云："肺合大肠，大肠者，传道之腑。"肺主气司呼吸，主宣发肃降。肺与大肠相表里，五行俱为金，同气相求，肺之宣发肃降功能促使大肠传化糟粕，可助大肠浊气下行。正如《医经精义·脏腑之官》曰："大肠之所以能传导者，以其为肺之腑。肺气下达，故能传导。"肺气虚弱，则气机升降失常，无力推运，则生便秘；肺为水之上源，肺失宣降，水液不行，肠道干枯，失于濡养则大便难。《医经精义》曰："是以理大便必调肺气也。"陡老认为肺气虚与 IC 的关系密切，在治疗时，采用"腑病治脏，下病治上"之法，以补肺为主，佐以降气。鉴于此，选用生黄芪、太子参、陈皮、五味子等药益肺以补其虚。《医学衷中参西录》云："黄芪，能补气兼能升气，善治胸中大气下陷。"同时加入既能入肺经宣降肺气，又能入大肠经以润肠通便的杏仁、瓜蒌仁、苏子、炙枇杷叶等药。《丹溪心法·论通大便禁忌》曰："予观古方通大便，皆用降气品剂。盖肺气不降，则大便难传送，用杏仁、枳壳、沉香、诃子等是也。"故肺气肃降则升降有序，大肠气顺则传导有度，尤其适用于年老体弱者便秘同时伴有咳嗽、哮喘等症状，采用补肺降气之法能够从根本上解决便秘。

2. **健脾益胃法** 《灵枢·口问》云："中气不足，溲便为之变。"脾主升清，胃主降浊，两者相反相成，脾宜升则健，胃宜降则和。脾气升，则水谷精微得以输布；胃气降，则水谷及其糟粕得以下行。大肠的传导功能实际上有赖于脾之升清功能，属于胃之降浊功能。《素问·玉机真脏论》云："脾……不及则令人九窍不通。"脾（胃）为后天之本，气血生化之源，五行属土，为大肠之母。若脾胃虚弱，运化无力，化源不足导致气血两亏，使大肠传送无力或津枯肠道失润，大便艰涩难下。《医宗必读》曰："老年津液干枯，妇人产后亡血及发汗利小便，病后血气未复，皆能秘结，法当补益气血，使津液生则便自通。"所以治以健脾益气为主，佐以养阴降胃。陡老喜重用生白术、山药、党参健脾益气，其中生白术为最关键一味，用量宜重，一般先用30g，而后可增至 50～80g，亦有重用至120g。根据叶天士"阳明燥土，得阴自安"、"津液来复使之通降"论，配以麦冬、玄参、生地、石斛等药养阴益胃。同时为防甘凉濡润呆滞脾胃，可酌情选用芳香醒脾、开胃消食之药，如藿香、砂仁、仙人头等。

3. **养血柔肝法** 《医精精义·脏腑通治》曰："肝与大肠通，肝病宜疏通大肠；大肠病宜平肝为主。"言肝阴血不足，疏泄功能异常易导致便秘发生。陡老认为，现代生活节奏加快，工作生活压力与日俱增，导致不良情绪循环往复，直接影响肝脏的疏泄功能；再者现代人夜生活丰富早已颠覆了古人的"日出而作，日落而息"，所谓"熬夜伤阴又伤阳"，日久必然耗伤肝血。临床上因肝阴血不足引起便秘者屡见不鲜，辨证为肝血偏虚失于柔和，疏泄功能异常者，大便常干结如栗，便时不畅，艰涩难下；性急易怒，夜寐多梦，舌质淡红少津，脉细等。故治疗当以养血柔肝为主。"肝为刚脏，体阴而用阳"，故隗老常重用当归、白芍、山萸肉、熟地、何首乌、酸枣仁、炙甘草养血益肝以补肝体，生麦芽、佛手、玫瑰花共奏柔肝疏肝之功，并可酌情选用柏子仁、火麻仁、郁李仁等润肠通便之品。

4. **温肾益精法**　《杂病源流犀烛》云："大便闭结，肾病也。"肾为精原所藏，先天之本，故为大肠之本。《证治汇补·卷八·下窍门》曰："肾主五液。故肾实则津液足而大便润。肾虚则津液竭而大便秘。虽有热燥、风燥、火燥、气血虚燥、阴结、阳结之不同，要皆血虚所致，大约燥属肾，结属脾，须当分辨。"肾脏为水火之脏，主司二便，肾阳之温煦、气化，有助于大肠的传导功能，肾阴肾阳互根互用，因此肾阴不足也可导致便秘。肾阴不足，则大肠干涩，肠道失润，无水行舟，大便干结，便下困难；肾阳不足，则不能蒸化津液，大肠失于温煦而传输无力，阳气不通，阴津不行，故肠道难于传送，大便不通。故在治疗上隗老主张以益肾温肾阳，补益精血为主。常选用肉苁蓉、锁阳甘温润降，能温补精血而通便；肉苁蓉，以其味甘性温，和缓而从容，补肾气而无燥烈之弊；《诸病源候论·大便难候》指出："肾脏受邪，虚而不能制小便，则小便利，津液枯燥，肠胃干涩，故大便难。"肾开窍于前后二阴，故隗老临床亦常采用"缩小便而利大便"之法，选用益智仁、山药、乌药、芡实、金樱子等药以温肾祛寒，缩尿通便。

三、病案举隅

李某某，女，79岁。2012年8月3日初诊：患者便秘已40余年，常3～5日一行，大便质不干，便时不畅，无自觉腹胀，纳谷尚可，腰痛，尿意频频，小便量少且淋漓不尽，时有小便失禁，双下肢时有水肿，畏寒怕冷，时值夏月仍长衣裹身。舌淡胖，边有齿痕，苔白略厚，脉沉细。近3年来先后于某医院行两次电子结肠镜检查，均未见异常。诊断为顽固性便秘。自服芦荟胶囊、通便灵等药效果差。此系脾肾阳虚，致大肠传导失司。治宜温肾健脾。处方：肉苁蓉20g，锁阳15g，补骨脂15g，乌药12g，生白术30g，当归15g，太子参15g，熟地黄12g，砂仁12g，肉桂6g。7剂，水煎服，日一剂。

8月10日二诊：服药后肠鸣增多，大便1～2日一行，色偏黑，腰痛较前缓解，小便次数较前减少，纳食亦增，舌苔转为薄白，脉仍沉细。此乃下元虚衰、肾失蒸腾气化所致。再以前方加补肾之品。处方：肉苁蓉 20g，锁阳 18g，补骨脂 18g，乌药 12g，生白术 30g，当归 15g，太子参 15g，熟地黄 15g，砂仁 12g，肉桂 6g，细辛 2g，益智仁 15g。7 剂，上法煎服。

8 月 17 日三诊：大便已日一行，成形质软，排便畅，小便及腰痛等症较前明显好转，矢气增多，精神转佳，时有汗出，已无畏寒。再以前方去细辛加温运健脾之品。处方：肉苁蓉 20g，锁阳 15g，补骨脂 15g，乌药 12g，益智仁 12g，生白术 30g，当归 15g，党参 15g，熟地黄 12g，砂仁 2g，肉桂 6g，山药 12g。14 剂。嘱其继服 1 个月以巩固疗效，并注意平素的饮食调护。后随访 1 年未见复发。

迟莉丽　梁峻尉　惠妍

浅谈溃疡性结肠炎的中医病因病机及隗继武教授验方

溃疡性结肠炎（UC）为现代西医学病名，是一种原因不明的非特异性炎症，病位在大肠，呈连续性弥漫性分布，多数累及直肠和乙状结肠，溃疡性结肠炎典型的临床过程包括黏液脓血便和腹痛腹泻。病情轻重不等，多呈反复发作的慢性病程。目前溃疡性结肠炎的临床治疗多以中西医结合为主。而中医并无"溃疡性结肠炎"此病名，但根据其临床症状，与中医学中"滞下"、"痢疾"、"下痢"、"休息痢"等疾病类似。中医历代古籍、各家经典对类似病症均有论述，早在《素问·至真要大论》中有云："岁少阳……民病注泄赤白，少腹痛，溺赤，甚则血便，少阴同候……少阴之胜……呕逆躁烦、腹满痛、溏泄，传为赤沃。"东汉张仲景于《金匮要略·呕吐哕下利病脉证治第十七》中将泄泻、痢疾统称为"下利"，并论述了痢下脓血，赤白相间之湿热下利。隋代巢元方《诸病源候论》将"痢"详细分成了水谷痢、赤白痢、赤痢、血痢、脓血痢、冷痢、热痢、冷热痢、杂痢、广滞痢、休息痢等13种，并明确提出"休息痢"这一病名，且对其病因病机及发作特点进行了详细论述："休息痢者，胃脘有停饮，因痢积久，或冷气，或热气乘之，气动于饮，则饮动，而肠虚受之，故为痢也。冷热气调，其饮则静，而痢亦休也。肠胃虚弱，易为冷热，其邪气或动或静，故其痢乍发乍止，谓之休息痢也"。唐代《备急千金要方》称本病为"滞下"，指排脓血黏液样便且湿滞难下。根据本病黏液脓血便、腹痛腹泻、病情轻重不等、反复发作的临床特点，可将其归属于中医"休息痢"、"久痢"和"滞下"等病的范畴，并可从相关病症分析其中医病因病机、辨证论治。

一、中医病因病机的认识

既往研究认为，外感六淫、湿热邪毒客于肠胃是导致 UC 发作的首要原因[1]。此外禀赋不足、饮食失调、情志失调、病后体虚均可导致本病发生，诸多因素可单独致病，亦可合而为病。本病发病机理主要是脾运失职，小肠无以分清泌浊，大肠传导失司，湿浊蕴结，气血凝滞，肠络失和，血败肉腐，而成本病。基本病理因素有气滞、湿热、血瘀、痰浊等。湿热蕴肠，气血瘀滞为基本病机，脾虚失健为主要发病基础，饮食不调常是主要发病诱因 [2]。

（一）古代医家论述

1. 湿热邪毒为主要致病因素　历代医家对湿邪致泻多有论述。《难经》云："湿多成泄"。明确指出了"湿邪"是导致泄泻的重要因素。《景岳全书》区分了"赤痢"、"白痢"："赤痢乃自小肠来，白痢乃自大肠来，皆湿热为本，赤白带浊同法。"进一步详细论述"湿热"之邪为主要病因。《太平圣惠方·卷第五十九·治脓血痢诸方》云："夫脓血痢者，为春时阳气在表……其遇大肠虚，血渗入焉，与肠液相搏，积热蕴结，血化为脓，肠虚则泄，故成脓血痢也。"详论湿热邪毒导致"脓血痢"形成的机理。此后，北宋朱肱《类证活人书》又云："休息痢，经年不愈，缘初起失于通利，致湿热之邪留于冲任之间……湿毒气盛则下利腹痛，大便如脓血，或如烂肉汁也。"北宋《圣济总录》中提到："论曰伤寒后变成脓血痢者，本病瘥之后，热毒未散，乘虚客于肠胃，与津液相搏，故下痢脓血，毒气甚则壮热而腹痛，湿毒加之，则所下如鱼脑，或如烂肉，又伤寒未解，少阴病下痢便脓血者，亦湿热相搏故也。"

2. 其他致病因素致病机理　除湿热之邪外，感受外邪、饮食所伤、情志失调等诸多致病因素的论述也颇多。南宋时期陈无择在《三因极一病证方论·滞下·三因症治》中云："古方云风停于肤腠后乘虚入客于肠，或下瘀血，或下鲜血，注下无度，湿毒下如豆羹汁，皆外所因也……肠胃枯溢，久积冷热，遂成毒痢，皆不内外因"，详细列举了可致下痢的多种病因；金元时期刘完素《素问病机气宜保命集》中指出"春宜缓形，形缓动则肝木乃荣，反静密则是行秋令，金能制木，风气内藏，夏至则火盛而金去，独火木而脾土损矣，轻则飧泄身热脉洪，谷不能化，重则下痢脓血稠黏"，提出情绪不畅，肝郁克脾也可诱发此病。《古今医鉴·泄泻》云："夫泄泻者，注下之症也，盖大肠为传送之官，脾胃为水谷之海，或为饮食生冷之所伤，或为暑湿风寒之所感，脾胃停滞，以致阑门清浊不分，发注于下，而为泄泻也。"宋代严用和在《重订严氏济生方·痢疾论治》中指出："胃者，脾之腑也，为水谷之海，荣卫充焉；大肠者，肺之腑也……大肠虚弱，而风冷暑湿之邪，得以乘间而入，故为痢疾也。"可见本病病位在大肠，也涉及脾、肝、肾、肺诸脏。

（二）现代中医病因病机认识

现代中医各家在历代中医理论基础上，对本病的病因病机进行了深化研究及总结。李德新教授认为脾胃虚弱，肝郁肾虚是本病病机核心[3]。路广晃教授认为脾虚湿蕴，热毒瘀阻是本病的基本病机；脾虚是其本，湿热、气滞、血瘀为其标[4]。余绍源教授认为本病血瘀只见于久病、反复发作期，风邪多见于初发期，湿热、肺热、肝经血热、肝郁均可见于初发期和反复发作期。而初发期和反复发作期以邪气盛为主兼见脾虚，脾胃虚弱为本并且贯穿整个病程中；缓解期多邪退正虚、脾虚为主或兼见邪气，临床上比较突出的、多见的表现是脾虚湿滞[5]。王希利等认为UC的主要病因为感受外邪、饮食所伤、情志失调、脾胃虚弱、肾阳虚衰和血瘀肠络，而各种因素多是致脾胃功能失调而引发本病[6]。朱生樑将本病病因病机概括为"湿、虚、气、瘀"四字[7]。王庆国教授认为溃结的基本病机为脾虚为本，湿热为标，并兼有肝气失调和肾阳亏虚[8]。

总之，本病发病内因多责之于肝、脾、肾功能失调，外因责之于湿热邪毒。气滞、湿热、血瘀、痰浊为病理产物，脾失健运、湿热蕴肠、气血瘀滞、内疡形成是病机变化。

二、隗继武教授临床经验

现将隗继武教授采用口服安肠愈疡汤加生肌散灌肠治疗溃疡性结肠炎的临床经验介绍如下。

（一）隗老对溃疡性结肠炎病因病机、治则治法的认识

慢性复发型或持续型溃疡性结肠炎（活动期）的病因多样：外感邪毒、饮食不节（洁）、情志不畅等，证型寒热、虚实错杂，但脾失健运为其发病基础，外感或内蕴湿热毒邪于肠为直接致病因素，最终导致气血瘀滞、内疡形成为主要病机变化。魏老总结出UC活动期的病因病机为：脾气亏虚为发病之本、湿热邪毒为致病之标、瘀血阻络贯穿疾病始终、内疡为局部病理变化[9]。

在脾胃疾病的治疗上，隗老不拘泥于古法，根据多年临床经验总结治疗心得，认为脾胃病中的三个重要因素是脾虚、气滞、湿阻，三者形成相互影响的因果链，脾胃病大多表现为虚实夹杂、寒热互见，纯虚或纯实证较少。对寒热错杂、升降失常、虚

实兼夹等病机比较复杂的脾胃病，若选用纯攻、纯补、纯清、纯温等方法治疗，均难收效，唯有应用肝脾同治、胆胃同调、兼顾各脏、寒热并用、升降配合、正邪兼顾之剂以调和，方可愈病[10]。

隗老根据活动期溃疡性结肠炎本虚标实的病因病机，确立了健脾益气以固本、清解化湿以治标，局部应用祛腐生肌药剂保留灌肠的治疗大法，并根据多年临床治疗经验总结出经验方——安肠愈疡汤口服、生肌散灌肠。

（二）治疗方药

1. 内服方剂——安肠愈疡汤

方药组成：薏苡仁 30g，黄芪 15g，白术 15g，黄连 12g，地榆炭 15g，仙鹤草 15g，木香 9g，槟榔 15g，当归 9g，炒白芍 18g，防风 6g，甘草 5g。

方药分析：本方健脾益气，清热解毒、燥肠化湿，理气活血。

君药——薏苡仁、黄芪、白术：薏苡仁甘、淡，性凉，利水渗湿，健脾，生用清肺肠之热，消痈排脓；黄芪甘温，缓和，补气健脾，升阳举陷，托毒生肌，溃疡活动期气血虚弱，疮口难敛，用本品补气生血，有生肌敛疮之效；白术同黄芪，益气健脾，助脾胃之运化，其性苦温，燥肠胃之湿邪；此三药合用，益气健脾，燥肠化湿，帮助恢复脾胃运化之功。

臣药——黄连、地榆炭、仙鹤草：黄连性苦寒，清热燥湿，泻火解毒，善去脾胃大肠之湿热，为治泻痢要药；地榆味苦性寒入血分，长于泄热凉血止血，味酸涩又能收敛止血，凉血涩肠而止痢，对于血痢不止者有良效，其性下降，尤宜治疗下焦便血，地榆炭止血效果更佳；仙鹤草苦涩，收敛止血，药性平和，大凡出血病证，无论寒热虚实，皆可应用，又可涩肠止泻止痢，兼能补虚，对血痢及久病泻痢尤为适宜。

佐药——木香、槟榔、当归、白芍：方中木香辛行苦降，善行大肠之滞气，为治湿热泻痢里急后重之要药；槟榔辅木香以行气；当归补血活血善治血虚兼有血瘀者；前三者相伍"调气则后重自除，行血则便脓自愈"；白芍柔肝缓急止痛，与木香、黄连相伍善治痢疾腹痛，加以防风，以其升清燥湿之性，可升举清阳。

使药——甘草：补脾益气，缓急止痛，调和诸药。

2. 灌肠方剂——生肌散

方药组成：败酱草 30g，椿皮 30g，白及 30g，三七粉 3g，儿茶 9g，枯矾 6g。

方药分析：本方清热解毒、消痈排脓、去腐生肌。

君药——败酱草、椿皮：败酱草辛、苦，微寒，主治肠痈，清热解毒，消痈排脓，活血祛瘀止痛，为治疗肠痈腹痛首选药物；椿皮入大肠经能收涩止泻，清热燥湿，且有止血之效。二者共为君药，共奏清热燥湿，消痈排脓之功效。

臣药——白及、三七：白及收敛止血，消肿生肌，并能促进疮口愈合；三七化瘀止血，活血定痛，此品入肝经血分，功善止血又能化瘀生新；二者相伍，活血祛瘀、敛溃生肌。

佐使——儿茶、枯矾：儿茶活血疗伤，止血生肌，收湿敛疮；白矾煅后解毒燥湿、止泻、止血，二者共为佐使。

隗老验方在针对慢性复发型或慢性持续型溃疡性结肠炎活动期患者的临床应用中，安肠愈疡汤内服健脾益气、清热解毒、燥肠化湿、理气活血，而局部生肌散灌肠可使药效直达病所清热解毒、消痈排脓、去腐生肌。此治疗方案虚实并济，从整体角度内外合治。此治疗原则不仅契合病机，也体现了中医辨病与辨证相结合的治病原则，且在多年临床治疗过程中取得了很好的疗效。

迟莉丽　赵立群　陈云飞

参考文献

[1] 王新月，王建云. 溃疡性结肠炎中医药治疗的关键问题与优势对策 [J]. 中华中医药杂志，2012，27（2）：263-267.

[2] 张声生，李乾构. 溃疡性结肠炎中医诊疗共识意见 [J]. 中华中医药杂志，2010，25（6）：891-895.

[3] 夏永良. 李德新教授治疗慢性结肠炎经验 [J]. 北京中医药大学学报：中医临床版，2003，10（2）：35-36.

[4] 顾培青，路广晃. 治疗溃疡性结肠炎经验 [J]. 山东中医杂志，2006，25（10）：709-710.

[5] 延卫东，何琰，陈延，等. 余绍源教授治疗溃疡性结肠炎经验 [J]. 河南中医，2006，26（6）：17.

[6] 王希利，彭艳红，孙明伟，等. 中医对溃疡性结肠炎病因的认识 [J]. 辽宁中医

杂志，2007，34（5）：572-573.

[7] 王高峰，黄天生. 朱生樑辨证治疗溃疡性结肠炎经验 [J]. 中医杂志，2010，51（S1）：100-101.

[8] 程发峰，王雪茜，刘敏，等. 治疗溃疡性结肠炎经验 [J]. 中医杂志，2011，59（2）：78-79.

[9] 迟莉丽. 隗继武教授治疗溃疡性结肠炎的临证应用 [J]. 中医药学刊，2005，23（5）：787-788.

[10] 刘冬梅. 隗继武运用和法治疗脾胃病经验撷菁 [J]. 山东中医杂志，2008，27（3）：201-202.

隗继武应用半夏泻心汤验案举隅

隗老学贯中西，有着极深的学术造诣和临床经验，尤精于脾胃病及疑难杂病的治疗。他认为脾胃是五脏和合的中心，临床上首重辨证，善于一方多用，随症加减，治人无数。半夏泻心汤出自《伤寒论》第149条："伤寒五六日，呕而发热者，柴胡汤证俱，而以他药下之……但满而不痛者，此为痞，柴胡不中与之，宜半夏泻心汤"；"呕而肠鸣，心下痞者，半夏泻心汤主之"。本方由制半夏、黄芩、干姜、党参、炙甘草、黄连、大枣7味药物组成，原治柴胡汤证误下，痰气互结，升降失常，心下痞满不疼，呕吐不利等。隗老认为本方旨在苦辛用以顺其升降，甘温相伍以调补中州，补泻同施，扶正祛邪，有和胃降逆、开结除痞之功，凡脾胃不和、升降失常、湿热留恋等皆可选用，临床常用于寒湿阻中郁而化热或湿热阻中等所致中焦升降失常、多种症状并见、百药难愈之疑难病。今选录隗老临床应用半夏泻心汤治验4则，以飨同道。

一、痞满案

刘某某，女，40岁。2012年7月5日初诊：反复胃脘胀满伴隐痛1年余，进食后明显，泛酸烧心，嗳气，口干苦，恶心干呕，时觉腹中发凉，心烦急躁，纳少，大便稀溏，肠鸣小便调，舌红苔薄黄，脉沉弦。2012年6月于本院行胃镜检查示：浅表性胃炎。自行服用奥美拉唑、吗丁啉等药物效果不显，停药即复发。隗老诊为痞满。此乃胃热脾寒，寒热错杂之证，寒热壅滞于中焦兼肝胃失和所致。治宜疏肝理脾，和胃消痞，辛开苦降，方选半夏泻心汤加减。处方：半夏12g、黄芩9g、黄连6g、干姜10g、党参15g、炒吴茱萸6g、炒白芍15g、柴胡10g、茯苓15g、砂仁6g、枳实9g、厚朴10g、炙甘草6g、大枣3枚，7剂，水煎服，日一剂。

2012年7月13日复诊：胃脘痞满，隐痛，烧心泛酸明显减轻，患者脾胃运化不利，升降失常，加之大便稀溏，故上方加用炒白术15g，以健脾益气，继续治疗半月，诸症消失。

按：此患者之胃脘痞满系由寒热之邪交结于中焦，兼有肝胃失和而致，中焦气机阻滞，脾胃运化不利，升降失常。尤在泾在《金匮要略心典》中云："中气既痞，升降失常，于是独阳上逆而呕，独阴下走而肠鸣，是虽三焦俱病，而中气为上下之枢，故不必治其上下,而但治其中。其中,黄连、黄芩苦以降阳,半夏、干姜辛以升阴,阴升阳降,痞将自解;人参、甘、枣则补养中气,以为交阴阳、通上下之用也。"投以半夏泻心汤加减以疏肝和胃消痞,辛开苦降。方中半夏散结除痞,降逆和胃为君药;干姜辛温散寒除痞,黄芩、黄连苦寒泄热开痞为臣药;佐以党参、茯苓益气健脾除湿,助君臣药物散结消痞助运化;吴茱萸抑酸;炒白芍、柴胡疏肝以和胃;砂仁醒脾和胃;枳实、厚朴合用增强破结实、除胀满之功;炙甘草、大枣甘温补脾气以和中,生津液,既可防黄芩、黄连之苦寒伤阳,又可制约半夏、干姜之辛热伤阴。

二、泄泻案

李某某,女,55岁。2013年1月10日初诊:反复腹泻半年,每日4~5次,甚则十余次,稀水样便,时夹有不消化食物,脘腹胀满,时有灼热感,肠鸣隆隆,食欲欠佳,纳少,心烦不安,夜梦纷纭,小便调。2012年12月于山东省中医院行结肠镜示:未见明显异常;胃镜示:浅表性胃炎。曾服用思密达(蒙脱石散)、易蒙停(盐酸洛哌丁胺胶囊)等药物,服药效可,停药遇寒凉即复发。舌红、苔白腻,脉细弦。隗老诊为泄泻,证属脾胃虚弱,寒热错杂。治以消痞止泻,寒热平调,给予半夏泻心汤加减。处方:半夏12g、黄芩10g、黄连6g、干姜6g、党参15g、防风9g、厚朴12g、木香9g、炙甘草10g、生姜3g、大枣7枚,6剂,水煎至300ml,分早晚2次温服。

2013年1月17日复诊:腹泻次数较前减少,日2~3行,稀糊样便,胀满明显减轻,纳增。考虑患者心烦不安,睡眠欠佳,故上方加合欢皮30g安神除烦,炒白术15g健脾益气,再服6剂以固疗效。

半年后随诊,大便日1~2行,成形质软,无腹胀腹痛,纳眠可,未再复发。

按:《景岳全书腹泻》谓:"(腹泻)脾强者,滞去即愈,此强者之宜清宜利,可逐可攻也。脾弱者,因虚所以易泻,因泻所以愈虚,盖关门不固,则气随泻去,气去则阳衰,阳衰则寒从中生,固不必外受风寒而谓之寒也。"隗老认为此患者泄泻达半年之久,脘腹胀满系寒热之邪错杂其中,脾胃升降失司,气机不畅而觉脘腹胀满、年老久泻,脾胃亏虚,运化无力,而致食欲欠佳、腹泻、肠鸣-完谷不化。半夏泻心汤方中半夏燥湿健脾为君药;干姜温中散寒,黄芩、黄连寒热平调、辛开苦降,三者共为臣药;佐以党参益气健脾;防风胜湿止泻;厚朴助君药增强燥湿除满之力;木香归脾、大肠经,可行气调中导滞;生姜止泻杀菌;炙甘草健脾调中;加用大枣调和诸药。

三、便秘案

张某，男，40岁。2013年4月23日初诊：便秘反复发作3年余，加重1年。大便3～4日一行，成形质不干，排便费力，有不尽感，伴胃胀胃痛，喜温喜按，时恶心干呕，时嗳气，口干口苦，食欲欠佳，无饥饿感，纳少眠差，周身乏力倦怠，心烦易怒，小便色黄，舌红、苔白腻，脉沉弦。2013年2月于齐鲁医院行结肠镜检查未见异常。曾自服芦荟胶囊等通便药物，初期效可，大便日一行，近1年渐加重，服用通便药物效不显。隗老诊为便秘，证属脾胃虚弱，湿热内蕴。治以调和脾胃，驱热除湿，给予半夏泻心汤加减。处方：半夏12g、黄芩9g、黄连6g、干姜3g、枳实15g、杏仁9g、白芍15g、瓜蒌30g、生白术30g、甘草6g，7剂，水煎至300ml，早晚2次温服。

2013年5月4日复诊：大便得通，1～2日一行，胃脘胀痛减轻，食欲有所改善，始有饥饿感，舌红苔薄白，脉沉弦。隗老考虑患者久病，脾胃亏虚，运化不动，故方中加党参15g以健脾益气，继服7剂。大便日一行，成形质可，无费力及不尽感，胃脘胀痛消失，食欲好转，纳眠正常。半年后随访，未再复作。

按：半夏泻心汤所体现的辛开苦降法是临床治疗湿热证的基本方法。吴鞠通《温病条辨》记载："阳明暑瘟，脉滑数，不食，不饥，不便，痰浊凝聚，心下痞者，半夏泻心汤去人参、干姜、大枣、甘草，加枳实、杏仁主之。"隗老认为此患者大便不通但成形不干，无饥饿感，纳少，是属胃病，乃湿热伤气所致，痰湿聚于脘腹不化，日久生热，更可耗伤脾胃之气，脾胃愈虚，半夏泻心汤苦辛并用而能降泻，攻补兼施祛湿除热又能调和脾胃；同时患者口干口苦，心烦易怒，"肝木乘土"肝病及胃，在辛苦降泻的同时少佐养阴柔肝之品。方中半夏泻心汤辛开苦降，寒热平调，健脾燥湿除热，恢复脾胃升清降浊之功能，运化有利便秘自解；配以枳实消有形实满，散无形湿满，且苦降下行通便秘；杏仁、瓜蒌润肠通便；生白术健脾益气又可通便；白芍柔肝缓急，现代药理证实其还具有杀菌抗炎之效。

四、不寐案

王某某，女，70岁。2013年6月9日初诊：失眠、脘腹胀3年余。平素进食肥甘厚味较多，近3年来时觉胸骨后满闷，进食后尤甚，嗳气，时恶心，咽部如有物梗阻。食欲欠佳，不思饮食，食则欲呕，失眠，轻则每夜尚可睡2～3h，重则彻夜不眠，双目酸胀干涩，头目眩晕，服安定、氯丙嗪之属虽稍可安寐，但次日头眩甚，精神萎靡。大便日1～2次，不成形，肠鸣，舌红、苔薄白，脉弦滑。隗老诊为不寐，证属脾胃虚弱，寒热互结。治以散结消痞，降逆和胃，给予半夏泻心汤加减。处方：半夏12g、党参15g、黄芩12g、黄连6g、干姜6g、茯苓9g、桂枝12g、生麦芽12g、甘草6g、大枣7枚。7剂，水煎至300ml，分早晚2次温服。

2013年6月14日复诊：患者进服上药5剂时可安然入睡5小时左右，余症悉减。上方加炒枣仁15g、远志12g，再服5剂。症状大减，安然入睡6～7h，胸骨后满闷基本消失，食欲好转，纳增，病遂愈。继服5剂以固疗效。随访1年，未再复作。

按：《素问逆调论》："人有逆气……不得卧……是阳明之逆也，阳明者，胃脉也。胃者，六腑之海，其气亦不行。阳明逆，不得从其道，故不得卧也。《下经》曰：'胃不和则卧不安'，此之谓也。"隗老认为患者症状乃是中焦脾胃痞结而"胃不和则卧不安"所致。患者年过半百，气阴自半，加之平素饮食不慎，损伤脾胃，终至脾胃虚弱，出现满闷、嗳气、不思饮食，脾胃气机不畅，痰湿聚于中焦，日久化热，胃中积热，胃肠腑气不通，清气不升，神明失养而失眠。另外，脾胃虚弱，气血生化乏源，阴血亏虚，心神失养也致失眠。方中半夏泻心汤消痞散结，寒热平调，脾胃和眠亦安；配以茯苓健脾渗湿；桂枝温阳化气，温经通脉；麦芽消食除胀。

五、总结

以上4例患者虽病不同但证型类似，总属"脾胃虚弱，寒热错杂，气机失调"，故治从中焦。半夏泻心汤由3组功能不同的药物配伍而成。一为辛开：以半夏、生姜为君药，药性辛温，辛能升散，顺脾气升提，布散水谷精气，上输于肺，五脏六腑皆以受气，并使肝肾下焦之气上升；辛以开结，燥湿醒脾，破阴以导阳，合脾喜燥健运之性。二为苦降：黄连、黄芩苦寒泄热，顺胃气降浊逆，并使心肺上焦之气顺降，泻阳以交阴，合胃喜润以通为用之性。三为甘调：以甘温之人参、甘草、大枣，补脾益胃，调运中焦，畅达三焦，安补五脏。甘调与辛温药配伍，温中有补，补中有散，虚实并调。再者，升降出入，是气的基本运动形式，是脏腑经络、阴阳气血运动的基本过程。如气机失调，可涉及五脏六腑、表里内外、四肢九窍等各方面的多种病变，病情复杂，怪症百出。隗老临床根据病情，权衡寒热虚实之轻重缓急，调整黄芩、黄连、干姜之比例，随症加减，适当配伍理气、化痰祛湿、安神之品，师古又不拘泥于古，只要症方相合，用之确有良效。

迟莉丽　惠妍　梁峻尉

隗继武教授治疗慢性胃炎的经验

隗老对内科常见病、多发病及各种疑难杂症有丰富的治疗经验，尤其是消化系统疾病。笔者有幸随诊左右，现将其辨治慢性胃炎的经验介绍如下，以飨同道。

一、谨守胃炎病机，擅用经方化裁

隗老认为，慢性胃炎病程冗长，缠绵难愈，病机多为本虚标实，寒热错杂，恰如《伤寒论》之半夏泻心汤证，故其常以本方为基础方，根据患者的临床特征加减化裁，每收捷效。历代医家对该方的适应证及功效作了广泛阐述，如成无己所云："痞者，留邪在心下，故治痞曰泻心汤……泻心汤者，必以苦为主，是以黄连为君，黄芩为臣；脾不足者，以甘补之，故用人参、甘草为使。"明代以前的医家常将"心"与"胃"混称，该方名为泻心，实是治胃。慢性胃炎属于"胃痛"、"胃痞"范畴，实者多为湿热、气滞、血瘀等，虚者多见脾胃气虚或中焦虚寒，半夏泻心汤辛苦并用，能顺脾胃气机之升降，温清并用以解其寒热，虚实并调则泻其实、补其虚，因此升降复则清浊攸分，恢复脾升胃降之功；寒热相济则阴阳调和，邪实得清，正虚得补，自可获取良效。临证时若见肝胃郁热突出者，选加栀子、丹皮、柴胡、大黄等；胃气郁滞者，酌加柴胡、香附、枳壳、厚朴、砂仁、木香等；瘀血阻络者，常用丹参饮、失笑散、金铃子散加三棱、莪术、川芎、赤芍等；脾胃气虚者，加黄芪、党参、白术、白扁豆；脾虚夹湿者，选用茯苓、砂仁、蔻仁、薏苡仁；阳虚有寒者，加干姜、高良姜、制附子等；阴虚者加石斛、沙参、玉竹、麦冬、乌梅等。

二、斡旋气机为主导，照顾兼症参机变

隗老认为气机失调是本病的另一重要病机，包括肝胃气机不和、脾胃气机不畅和肠胃气机不调等。肝属木，脾属土，脾胃与肝的关系非常密切。脾胃运化、升降功能的正常，有赖于肝木的疏泄条达。肝木条畅，中焦气机才会调顺，脾胃功能才会维持正常。因此，多种脾胃病证与肝失条达有关，而慢性胃炎尤为常见。故疏调肝气、斡旋气机，是治疗慢性胃炎的另一重要原则。隗老常以四逆散、柴胡疏肝散为主方，药用柴胡、枳实、郁金、香附、川楝子等疏肝理气；青陈皮、木香、砂仁、厚朴、枳

壳之类理气和胃。兼血瘀之象，或久病入络者，配用丹参、桃仁、红花、丹皮、延胡索等活血化瘀；见呕血、黑便或潜血试验阳性者，加三七粉、炒大黄、丹皮、白及等以化瘀止血；久用疏肝理气药物易致阴亏津伤，常加生地、当归、石斛之类使理气而不伤阴，或选用性味温和之理气药物，如合欢花、玫瑰花、香橼、佛手等。

脾胃同居中焦，脾主运化，胃主受纳，脾主升清，胃主降浊，一纳一运，一升一降，共同完成水谷的消化、吸收、输布及生化气血功能。脾胃升降功能失职，也是慢性胃炎的基本病机。情志失调、肝郁气滞、横逆犯胃，是导致胃气郁滞的主要原因，其他如饮食积滞、痰湿阻滞、湿热壅滞，均可壅阻胃气，以致升降失司，胃气郁滞，而成胃痛、痞满或嘈杂、吐酸之证。胃病及脾，脾虚气弱，或实邪内阻，损伤脾胃，则脾虚不运，升降无力，则致脾胃虚弱、胃气失和之证。因此脾胃气机失调可因于实，也可因于虚。属实者常用辛散苦降之品，方如柴胡疏肝散、五磨饮子、陈平汤等；属虚者或用辛平甘润之品以补之、润之、温之，或升发脾胃清阳之气，使胃腑之燥得润，脾胃之虚得补，脾胃之寒得温，胃气通降之职自复，脾之升清功能得健，脾能输精于胃，则胃病自除。临床常用黄芪建中汤、小建中汤、香砂六君子汤之属随证加减。

肠胃不和多由暴饮暴食、饮食积滞、伤胃滞肠、腑气不通所致，治宜消食导滞、理气通腑，常用枳实导滞丸、大承气汤加减；或因情志不舒、肝郁气滞，以致大肠气机不利，并见胃气郁滞、肠胃不和，症见胃痛而胀、嗳气频频、肠鸣矢气、大便秘结等，每用六磨汤、越鞠丸化裁。

三、辨证不忘辨病，宏观微观相结合

临床治疗慢性胃炎，辨证论治是主体，而陡老认为传统的宏观辨证也有不足之处，现代医学的检查手段，如纤维胃镜、某些实验室检查，则延伸了医者的感官，弥补了中医辨证之缺陷。在临证时，恰当地把这些微观指标纳入中医辨证论治体系，不仅可以丰富辨证的内容，提高辨证的准确性，且能显著地增强疗效，使治疗更具针对性。如胃镜见浅表糜烂、充血及浅表溃疡者，此为热毒、湿热偏盛，可于辨证方中选加蒲公英、川芎、白花蛇舌草、半枝莲、连翘等以清热解毒；分泌物较多而黏稠，可从痰湿论治，以陈平汤加生苡仁、冬瓜仁、浙贝母等；胃黏膜凹凸不平，有溃疡、出血点等，或大便潜血试验阳性，可从瘀论治，选加赤芍、川芎、郁金、延胡索、

三七、莪术、大黄等以活血通络、化瘀止血；胃镜见胃黏膜苍白、变薄，黏膜下血管透见者，多为气血亏虚或脾胃虚寒，当加益气养血之品如当归、黄芪、白术、党参、白及等，或甘温补中之桂枝、干姜、吴茱萸、饴糖、大枣等药；如有十二指肠内容物反流者，加半夏、生姜、黄连；病理检查伴有肠上皮化生、不典型增生者，选加乌梅、炒鸡内金、生苡仁、白花蛇舌草、半枝莲、山慈姑、莪术等；经活检或培养证实幽门螺杆菌阳性者，选加蒲公英、黄芩、黄连、大黄、乌梅、延胡索、三七、蚤休、虎杖、丹参等。

焦安钦

隗继武教授应用自拟健脾活血汤治疗原发性肾病综合征的临床经验

隗老精于脾胃系和其他疑难疾病的中医治疗，临床经验丰富。笔者有幸跟随隗老学习，获益良多。现将老师辨证治疗原发性肾病综合征的临床经验总结如下。

一、病因病机

原发性肾病综合征（NS）是原发于肾小球疾病并除外继发于全身性疾病引起的肾小球疾病，在 NS 中约 75% 是由原发性肾小球疾病引起，临床以大量蛋白尿（高于 3.5g/d），低蛋白血症（血浆白蛋白在 30g/L 以下），水肿和高脂血症为一组临床表现的疾病[1]。其相当于中医"腰痛"、"水肿"、"虚劳"，故临床从"虚劳"、"水肿"辨证论治常获良效。隗老认为本病发生虽与饮食、劳倦、外感、药物运用不当等有关，但始终存在着脾气亏虚，肾失藏精，以及肾阳不足。因正虚致邪实为主要病机，正如《内经》云："正气存内，邪不可干"，"邪之所凑，其气必虚"，所以引起水肿，体虚乏力。

1. 脾肾亏虚为发病之本

（1）脾：脾主运化，主司食物的消化和吸收并转输其精微，其精微部分，分别化为精、气、血、津液，内养五脏六腑，外养四肢百骸，皮毛筋肉。即《素问·玉机真藏论》所谓"脾为孤脏，中央土以灌四傍"。若脾气亏虚，运化功能不及，水谷精微，不循常道而造成水谷精微的丢失，不能濡养机体，患者就会出现乏力倦怠，少气懒言，身体消瘦等症候，西医学所说的蛋白尿，即患者水谷精微长期丢失，而产生的体征。运化水液是指脾气的吸收，转输水精，调节水液代谢功能。若脾气运化水液的功能失常，必会导致水液在体内停聚而产生水湿痰饮等病理产物，进而引起水肿。正如《素问·至真要大论》："诸湿肿满，皆属于脾"。

（2）肾：肾主水。《素问·逆调论》："肾者水藏，主津液。"若机体肾气亏虚，对各脏腑之气的资助和促进作用下降，进而调节水液功能下降而出现水肿。肾藏精，《素问·六节藏象论》："肾者，主蛰，封藏之本，精之处也。"肾藏精，一为禀赋父母的先天之精，次为贮藏脾气运化、转输而来的后天之精。如果藏精功能失常，就会出现先后天精气的共同丢失，进而出现精气的亏乏。因此，也会出现乏力，身体消瘦，容易感冒等症，同时也会导致蛋白尿的发生。

脾肾为先后天之本，相互维系，脾的运化水谷功能降低，无法产生充足的水谷精微，充养先天，而导致肾之气逐渐消耗，人体的正气会日趋降低，最后导致脾肾俱亏，而致死亡。脾肾亏虚为发病之本，只有脾肾共健，先后天充足，机体的生理功能才会正常。

2. 瘀血痰浊阻滞是发病之标 由于外邪侵袭，或者饮食不节，或药物运用不当，而导致机体遭受侵袭，会出现风热或热毒炽盛的表现，以及脏腑功能失调，气化不利，水液代谢障碍，而出现痰浊阻滞的表现。"久病至瘀"，患者久治不愈，就会产生脾肾气虚甚至阳虚的症候，气虚则运血无力，阳虚则脉道失于温通而滞涩，血液运行不畅，即产生瘀血的表现。久病入络而瘀，多数患者都会出现此种症候。因此，隗老认为，久病痰浊阻滞，瘀血阻络，是肾病综合征的发病之标。

二、自拟益气活血汤方药分析

自拟益气活血汤主要是在四君子汤的基础上衍化而得到的。方源自四君子汤，但又不拘泥于四君子汤，组成：党参 15 ~ 30g，黄芪 30 ~ 90g，生白术 12 ~ 18g，茯苓 12 ~ 18g，生白芍 12 ~ 15g，芡实 9 ~ 15g，薏苡仁 12 ~ 18g，五倍子 3 ~ 6g，以及肉桂 3 ~ 6g，蜈蚣 1 条。方中党参和黄芪的用量较大，黄芪用量多数为 60g，《本草汇言》语黄芪"补肺健脾"，《本草从新》言党参"补益中气，和脾胃"。因此，参、芪合用体现了益气健脾的作用。现代药理学研究白术和茯苓均有利尿作用，其次白术也能促进小肠蛋白质的合成作用 [2]，《本草通玄》谓白术"补脾胃之药，胜湿，除痰饮，消肿满，治湿痹"。《世补斋医书》言"茯苓一味……可以行水，又可以行湿"。故白术配茯苓既可助参芪的益气健脾作用，又可渗湿利水，此二药一举两得。《神农本草经》言"白补赤散，白收赤散"，此用白芍不用赤芍，即体现白芍的补益和收敛作用。五倍子配生白芍，具有收敛水谷精微之用；再配上甘味的参芪，甘苦合化阴气，酸甘化阴的理念，上几味药体现了隗老用药之精妙和严谨。"久病入络"、"血不利则为水"，久病不但多虚，而且可导致瘀血，故加用活血通络的丹参，以及搜风剔络的蜈蚣（用法：碾碎加入生鸡蛋中，煮熟后服用。既能够借助鸡蛋帮助患者补充蛋白，同时蜈蚣还能降低患者的蛋白尿）。肾病综合征的患者，长期不愈，多数有不同程度的阳虚，而且很多患者长期服用激素治疗，现代临床研究认为，激素治疗肾病综合征，就如同附桂温阳，回阳救逆之品，长期运用伤阴耗气。很多患者会产生水牛背，满月脸，颜面潮红的症候，隗老认为满月脸引起的潮红，是一种虚阳外浮的症候。因此，老师针对这种症候，加上一味肉桂，既能温补肾阳，又能引火归元。全方攻补兼施，以补为主；散收并用，以敛为主；益气活血，全方配伍精妙，临床收效甚捷。

三、病案举隅

韩某某，男，35岁。主诉：双下肢间歇性水肿1年余。现病史：患者于3年前出现乏力，颜面浮肿起病，于当地医院以急性肾小球肾炎治疗，给予抗生素、利尿剂等，症状有好转，但未坚持治疗，后又从事重体力劳动，病情反复发作。自去年开始双下肢水肿，于当地医院检查，尿常规示：蛋白尿+++，24h尿蛋白定量5.82g。肾功能示：尿素氮18.2mmol/L，肌酐318.5umol/L。诊断为肾病综合征。遂借助强的松、环磷酰胺，以及降血脂的辛伐他汀等药治疗，初期效果尚可，每于激素减量时，病情反复，并且出现加重。因此，来我院寻求中医治疗。刻下患者疲乏无力，面色晦暗伴满月脸，按压手背会出现雷诺现象，并伴双下肢凹陷性水肿。口淡不渴，纳可，眠一般，小便量偏少，大便有时偏干。舌质胖大，有齿痕，色紫黯，舌苔厚腻，脉沉。于2012年7月26日于山东省中医院查尿常规，蛋白尿++，24h尿蛋白定量4.82g。肾功能示：尿素氮18.5mmol/L，肌酐310.15umol/L，仍符合肾病综合征的诊断标准。方药：黄芪60g，白术15g，丹参30g，茯苓20g，五倍子10g，山药30g，芡实30g，薏苡仁20g，党参60g，生山楂9g，生白芍5g，肉桂3g，另配蜈蚣1条，和鸡蛋同服，以此方加减治疗1个月，患者乏力症状明显改善，于2012年8月20日复查尿常规，尿蛋白（+），24h尿蛋白定量2.8g，肾功能、尿素氮、血肌酐均好转。遂将此方加减制成水丸，继续服用，维持治疗，1月后复查各项指标均正常，随访半年未再复发。

四、结语

原发性肾病综合征是一种容易复发，治疗棘手的疾病，西医学一般的治疗方案，对激素敏感型的效果较好，对激素抵抗的患者，容易反复发作，经久难愈，容易引起难治性肾病综合征。

隗老认为本病脾肾亏虚为发病之本，痰瘀阻络为发病之标，因此在处方用药方面，都体现了温肾健脾、益气活血，并时时顾护脾胃，体现了脾胃为后天之本和利湿化浊的祛邪理念。扶正与祛邪兼顾，最终体现了治病必求于本的中医理念。故应用于临床，每获良效。

焦安钦　李栋　梁峻尉

参考文献

[1] 陈灏珠，林果为 . 实用内科学 [M]. 13 版 . 北京：人民卫生出版社，2009：98.

[2] 高学敏 . 中药学 [M]. 北京：中国中医药出版社，2002：89.

隗继武教授应用柴胡桂枝汤治疗腹泻型肠易激综合征的临床经验

隗老精于脾胃系疑难疾病的中医治疗，临床经验丰富。我有幸跟随隗老学习，获益良多。现将老师辨证治疗腹泻型肠易激综合征的临床经验总结如下。

一、病因病机

隗老认为，腹泻型肠易激综合征相当于中医"腹泻"、"郁证"之证候，故临床依此辨证论治多获良效，其发病虽与饮食、情志、劳倦、外感、寒温失常等有关，但始终存在着肝气郁滞，脾气亏虚，肝脾不和，引起肠道气机不畅，肠腑传导失司。

1. 脾气亏虚为发病之本　脾主运化，饮食物的消化和营养物质的吸收、转输，是在脾胃、肝胆、大小肠等多个脏腑共同参与下的一个复杂的生理活动，其中脾起主导作用。《医学三字经·附录·脏腑》云："人纳水谷，脾气化而上升。"水谷入胃，全赖脾阳为之运化。故《医原》曰："脾有一分之阳，能消一分之水谷；脾有十分之阳，能消十分之水谷。"若感受外邪、饮食不节、情志失调或劳倦久病皆可损伤脾胃，脾的阳气虚损，失于升清，运化无权，清浊不分而致泄泻。所以脾气亏虚为发病之本。

2. 肝气郁滞为发病之标　肝主疏泄，脾土必得肝之疏泄才能升降畅达，健运不息，肝的疏泄功能正常是脾胃健运的条件。饮食的消化吸收与肝的疏泄功能有密切关系，正如《血证论·脏腑病机论》云："木之性主乎疏泄。食气入胃，全赖肝木之气以疏泄之，则水谷乃化。设肝不能疏泄水谷，渗泄中满之证在所难免。"肝的疏泄功能，既可以助脾之运化，使清阳之气升发，水谷精微上归于肺，又能助胃之受纳腐熟，促进浊阴之气下降，使食糜下达于肠。若肝失疏泄，肝气郁滞，必致脾胃升降失常。故《知医必辨·论肝气》曰："肝气一动，即乘脾土，作痛作胀，甚则作泻，又或上犯胃土，气逆作呕，两胁痛胀。"

3. 久病或化火或成瘀　肝郁日久化火，脾虚湿滞，火热内郁与湿热相聚，则湿热内蕴，出现发热，腹胀肠鸣，腹痛腹泻，大便窘迫。气为血帅，肝郁气滞，日久不解，必致瘀血内停，出现大便泻而不爽，黏冻样，里急后重。

由此可见，本虚标实是腹泻型肠易激综合征的基本病机。隗老抓住病机，健脾益气以固本，疏肝理气以治标，结合调气、清火、行血而治。

二、柴胡桂枝汤治疗腹泻型肠易激综合征

柴胡桂枝汤出自张仲景的《伤寒论》第146条，曰："伤寒六七日，发热，微恶寒，肢节烦疼，微呕，心下支结，外证未去者，柴胡桂枝汤主之。"治疗太阳和少阳并病的方剂，是由小柴胡汤合桂枝汤各半量组成，主要用于太阳少阳合病引起的发热恶寒、肢体疼痛等症[1]。其以小柴胡汤和解少阳，疏利肝胆气机，又旁顾脾胃，使气郁得达，火郁得发，枢机自利。以桂枝汤调和营卫、气血、脾胃和阴阳。因此不论外感病、内伤病，只要切中病机，灵活加减运用，必有收效。柴胡桂枝汤针对发病之本脾气亏虚，有人参、甘草、大枣益气调中，顾护脾胃，桂枝和芍药有调和营卫之功、内有调和气血之用，特点是调和中焦脾胃阴阳为主。但本病病程较久，常常迁延不愈脾虚日久，其中脾虚甚者可酌情加茯苓、白术、山药、薏苡仁等以健脾益气。针对发病之标肝气郁滞，有柴胡疏肝解郁、升阳理气，配以黄芩苦寒以清少阳之邪，生姜、半夏和胃降逆以开其气结，柴胡配生姜则肝脾之气升，黄芩和半夏使胆胃之气降，脾胃升降相宜功能正常则清浊得分，泄泻自止。针对久病或化火或成瘀，黄芩苦寒以清少阳之热，又有桂枝使苦寒之黄芩不伤胃、不遏血，并与柴胡配伍主入肝胆经，疏肝清热，治疗中焦升降失宜而出现少阳胆腑郁火。桂枝具有温补卫阳、通行血脉之功，和芍药调和气血阴阳，营卫和谐则经脉气血通畅。

三、病案举隅

陈某某，女，42岁。主诉：腹痛伴腹泻3年余。

现病史：患者3年前因夫妻吵架引发腹痛、腹泻，里急后重、排便后减轻，大便每日3～6次，不成形，有未消化食物，伴少量黏液。每遇工作紧张或劳累时上症加重，伴急躁易怒，腹胀，纳差，多梦。淡红舌，薄白苔，舌体胖大边有齿痕，脉弦细。结肠镜检查：黏膜无异常。中医诊断：泄泻，其证属肝郁脾虚，土虚木乘。治以健脾益气，疏肝解郁。方用柴胡桂枝汤加减：柴胡12g，黄芩9g，党参9g，桂枝12g，白芍20g，半夏9g，炒白术9g，茯苓12g，炒白扁豆15g，炒枳壳12g，炙甘草3g。水煎服，每日1剂，服药1周。嘱患者避免不良情绪刺激，保持良好心情，注意

饮食起居规律。1周后复诊，腹痛、腹胀减轻，纳增，大便不成形，伴未消化食物。原方加焦三仙各15g，继续服药1周。大便成形，日2~3次，继续服药1周以善后。

四、结语

肠易激综合征（IBS）是一种以腹痛或腹部不适，伴排便习惯改变为特征的功能性肠病，其患病率高、治疗困难，人群发病率约为10%~15%，占胃肠道门诊的20%。目前认为IBS的病理生理学基础是胃肠动力学异常和内脏感觉异常，而造成这些变化的机制尚未阐明[2]。

隗老认为，本病脾气亏虚为发病之本，肝气郁滞为发病之标，久病或化火或成瘀。在治疗上应注意以脾胃为本，顾护脾胃，疏理气机，以标本兼治、扶正祛邪为原则。现代临床研究认为，精神因素是腹泻型肠易激综合征发病和加重的重要原因，抑郁或焦虑等心理状态与腹泻型肠易激综合征之间存在高度的相关性[3]。隗老在临床上十分重视腹泻型肠易激综合征患者的心理治疗，嘱患者避免不良情绪刺激，保持良好心情，树立治疗疾病的信心。

李佳泽

参考文献

[1] 熊曼琪.伤寒学[M].北京：中国中医药出版社，2007：210-211

[2] 陆再英，钟南山.内科学[M].北京：人民卫生出版社，2008：426.

[3] 李红缨，周曾芬.肠易激综合征与精神心理因素[J].昆明医学院学报，2004，25（3）：90-93.

隗继武分期论治慢性疲劳综合征的临床经验

一、概念

慢性疲劳综合征是指健康人不明原因出现严重的全身倦怠感，伴有低热、头痛、肌肉痛、抑郁、注意力不集中等精神症状，有时淋巴结肿大而影响正常生活的一种临床综合征 [1]。主要表现为持续或反复发作的疲劳和躯体疼痛、失眠、情绪抑郁和免疫功能异常。临床检查多无明显器质性改变 [2]。慢性疲劳综合征严重影响人的身体健康及心理健康，其疲劳症状严重、持续时间长、不易缓解，或长期使人处于消极情绪中，往往使患者的日常生活水平大幅下降，且容易误诊误治。慢性疲劳综合征病因不明，缺乏有效的治疗措施及药物，目前的治疗方法主要有抗病毒治疗、抗抑郁治疗、增强免疫能力等，治疗效果多不满意 [3]。

二、中医学对慢性疲劳综合征的认识

慢性疲劳综合征基本归属于中医"虚劳"范畴，精神症状明显者可归属为"郁证"、"脏躁"等范畴。《素问·宣明五气篇》云："久视伤血，久卧伤气，久坐伤肉，久立伤骨，久行伤筋。"《灵枢·百病始生》曰："喜怒不节则伤脏"，"百病生于气也。怒则气上，喜则气缓，悲则气消，恐则气下，惊则气乱，思则气结"。情志活动与脏腑功能活动密切相关。"饮食自倍，肠胃乃伤"，过饱超食，脾胃难以运化转输，可聚湿、化热、生痰。劳役过度、饮食不节、不良情志刺激，为本病的主要病因，社会、环境等因素亦可导致本病发生。现代医家认为本病多虚，多从心、肝、脾、肾论治本病，治以补益心脾、疏肝解郁、补益脾肾、交通心肾等 [4]。

三、隗继武教授对本病的认识

隗老认为本病牵涉脏腑繁多：脾为后天之本，主身之肌肉；肝主疏泄主藏血，为罢极之本；肾藏精，为五脏阴阳之根本，各脏腑临床上相互影响。隗老认为本病按病程长短可从初、中、后三期论治。早期湿热内阻多见，宜祛湿清热，中期脾虚湿盛、肝郁化火者多见，宜补脾祛湿、滋阴养血清热疏肝。后期脾、肝、肾虚证为主，宜健脾、疏肝养血、补肾为主。

1. 初期湿热为重，重在清热化湿 本证以青中年肥胖患者多见，表现为容易疲劳，肢体困倦，胸脘痞闷，心烦躁扰，口中黏腻不爽，舌苔黄腻，脉滑数等。随着生活水平的提高，饮食结构发生改变，肥甘厚味取代五谷杂粮，恣食肥甘厚腻，此时虽脾胃运化功能正常，但摄入过多，脾胃运化相对不足，致痰湿内生，蕴而化热，湿热内阻为此期的主要病机。《儒门事亲·内伤门》云："凡膏粱之人，起居闲逸，奉养过度，酒食所伤，以致中脘留饮。"湿热蕴结中焦，阻滞气机，纳运失司，升降失常，故脘腹痞满胀闷不适；脾主肌肉四肢，湿性重着，脾为湿困，流注肢体，故易疲劳，肢体困重，疲乏无力；湿热扰心则心烦躁扰。治以化湿清热，理气和中。

隗老治疗本证常采用连朴饮加减。方中黄连清热燥湿，厚朴行气化湿，共为君药。隗老认为石菖蒲为化湿之灵药，凡有痰湿者，每多用之，其味辛、苦，性微温，其可芳香化湿而悦脾。《本草正义》言："凡停痰积饮，湿浊蒙蔽，胸痹气滞，舌苔白腻垢秽或黄厚者，非此芬芳利窍，不能疏通。"半夏燥湿降逆，山栀通泄三焦之热，芦根清热和胃除烦皆为佐药。诸药合用共奏化湿清热，理气和中之功。湿邪重则加用砂仁、槟榔、车前子、泽泻等加强利水之功。若有气虚之象则酌加山药、黄精等平补之药，既可避免补药之滋腻，又可防湿邪日久致虚。

2. 中期病在肝脾，重在疏肝健脾 脾喜燥恶湿，湿邪久而不去，则必困脾。此期除上述湿邪内阻症状外，脾虚症状愈加显现。临证常见：精神不振，形体消瘦，肢体倦怠，少气懒言，面色萎黄或白或肢体浮肿，舌淡苔白，脉软弱无力。《素问·玉机真脏论》曰"脾太过则令四肢不举"，《丹溪心法》有"脾胃受湿，沉困无力，怠惰好卧"，脾虚湿盛为此证病机关键。治以益气健脾，利水渗湿。隗老常选用春泽汤加减。药用党参、白术、茯苓、泽泻、桂枝、甘草、炒莱菔子等。对气虚痰阻或气滞痰阻者，隗老多会辨证选用莱菔子治疗，其味辛、甘，性平，为降气化痰之佳品，并可消食除胀，助脾健运，《医学衷中参西录》："此乃化气之品，非破气之品"，可久用而无破气之害。

同时，隗老注意到慢性疲劳综合征中老年患者，尤其是女性及从事脑力劳动患者多伴有不同程度精神症状及躯体疼痛不适，病情常反复，病程持续时间长。隗老指出单纯肝郁气滞型慢性疲劳综合征并不多见，多表现为肝郁化火伤阴或肝郁血虚脾弱之症状。除疲劳主症外，症见：烦躁、情绪波动易怒、胸胁胀痛、失眠、头痛目眩，咽干口燥，神疲食少，或月经不调，乳房胀痛，舌红少苔，脉弦虚或细软。肝主疏泄，喜条达恶抑郁，肝藏血，为"罢极之本"，肝通过疏泄和藏血功能广泛参与人体精、气、血、津液等重要生命物质的生成与转化，调节人体生理功能，疲劳后不能缓解与肝关系最为密切。长期精神压力过大或情志不舒影响气机升发和疏泄，而致肝郁之证，症见两胁胀满或窜痛，胸闷不舒，且症状常随情绪变化而增减；肝郁日久，化火伤阴，阴血暗耗，肝体失养，可致失眠、头痛目眩、咽干口燥等症；肝木克土，肝气横逆，侵犯脾胃，日久必致脾胃虚弱，脾虚运化无力，可见不欲饮食，神疲食少等症。肝郁化火而伤及阴血者治以滋阴养血，清热疏肝，方选滋水清肝饮加减。肝木克土致脾胃虚弱者，多加用白术、薏米、焦三仙、炙甘草等。隗老治疗此证每多选用花类药物，如绿萼梅、玫瑰花等，其质轻气香，能升发阳气，其芳香馨甘之性，善悦肝醒脾，使肝之郁得解，脾之运化得行，虽不化湿，湿自去。

3. 后期多脏虚损，治以培补肝脾肾 慢性疲劳综合征发展至后期，多以虚证为主，病患以中老年为多，病位多涉及肝、脾、肾三脏。年老体衰，长期饮食不节，饥饱失常，或劳倦过度，忧思日久，必致脾胃虚损；肝肾同源，水能生木，肝肾相关，肝藏血，血养精，肾藏精，精化血，肝肾精血之间可以互生互化。肝郁化火伤阴，精血亏耗，必致肾精亏损，致肝肾两虚；《素问·阴阳应象大论》云："年四十，而阴气自半也，起居衰矣。"随着年龄的增长，人体五脏皆有不同程度虚损，而尤以肾为著。若加之脾胃虚弱或肝血不足，其肾精亏虚症状则尤为明显。

以脾虚为主者，症见：纳差，体倦肢软，少气懒言，面色萎黄，大便稀溏，舌淡，脉虚。正如《素问·太阴阳明论》云："今脾病不能为胃行其津液，四肢不得秉水谷气，气日益衰，脉道不利，筋骨肌肉，皆无气以生，故不用焉。"又如《素问·示从容论》云："四肢懈惰，此脾精之不行也。"脾虚运化不能，故见体倦肢软。脾气亏虚为其病机关键，治宜补气健脾，方选补中益气汤加减。方中黄芪补中益气，为君药；配伍党参、炙甘草、白术，补气健脾为臣药；当归活血养血，并配伍黄芪补气生血；陈皮理气和胃，使诸药补而不滞。全方合用，共奏补气健脾之功。

以肝肾两虚为主者，除疲劳主症外，症见：头晕眼花两胁作胀，情志抑郁，善太息，多梦健忘，手足麻木，咽干，舌红少津，脉弦细等症状。肝肾两虚，肾精不足，故见头晕眼花；肝失所养，疏泄失常，气郁停滞故见两胁作胀，善太息。阴虚液耗，津不上承，故咽干，舌红少津。病机关键为肝肾两虚，肝气不舒。治以滋阴疏肝，方选一贯煎加减。方中重用生地黄为君，滋阴养血，补益肝肾；沙参、麦冬、当归、枸杞子益阴养血柔肝以补肝体；并佐以少量金铃子疏肝理气，遂肝木条达之性以助肝用。诸药合用，使肝体得以濡养，肝气得以条畅。

以肾精亏虚，肾阴不足为主者，症见：腰膝酸软、形体消瘦、神疲健忘、面色潮红、手足心热、潮热盗汗、眩晕耳鸣、失眠少寐、眼睛干涩，舌瘦红苔少，脉细数等。治宜滋阴补肾，方选左归丸加减。肾阳不足者，症见：腰膝酸冷，精神不振，畏寒怕冷，大便稀溏，小便频而清。治宜温补肾阳，方选右归丸加减。左、右归丸均由六味地黄丸化裁而来，左归丸留其"三补"加菟丝子、牛膝、龟板、鹿角胶、枸杞子而得；右归丸留其"三补"加附子、肉桂、菟丝子、鹿角胶、枸杞子、当归、杜仲而得。张景岳制方时写道："左归丸，治肾虚腰痛，真阴不足，壮水之主，以培左肾之元阴，而经血自充。右归丸，治肾虚腰痛，真阳不足，益火之源，以培右肾之元阳，而神气自强矣。"此二方对肾精虚损型慢性疲劳综合征患者多有佳效。

四、病案举隅

患者刘某，男，45 岁。2014 年 3 月 17 日初诊：周身困倦易疲劳伴胃脘堵闷感 2 年余，加重半月。患者平素应酬多，嗜烟酒。近两年渐有周身疲乏无力，易疲劳，周身困重，胃脘痞满，口中黏腻。半月前因春节应酬进食量多，觉上症加重，就诊于当地医院，行胃镜示：浅表性胃炎，予复方消化酶、莫沙必利治疗，胃脘堵闷感略有缓解，但仍周身困倦，心烦闷，纳少，口中黏腻不爽，口气臭秽。大便黏腻，小便黄。舌苔厚腻黄，脉滑数。隗老诊为慢性疲劳综合征，证属湿热内阻。治以化湿清热，理气和中，方选连朴饮加减。处方：黄连 9g，厚朴 9g，制半夏 9g，石菖蒲 15g，苍术 12g，炒栀子 9g，芦根 18g，砂仁 9g，白蔻 9g，焦三仙各 12g，7 剂水煎服，日一剂。嘱患者戒除不良生活习惯，服药期间禁烟酒，少食煎、炸、油腻之物，并适度体育锻炼。

2014 年 3 月 24 日复诊：诸症大为减轻，舌苔薄腻微黄，脉滑。予原方加茯苓 15g，山药 15g，泽泻 12g，继服两周。3 个月后随访，未再复发。

五、总结

隗老认为本病症状表现多样，临床辨证复杂，可按照病程长短，按由实致虚辨证分析，化繁入简，初期实证多湿热内阻，中期虚实夹杂多有痰湿困脾而致脾虚湿盛或肝郁久化火伤阴，后期多由久病脾虚，肝郁久阴血内伤，久病及肾，肾精亏虚。但此分期并非绝对分期，如患者本身体质差，则可跳过实证阶段直指虚证阶段。同时，隗老强调对肝郁患者进行积极的心理疏导，临床上常将心理疏导贯穿疾病治疗的全过程中，可起到事半功倍的效果，同时可以酌情考虑配合穴位贴敷、针灸等法和调整生活饮食方式，多数患者可获得满意的治疗效果。

李丽　梁峻尉　迟莉丽

参考文献

[1] 中华中医药学会. 亚健康中医临床指南 [M]. 北京：中国中医药出版社，2006.

[2] 王斌，洪永峰，吴建贤，等. 慢性疲劳综合征的临床特征与研究进展 [J]. 中国临床康复，2004，（35）：208-211.

[3] 冯利红. 慢性疲劳综合征的研究进展 [J]. 中国慢性病预防与控制，2006，（6）：75-78.

[4] 李外，常章富，高云艳. 中医对慢性疲劳综合征的认识与治疗 [J]. 中医基础医学杂志，2004，（2）：67-69.

隗继武诊治口苦思路浅析

隗老精于脾胃病及疑难杂症的中医治疗，治人无数，屡起沉疴，在诊治口苦方面总结出一套行之有效的方法，验之于临床，无不应手取效。我们有幸跟随隗老学习数载，获益良多，兹将老师诊治口苦思路浅析如下。

一、病因病机

随着生活节奏的加快、饮食结构的改变、心理和社会因素等多方面的影响，口苦作为一种自觉症状，越来越受到人们的重视。现代医学认为，引起口苦的原因很多，如消化系统、呼吸系统、心血管系统疾病等，均可出现口苦症状。但治疗上往往束手无策。中医学中，口苦最早见于《黄帝内经》，并将之归于"胆瘅"，认为胆热、肝热是形成口苦的主要原因，胆火上炎是其主要病机。《素问·痿论》指出"肝气热，则胆泄口苦筋膜干"，《灵枢·邪气脏腑病形》指出"胆病者，善太息，口苦"，古代医家文献中论述口苦时亦多从火热病证论之，但隗老认为，口苦并非皆由热证所主，还可见于虚寒证，涉及肝、胆、脾、胃等脏腑。

二、辨证思路

1. 首辨脏腑归属 《灵枢·四时气》指出"胆液泄则口苦"，口苦属胆病主症之一，胆附于肝，与肝互为表里，肝经属肝络胆，胆经属胆络肝，病变常相互影响。胆汁是肝之余气泄于胆，聚而成精，胆与肝相系，受肝之余气而疏泄胆汁，为"中精之府"。临床上由肝胆有热，胆气熏蒸引起口苦的最多，如肝气郁滞，可影响到胆汁疏利，而胆腑郁热，也可影响到肝气疏泄，最终均可导致肝胆气滞、肝胆湿热，或郁而化火，肝胆火旺之证，而出现口苦。肝胆口苦患者常伴有心烦易怒、头昏晕痛、面红目赤、两胁胀痛，舌边红，苔薄黄，脉弦数。然隗老认为，五脏六腑皆可令人口苦，非独肝胆也，临证时应分清脏腑归属以指导用药。

脾胃与肝胆关系极为密切，肝随脾升，胆随胃降，肝木疏土，助其运化之功，脾土营木，成其疏泄之用，正如《四圣心源》指出："土气冲和，则肝随脾升，胆随胃降，木荣而不郁，土弱而不能达木，则木气郁塞，肝病下陷而胆病上逆，木邪横侵，土被其贼，脾不能升而胃不能降。"脾胃为后天之本，气血生化之源，如脾胃纳运失司，升降失调，燥湿不济，则可导致饮食积滞或痰湿内停，久而化热、化火，以致胆气上逆出现口苦。临床常伴有脘腹胀满，恶心呕吐，口渴、口臭、纳呆、大便不畅或燥结，小便短赤，舌红苔黄或黄腻，脉濡数或滑数。

《素问·评热病论》指出"真气上逆，故口苦舌干"，苦为心之味，心开窍于舌，心和则舌能知五味，若心神抑郁，郁而化火，心火上炎，使之口苦。心热口苦，临床常伴有心烦失眠、口燥咽干，或舌尖糜烂、便秘溲赤，舌尖红苔黄，脉数。

肝肾同居下焦，有经络相互贯通，且肝肾精血同源，共司相火。肾水亏虚，肝木失养，肝体不足，肝用失司，疏泄失常，胆汁上泛而口苦。临床常伴有头晕目眩、耳鸣耳聋、口干、烦热、盗汗、腰膝酸软及遗精，舌红，少苔或无苔。

唐代医学家王冰曰："一阳谓少阳胆及三焦之脉也……阳木熏肺故善咳。"肺位最高，其对胆腑亦有制约调节作用。肺失清肃，燥热下行，波及肝胆，导致肝失疏泄，胆气上逆而口苦。临床上除口苦外常伴有咳嗽无痰或痰少而黏、口干、咽喉干燥、声音嘶哑、舌红嫩等症状。

2. 次辨寒热之性 口苦性质为阳，是热证中常见的症状。常规情况下，见到患者有口苦的表现，若患者兼有大量热象可考虑为热证。后世医家也多遵《内经》之旨，从热证论治口苦，予苦寒药泻之，然口苦一证并非尽皆主热[1]。正如《太平圣惠方·治胆虚冷诸方》指出："夫胆合于肝，足少阳是其经也，为清净之腑，谋虑出焉，若虚则生寒，寒则恐畏，不能独卧，其气上溢，头眩口苦，常喜太息，多呕宿水，心下澹澹，如人将捕之，咽中吩吩，数数好唾，是为胆虚寒之候也。"隗老亦常谓口苦在时邪热病中主热无可厚非，但在内伤杂病中主寒者亦有之，口苦之寒热可从口苦的本症、全身伴随症状及舌脉来辨别。口苦主热者，常伴有烦躁失眠，口干而欲饮，饮后觉舒，或舌面有麻辣感，或口臭；其舌质多红或鲜红，舌苔多见深黄或老黄，或黄而干燥，或黄腻，脉多数。口苦主寒者，常夜间明显，伴有口淡无味，渴而不欲饮，饮亦不多，或口中多涎，或口中咸涩，或口多清水；其舌质多偏淡或淡白胖嫩，边有齿印，舌苔多见白滑，或白腻，或白腻罩灰黑色，脉多沉迟。

3. 再分虚实真假 《内经》指出"阳盛则热"、"阴虚则内热"。外感邪热或脏腑功能亢盛，导致实火内盛，热盛伤阴，当属实热证（包括湿热）；热病后期及各种原因导致阴津亏损，阴虚火旺，当属虚热证。口苦以实热所致者居多，然亦有虚证。正如《景岳全书·杂证谟·口舌》所云"如口苦者，未必悉由心火，口淡者未必尽因胃热。盖凡以思虑劳倦，色欲过度者，多有口苦舌燥，饮食无味之证，此其咎不在心脾，则在肝肾，心脾虚则肝胆邪溢为苦，肝肾虚则真阴不足而为燥。"朱丹溪在《脉因证治》中指出"胆热则苦，口苦亦有肝虚寒者"。隗老认为，凡事不可一概而论，临证之时若患者素体偏于阳虚，年老体弱，或失治日久，或已服用过大量苦寒泻火或滋阴清热之药，为内科慢性疑难病症，则应考虑为虚寒证，治宜温补，用药时应适当加用生姜、附子、肉桂等温热药，效果明显。现代医家亦有不少从脏腑虚寒论治口苦的报道[2-4]。《素问·阴阳应象大论》指出"重寒则热，重热则寒"，张景岳在《类经》中亦提出"水极似火"的概念。特殊情况下，口苦尚可以假象出现于水极似火、真寒假热的证候中。

三、病案举隅

王某，男，52 岁。2012 年 9 月 6 日初诊：患者于 3 年前出现口苦，右胁隐痛不适时作，脘腹胀满，纳呆，大便不实，舌质淡红，苔薄黄微腻，脉弦细。一直未予重视。2 个月前，患者因劳累过度，自觉症状加重，遂求诊于某中医院，行腹部彩超：提示胆囊炎，连续服用苦寒清热利胆之药 1 个月，疗效欠佳。刻下症见：口苦明显，入夜尤甚，口干但不欲饮，右胁隐痛不适，脘腹胀满，面色少华，乏力懒言，畏寒肢冷，纳差，食凉则宜便溏。眠尚可，大便稍干，小便黄。舌淡胖，略有齿痕，苔薄黄，脉沉细。西医诊断：慢性胆囊炎。中医诊断：胁痛。证属脾胃虚寒，胆气上逆。治宜温中健脾，和胃利胆。予补中益气汤合理中汤加减。处方：黄芪 15g，太子参 30g，生白术 30g，干姜 6g，桂枝 9g，陈皮 6g，香附 9g，郁金 15g，桔梗 9g，枳壳 12g，炙甘草 6g。4 剂，日一剂，水煎 2 次取汁 300ml，分早、晚 2 次服。

2012 年 9 月 10 日二诊：服药后，口干苦症状明显减轻，胃纳转馨，面色转华，大便质软，脘腹胀满亦有好转，但胁痛仍时作。初诊方去陈皮、桔梗，加柴胡 9g、炒白芍药 15g、虎杖 15g。服 1 个月，诸症消失，遂停药。随访 1 年，未复发。

按：本例患者病程日久，正气亏损，后因前医过用苦寒泄热之品，复伤正气，终致病情缠绵难愈。隗老辨证为脾胃虚寒，胆气上逆，从益气温阳、疏肝健脾着手，宗《医宗金鉴》"用甘入脾，以益不实之脾"的用药原则，选用甘温益气之品，使脾运复健，中焦枢转正常，气机条畅，达到疏肝利胆之效，如此口苦可愈。

四、小结

中医学认为，一切病症的原因皆在五脏六腑，《素问·六节脏象论》指出"凡十一脏，取决于胆也"。口苦的病机重点在胆气上逆，十一脏有病，波及胆，胆气上逆均可导致口苦。口苦未必尽由火热所致，不同的病机决定了不同的治法，失治、误治会引起变证、坏证。临床上遇到口苦患者，应做到整体审察，识脏腑、辨寒热、察虚实，实者泻之，虚者补之，勿犯虚虚实实之戒，遣方用药才能有效。

张波　迟莉丽　梁峻尉

参考文献

[1] 柯梦笔. 口苦说异 [J]. 江苏中医，1995，16（9）：23.

[2] 潘海燕，吴荣华. 口苦之非热辨 [J]. 河北中医，2007，29（6）：520-521.

[3] 许嗣立，邓瑞镇，严石林. 口干口苦从脾脏虚寒论治初探 [J]. 四川中医，2009，27（10）：26.

[4] 陶怡，王浩中，沈宏春，等."水极似火"论口干苦臭 [J]. 成都中医药大学学报，2011，34（4）：1-2.

图书在版编目（CIP）数据

隗继武经验集萃 / 迟莉丽主编. --北京：华夏出版社，2017.2
（全国名老中医传承系列丛书）
ISBN 978-7-5080-8795-5

Ⅰ. ①隗…　Ⅱ. ①迟…　Ⅲ. ①中医学－临床医学－经验－中国－现代
Ⅳ. ①R249.7

中国版本图书馆 CIP 数据核字（2016）第 079293 号

隗继武经验集萃

主　　编	迟莉丽	
责任编辑	梁学超	
出版发行	华夏出版社	
经　　销	新华书店	
印　　刷	三河市少明印务有限公司	
装　　订	三河市少明印务有限公司	
版　　次	2017 年 2 月北京第 1 版	
	2017 年 2 月北京第 1 次印刷	
开　　本	787×1092　1/16 开	
印　　张	23	
字　　数	400 千字	
定　　价	70.00 元	

华夏出版社　地址：北京市东直门外香河园北里 4 号　邮编：100028
网址：www.hxph.com.cn　电话：（010）64663331（转）

若发现本版图书有印装质量问题，请与我社营销中心联系调换。